Quantitative Methods for Traditional Chinese Medicine Development

---

中医药定量研究方法

原著 周贤忠(Shein-Chung Chow)
主译 庄 严 王丽君 鲁志鸿
李友卫 王 颖 褚志杰

上海科学技术出版社

图书在版编目(CIP)数据

中医药定量研究方法 / (美) 周贤忠著;庄严等主译. —上海:上海科学技术出版社,2020.1

ISBN 978-7-5478-4661-2

Ⅰ.①中… Ⅱ.①周… ②庄… Ⅲ.①中国医药学—定量方法 Ⅳ.①R2-3

中国版本图书馆 CIP 数据核字(2019)第 244286 号

中医药定量研究方法

原著 周贤忠(Shein-Chung Chow)

主译 庄 严 王丽君 鲁志鸿 李友卫 王 颖 褚志杰

上海世纪出版(集团)有限公司
上 海 科 学 技 术 出 版 社 出版、发行

(上海钦州南路 71 号 邮政编码 200235 www.sstp.cn)

上海展强印刷有限公司印刷

开本 787×1092 1/16 印张 16.5

字数 480 千字

2020 年 1 月第 1 版 2020 年 1 月第 1 次印刷

ISBN 978-7-5478-4661-2/R·1964

定价:78.00 元

本书如有缺页、错装或坏损等严重质量问题,请向工厂联系调换 021-66366565

内容提要

本书是一部致力于中医药发展的定量研究方法设计和分析的专业性著作，内容包括中药药品临床研究发展过程中可能会遇到的所有统计问题。本书的目标是为研究中药药品的科研人员和临床人士提供本学科领域内先进的技术，如中国国家食品药品监督管理总局(DFDA)、美国食品药品监督管理局(FDA)等管理机构审查批准中医药项目必须提交监督申请的程序，中医药临床安全性和有效性分析及关于中医药生产过程中的质量控制和一致性检验的数据等。

随着中医药国际化进程的加快，以屠呦呦为代表的中国药学家在世界舞台大放异彩，在保护中医药自身特色和理论体系的前提下，按照国家食品药品监督管理总局标准与按照国际标准来研究中医中药同样重要。本书即以此为目的，旨在为中医从业人员提供定量研究方法和设计思路。

序

习近平总书记曾对中医药工作做出重要指示，指出中医药学包含着中华民族几千年的健康养生理念及其实践经验，是中华文明的瑰宝，凝聚着中国人民和中华民族的博大智慧。中华人民共和国成立以来，我国的中医药事业取得了显著的成效，为增进人民健康做出了重要贡献。

中医和西医理论体系不同，我们无法也不能使用西医的思维方法来发展中医药，应按照中医药自身发展规律，研究符合中医药发展规律和特色的方法来进行中医药的安全性和有效性评价。中共中央国务院《关于促进中医药传承创新发展的意见》中指出，要遵循中医药发展规律，发挥中医药原创优势，建立符合中医药特点的中药安全、疗效评价方法和技术标准。

本书阐释了中、西医理论上的不同，以及中医药发展的背景、中医药发展现代化过程中遇到的困难与挑战，有针对性地讨论了中医药的临床研究、质量控制、一致性评价等方面的统计方法，为中医药的现代化研究提供了借鉴和参考。

本书适用于中医院校的本科生、研究生及从事中医临床的医师阅读，同时对中医院的管理者也有参考意义。

值此译著出版之际，我谨向庄严教授及翻译组的全体译者致以敬意，对该书的出版表示祝贺！

是为序。

[illegible]

己亥年冬月

译者名单

主 译 庄 严 王丽君 鲁志鸿

李友卫 王 颖 褚志杰

译 者（以姓氏笔画为序）

王 颖（山东中医药大学）

王成岗（山东中医药大学）

王丽君（山东中医药大学）

庄 严（山东中医药大学）

庄子凡（北京中医药大学）

孙 咪（山东中医药大学）

李友卫（山东中医药大学）

张 强（山东省胸科医院）

高武霖（山东中医药大学）

彭 伟（山东中医药大学附属医院）

鲁志鸿（山东中医药大学）

褚志杰（山东中医药大学附属医院）

原著前言

最近几年,越来越多的创新药物产品申请专利,很多药品研究机构,如美国国立卫生研究院(U.S National Institutes of Health, NIH)和药品研究公司,把研究的焦点集中在能够治疗危重病症或威胁生命疾病的新药研究上,这促进了中医药的研究发展,尤其是危重疾病或威胁生命疾病(如癌症)的药品的发展。在中国,大多数的中国人认为中医药注重人体五脏六腑的功能调节,利用望、闻、问、切以诊断疾病,之后利用中药来治疗特定疾病。

中医药的发展给那些有危重疾病或威胁生命疾病的患者提供了治疗的选择和治愈的希望。发展中医药也会加强个体化用药的研究,因为个体化用药研究关注的是在个体中最佳治疗效果的最小化差异,新的疗法(关注效果)结合中医药(关注降低或减少毒性)已经是很多药品公司和临床研究机构研究治疗危重疾病或威胁生命疾病的方向。

不同于西医的循证临床研究和发展,中医的临床研究和发展是以经验为基础的,以观察为主的治疗方法的主观性导致了治疗者之间的差异。尽管缺乏所谓的有说服力的安全性和有效性证据,但是中医药用来治疗人类各种疾病已经有了几千年的历史。在过去的几十年间,中国的管理机构对中医药未来发展的方向——西化还是现代化——的讨论日趋激烈。中医药的西化是指采用典型的西医药品和临床研究的方法评价安全性和有效性,而中医药的现代化是用中国的方式评价中医药的安全性和有效性(比如依据不同的监管要求和评价准则)。尽管中国尝试建设中医药现代化,但大多也都采用了西医的方法。

本书不仅仅为中医药的发展提供方法学上的创新思维的全面总结,同时也为致力于实现个体化医疗的最终目标,为很多参与中医药研究和发展的研究者提供案例参考。

本书是一部完全致力于中医药发展方法和设计分析的专著,包括中药药品临床研究发展不同阶段可能会遇到的所有统计问题。我们的目标是为研究中医药及临床的科学家、研究者提供该学科领域最先进的技术,如中国国家食品药品监督管理总局(DFDA)、美国食品药品监督管理局(FDA)等管理机构必须审查批准提交监督的中医药项目申请并做出决定,给评价中医药临床安全性和有效性分析及关于中药生产过程中的质量控制和一致性检验的生物统计家提供数据支持。我希望本书能够成为药品工业、管理机构和专业研究机构之间的桥梁。

本书共15章，第1章是关于西医和中医不同的理论体系，以及发展中医药过程中遇到的实际问题；第2章是西药全球发展过程概述，其中也讨论了中医药现代化的可行性；第3章概括了世界范围内发展中医药的管理要求，其中也包括最近美国食品药品监督管理局发布的关于植物药产品的综述；第4章讨论了中药参考标准的建立，以及根据药典(如美国和欧洲药典)确定的药品规格；第5章讨论了使用类生命质量年工具评价中医药的方法；第6章概述了多种成分药物(或结合药物产品)的因子分析和主成分分析方法；第7章讨论了中医诊断程序的有效性；第8章讨论了依据一致性指标来检验一致性通用方法；第9章讨论了质量控制，包括抽样方案、验收标准、检验程序等；第10章和第11章分别综述了生物有效性、生物等效性和群体药代动力学的内容；第12章综述了像结合雌激素USP一样的多成分基因药物产品的生物等效性；第13章讨论了多成分药物的稳定性分析；第14章讨论了中医药研究和发展中的个案研究；第15章主要概括了当前问题及最新发展。

最后要说明的是，书中表达的观点仅代表作者意见，并不代表杜克大学药学院。仅作者本人对书中的内容或错误负责，同时非常欢迎各位读者对本书内容给予批评指正。

周贤忠

2015年1月

编译说明

中医药在长期的发展过程中,形成了独特的医药学理论体系,积累了丰富的临床实践经验,是中华文化和世界医学知识宝库的重要组成部分。中医药理论在漫长的变迁和演化过程中,无论是在普及还是在临床运用方面,其发展都得到了极大的提高。但由于中医药学理论较为抽象,长期以主观方法作为诊断的主要手段,缺乏还原分析方法,不能适应现代科学和当代思维,严重束缚了中医药发展的步伐。此外,由于无法采集准确、客观且能够反映中医药最本质特点的定性定量指标,中医药研究质量似乎没有明显的革新与进步。

目前,随着医学模式的改变,医学研究的目的随着健康观念的转变而发生了根本性改变,正由治疗疾病转为预防疾病,由此维护和促进健康成为当前重要的医学理念。过去我们普遍接受的是所谓的传统医学模式,对中医药的发展来说,个人经验得到重视,但是这种实践存在一定的局限性,因为其反映的可能只是个人或少数人的临床活动。仅仅依据个人或少数人的临床经验和证据去判断一种治疗方法或药物是否具有临床价值和疗效是绝对不够的,我们必须转向科学的循证医学思路,来不断完善中医药研究理论,以提高临床水平和研究质量。中医药有着几千年的发展历史,有着丰富的理论及广泛的临床实践经验。我们应该很好地利用这些有利条件,用现代科学加以研究和阐述,进一步继承和发展中医药传统理论,阐明中医药学的科学本质,从而实现中医药的科学化、现代化,使其成为中医药发展的重要目标和方向。

目前,中医药研究虽然取得了一定的进展,但是问题依然很多,比如诊断标准和疗效评价不统一、研究设计方案和具体实施不恰当等,这些直接影响了中医药研究的质量。进一步推动中医药的科学发展,需要正确掌握现代方法,厘清亟待解决的关键性学科问题,提出相应的对策,创立符合中医药基本特点和规律的创新方法体系,并能够充分整合利用最新科技成果。

本书的译者在翻阅了当前国内大量关于中医药发展研究的方法学论著后发现,目前在中医药领域,缺乏完全致力于中医药发展的研究方法设计和分析的专著。翻译组成员在美国杜克大学交流和学习期间接触到本书,认为本书不仅仅为中医药的发展提供了方法学的创新思维,同时也有助于实现个体化医疗的最终目标,可以为参与中医药研究和发展的研究者提供参考。因此,译者翻译并出版此书,力图为中医药研究学者提供新思路,也为药学、基础医学、预防医学等相关专业的本科生及研究生提供研究启蒙，有利于培养他们的科学研究思维和能力。本书是团队努力的成果，全书共计48万字。其中第一章到第三章由庄严负责，约9万字；第四章到第六章由王丽君负责，约9万字；第七章到第九章由鲁志鸿负责，约9万字；第十章到第十二章由李友卫负责，约9万字；第十三章到第十五章由王颖负责，约9万字；其余部分由褚志杰负责，约3万字。

借此书出版之际，向本书原作者美国杜克大学药学院周贤忠教授表示崇高的敬意，同时向在翻译过程中提供专业指导和中文校正的多位专家表示诚挚的谢意。此外，对于翻译过程中出现的错误及不成熟之处，诚恳希望国内外读者批评指正，以便再版时改正。

本书撰写时间为2015年，所涉及的法律法规、政策制度等可能与现行有所差异。本书原作者来自美国，书中对中医的认识和评价仅反映了当地的现状，与我国现状存在一定差异。文中对中医的认识和评价仅代表作者观点。

译　者

2019年9月

目录

1 导论

1.1 引言

最近几年,越来越多的创新药物产品正在申请专利,很多药品研究机构如美国国立卫生研究院(U.S National Institutes of Health, NIA)和药品研究公司把研究的焦点集中在能够治疗危重病症或威胁生命疾病的新药研究上,这促使了中医(草)药的研究发展,尤其是治疗危重疾病或威胁生命疾病(如癌症)的药品的发展。中国城乡居民大多数认为中医药(中医)只是中草药,事实上中医药学是利用望、闻、问、切(表1-1)四诊诊断某种疾病进而治疗患者的方法。某种疾病的诊断基于体内各组成部分在结构和功能上是一个有机整体的中医理论,它注重人体五脏六腑的功能调节。不同于西医的循证临床研究和发展,中医的临床研究和发展是以经验为基础的主观评价,从而导致治疗者之间的差异(比如不同中医师之间)。尽管缺乏所谓的有说服力的安全性和有效性证据,但是中医用来治疗人类各种疾病已经有几千年的历史。在过去的几十年间,中国的管理机构对中医药未来发展的方向——西化还是现代化——的讨论日趋激烈。中医药的西化是指采用典型的(西医)药品和临床研究及科学评价安全性和有效性的方法,然而中医药的现代化是指用中国的方法来评价中医药安全有效性(比如运用不同的监管要求和评价准则)。尽管中国尝试建设中医药现代化的大环境,但大多也都采用了西医的方法。

表1-1 四诊英汉对照

four major techniques	四 诊	four major techniques	四 诊
inspection	望	interrogation	问
auscultation and olfaction	闻	pulse taking and palpation	切

实际上,由于西医和中医之间一些基本原则的区别,中医能否使用西医的方式来进行评价这一问题仍存在很大争议。中医和西医在药品的监督管理、医疗理论及实践、诊断程序、评价标准等方面都存在很大的区别。由此激发了很多研究者考虑如何在调查研究中设计实施科学有效的临床方法(比如一种充分的便于控制的方法)去评价中医药的有效性和安全性的兴趣。另外本章不仅仅是中医药制药/临床研究发展的综述,而是在中医药制药/临床研究和发展过程中给经常面临的实际问题提供一些西医方式的基本思路。

在以下章节中会介绍广义的中医药定义。1.3介绍了西医与中医在基本原则上的差异,这些差异对中医的西化产生了重要影响。1.4阐述了中医药临床试验的基本内容。一些中医药制药/临床研究和发展过程中经常面临的实际问题会在1.5中进行回顾。

1.2 中医的定义

中医起源于古老的中国，它已经发展了几千年。中医通常是中国医疗实践的一个宽泛范畴，包括不同种类的草药、针刺、推拿、气功和食疗，这些都会在以下内容中进行简单介绍。

1.2.1 中草药医学

《本草纲目》中包括千余种药物（主要是植物药，也包括一些矿物药及动物药），这些药物是依据身体（用药后）的反应来进行分类的。植物的不同部分（如叶、根、茎、花和种子）都可以使用。通常中草药会加入配方中，通过加工制成汤剂、丸剂、酒剂或者散剂等剂型送服。中药学研究已经大范围开展，其中大多数研究是在中国进行的。尽管研究条件的不同不会影响中药的药效，但是大多数的研究存在方法学上的缺陷。所以这就要求，在得出任何有效、可靠、令人信服的结论之前，都需要进行更好的研究设计。值得注意的是，中药已经研究并且广泛应用于各种疾病的治疗，如癌症、心脏病、糖尿病、艾滋病等。一些案例研究会在本书第 14 章中进行讨论。

1.2.2 针刺

针刺是用极细的针具刺入人体特定穴位的治疗方法。根据中医理论，针刺是一种调节气血运行的技术。通过刺激人体特定穴位，可以消除患者的气机郁滞。然而，很多西医师认为针刺穴位只是刺激神经肌肉以及相关组织，这种刺激促进了人体自身的止痛功能，增强血运。针刺是中医药的重要组成部分，通常用于治疗疼痛。研究表明，针刺在很多不同条件下都可以产生作用。针刺的应用十分广泛，比如背痛、化疗引起的恶心、高血压和骨关节炎等。通常情况下，有经验的中医执业医师使用无菌针进行针刺疗法都是比较安全的。

1.2.3 其他中医疗法

其他中医药疗法（但并不仅有这些）包括艾灸、拔罐、推拿、精神疗法等。有很多例子能够证明在不同的条件下中医药疗法是有效的，但是依然有必要对其进行更加严格的科学研究来证明其有效性。

1.2.4 食疗

美国食品药品监督管理局（Food and Drug Administration，FDA）关于食品添加（包括人工草药产品）的法规针对处方药和非处方药品是不同的，与非处方药的法规相比，处方药的法规更加严格。一般情况下，中草药的治疗是安全的，但也不尽如此。有很多关于此类产品的报告，比如污染药品、毒素、重金属或者前述物质以外的材料。一些草药非常有用，它们可以和药品相互作用，但是也可能有非常严重的副作用。比如，麻黄可能导致心脏病和中风等严重的并发症，所以 2004 年美国 FDA 已经禁止添加麻黄成分的减肥和性能增强药品的销售。但这项禁止并未应用在中医药品和草药汤剂方面。

1.2.5 补充与替代医学

在美国，中医药学被认为是补充与替代医学（complementary and alternative medicine，CAM）的一部分。国家补充与替代医学研究中心（National Center for Complementary and Alternative

Medicine，NCCAM）把补充与替代医学定义为目前尚未被考虑为主流医学部分，包括保健制度、医学实践和药品。美国的主流医学（也称之对抗疗法）是由医学博士（MD）、骨科医学博士和卫生相关专业人员（如物理治疗师、心理学家和注册护士）实践操作的医学。补充与替代医学和传统医学之间的界限也不绝对，随着时间的推移，补充与替代医学会得到更加广泛的认可。补充医学主要是指和主流医学一起使用的补充与替代医学，例如在常规护理中使用针刺来减轻疼痛。另外，美国人使用的绝大多数的补充医学是补充使用，替代医学则是指代替主流医学的位置。一些具有较高安全性和有效性的证据能够证明将主流医学和补充与替代医学结合的医学是安全有效的，因此，它也被称为综合医学。

1.2.6 评述

草药疗法和针刺是中医从业人员最常使用的治疗方法，其他的中医疗法包括艾灸、拔火罐、身心疗法和食疗等。中医对人体的工作原理、致病原因、治疗方法等方面的看法不同。尽管现在很多美国公众使用中医，但是能够证明其有效性的科学证据很大程度上是有限的。有很多证据可以表明针刺的有效性，并且只要操作正确，它也是很安全的。一些中国的草药可能是安全的，但也不尽然。中医疗法一般由执业医师进行操作，在使用中医疗法之前，需要询问医师的资格认证，包括培训和许可。同时，告诉医师你使用过的所有的补充与替代医学方法，让他们完全了解你的健康状况，这有助于你获得更加安全有效的治疗。

普遍认为中药为植物性药物。美国 FDA 应该基于植物性药物的特点考虑和调整检验程序。因此，美国 FDA 发布了《植物药品产业指南》，该指南考虑了植物药的特点，从而促进了植物源新疗法的开发（FDA，2004）。《植物药品产业指南》只适用于开发植物药和用作药物的植物产品。在实践中，补充与替代医学实践常常分成几个大类，比如天然产品、身心疗法、操作及身体疗法。身心疗法关注的是大脑、心智、身体和行为，目的是利用大脑来影响身体功能和促进健康。而操作及身体疗法则主要集中在身体的结构和系统上，包括骨骼和关节、软组织、循环和淋巴系统。尽管这些分类没有正式限定下来，但它们对于讨论补充与替代医学实践非常有用，一些实践可能适用于多个分类。

1.3 中西医基本原则

西医进行药物（临床）研究和开发的过程是很完善的，但也是漫长且昂贵的。这一过程对于确保药物产品的有效性、安全性、纯度、质量和再现性是必要的。对于中医药的药物（临床）研究和开发的西医化方式，一个方法就是考虑在研究中直接在中医药药物（临床）研究中采用完善的西医药物（临床）研究和开发的过程。但是，由于中西医原则上的不同（表 1－2），可能导致该过程不可行。这些基本原则上的不同主要体现在以下几个方面：① 医学理论和实践；② 诊断技巧；③ 治疗方法。

表 1－2　中西医基本原则

描　述	西　医	中　医
有效成分	单一	多种
剂量	固定	灵活
诊断程序	客观，可证实	主观，不可证实

(续表)

描　　述	西　　医	中　　医
治疗指数	完善	不完善
药用机制	特定器官	整体功能 平衡/脏腑和谐
医学观念	循证	经验
统计资料	群体	个体

1.3.1　医学理论和医疗实践

1.3.1.1　医学理论　中医药是有 3 000 多年历史的医疗体系，它包含了人类经验的全部内容。它结合中草药、针刺、推拿和运动疗法，如用气功(内部气的运动)和太极来治疗和预防疾病。中医药以其独特的病原学、诊断系统和丰富的历史文献为特点，由中国的文化和哲学、临床实践经验和多种草药所组成。中医相信中医在人体起作用是基于八纲理论(表 1-3 和表 1-4)、五行理论(表 1-5)、五脏六腑(表 1-6)以及经络的作用。八纲包括阴和阳(即消极和积极)、寒和热、表和里、虚和实。

表 1-3　八纲英汉对照

eight principles	八　　纲	eight principles	八　　纲
Yin (negative)	阴	external	表
Yang (positive)	阳	internal	里
cold	寒	weak	虚
hot	热	strong	实

表 1-4　阴阳的例子

English		中　　文	
Yang	Yin	阳	阴
sun	moon	日	月
sky	ground	天	地
day time	night	昼	夜
hot	cold	热	寒
left	right	左	右
up	down	上	下
spring	autumn	春	秋
summer	winter	夏	冬
Six Fu	Five Zang	六腑	五脏
strong	weak	强壮	虚弱

表 1-5 五行英汉对照

five elements	五　行
metal	金
wood	木
water	水
fire	火
earth	土

表 1-6 五脏六腑英汉对照

Five Zang	五　脏
heart	心
lung	肺
spleen	脾
liver	肝
kidney	肾
Six Fu	**六　腑**
gall bladder	胆
stomach	胃
large intestine	大肠
small intestine	小肠
urinary bladder	膀胱
three cavities(chest, epigastrium, hypogastrium)	三焦(上焦：横膈以上，中焦：横膈到肚脐，下焦：肚脐以下)

八纲帮助中医区别证型。比如阴气较重的人会患消极的、凉性的病症(如腹泻和背痛)，而阳气较重的人疾病辨证则会以兴奋、活跃、温热为主(如眼干、耳鸣和盗汗)。五行(金、木、水、火、土)对应身体的相应器官。每一个元素都要与其他元素相和谐。图 1-1 中展示的就是五行之间

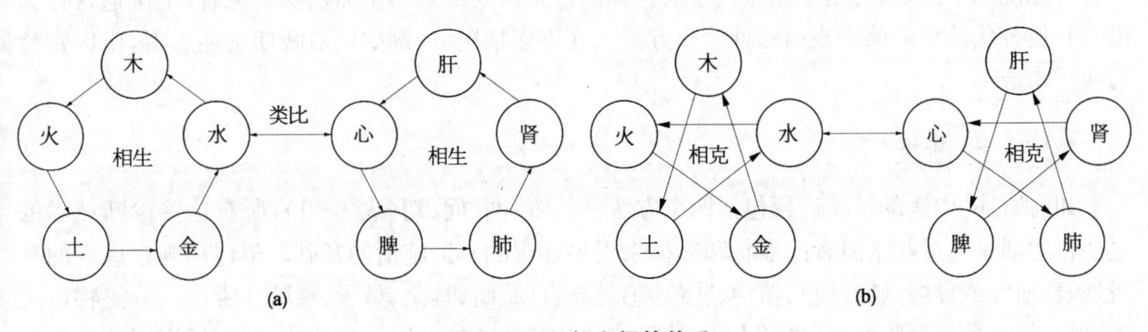

图 1-1 五行之间的关系

(a) 相生；(b) 相克

的相互关系。五脏(别称阴脏)即心(包括心包)、肺、脾、肝和肾,六腑(别称阳腑)即胆、胃、大肠、小肠、膀胱和三焦(上焦:横膈以上,中焦:横膈到肚脐,下焦:肚脐以下)。脏器能够制造和储存基本物质,这些物质随后经过腑器转化和运输。中医治疗包括了解脏腑不平衡的临床表现,以及适当的穴位和草药疗法的知识,以恢复或维持器官的平衡。经络则负责整个身体的能量和血液流动。

中医的五行也有利于描述疾病的病因,包括六淫(即风、寒、暑、湿、燥、火)和七情(即喜、怒、忧、思、悲、恐、惊),还有其他致病因素(表1-7)。一旦收集完所有信息并产生合乎逻辑和可行的诊断,中医师便可以确定治疗方法。

表1-7 外在因素(六淫)和内在因素(七情)英汉对照

six exogenous factors	外在因素(六淫)	seven emotional factors	内在因素(七情)
wind	风	joy	喜
cold	寒	angry	怒
summer	暑	worry	忧
dampness	湿	anxiety	思
dryness	燥	grief	悲
fire	火	fear	恐
		fright	惊

基于上述的医疗理论和机制,中医相信健康是所有器官都达到整体平衡或和谐。一旦这种整体平衡在某一点上被打破,比如心、肝或肾,一些体征或者症状就会出现,提示这些地方的不和谐。有经验的中医师在使用灵活的处方解决问题之前通常评定整体不和谐产生的原因,这种方法有时被称为个体化药物治疗方法,中医称之为辨证施治。

1.3.1.2 医疗实践 对某些疾病的症状和体征的不同看法可能导致对该疾病的不同诊断和治疗。例如,2型糖尿病患者的体征和症状被中医归类为"消渴"。2型糖尿病在中医中并没有专门的书面名称,但它们的体征和症状与众所周知的消渴病相同。不同的医学认知和实践会影响疾病的诊断和治疗。

此外,还容易看到,西医比中医见效快。人们常常认为,慢性病患者或者非危及生命疾病的患者考虑使用中医,而对于像癌症或中风这样的危重疾病或威胁生命疾病的患者,中医通常作为没有其他替代治疗的第二或第三种治疗方案。在许多情况下,例如针对晚期癌症患者,中医常常与西医结合。

1.3.2 诊断技巧

如前所述,中医的诊断过程包括四个方法——望、闻、问、切(表1-1),所有这些诊断技术的主要目的都是通过收集患者的症状和体征来提供客观的辨证施治的基础。望包括观察患者的一般外表(强壮或虚弱,胖或瘦)、精神、肤色、感觉器官(眼睛、耳朵、鼻子、嘴唇和舌头)、分泌物以及排泄物;闻主要包括听声音(患者表达、呼吸、呕吐声和咳嗽声)以及嗅体味;问包括询问有关具体症状的问题,包括既往病史、个人生活史和家族史等;切能够根据脉搏的变化来判断一种疾病的位置与性质。

中医望、闻、问、切的诊断过程是主观的，诊断者之间会有很大的不同（如不同中医师之间）。这种主观和不同不仅会对患者的评价产生影响，也会对中医的药方产生影响。

主观评价标准和客观评价标准的比较　为了评价西医，通常会考虑客观的评价标准，这些标准是建立在比较完善的临床研究终点上的。比如，评价肿瘤药物产品的临床疗效时就会考虑使用反应率（如完整的反应加上基于肿瘤大小的部分反应），反应率是有效的临床终点。与西医不同，评价中医的过程是比较主观的，这会产生如下问题：主观的中医诊断过程能否准确可靠地评价中医药的安全性和有效性。因此，建议在应用到临床试验之前，一定要验证中医诊断过程的准确性、精度和强度。一个经过验证的中医诊断过程应该能够检测出临床上可能存在的显著性差异；另外，如果不存在差异却错误地检测出差异，这也是不可取的。

在临床试验中，评价通常是基于一些经过验证的工具或方法，如实验室测试。然后再对一些正常范围的异常进行检测。因此，建议在使用中医诊断程序来评价中医的临床安全性与有效性之前，必须验证它的有效性和可靠性，以及假阳性率与假阴性率。

1.3.3　治疗

中医处方通常包括几个组成部分，基于器官之间整体平衡（或和谐）的医学理论与中医诊断过程的观察来确定这种组成。通过中医诊断来发现导致器官之间不平衡的原因，治疗则是重新协调器官之间的平衡。因此，为了达到平衡，剂量和治疗时间是灵活的。由此产生了个体化药物的概念，从而使内部的变异最小化。

1.3.3.1　单一有效成分与多种成分　大多数的西药包含单一有效成分。药物研制出来（drug discovery）以后，有必要制定出合适的配方（或剂型），以便药物以更有效的方式到达治疗效果。同时，必须进行一项试验，以量化药物的效力，该药物随后在动物身上进行毒性测试并在临床试验志愿者身上进行药理活性测试。与西药不同，中药通常由多个成分组成，在组合中每一种成分具有一定的相对比例，因此，西药单独有效成分的评价方法并不适用于中药。

实践中，虽然可以使用成分来评价中药，但是存在很多困难：第一，由于这些成分的药理活性还不清楚，所以实践中，对单个成分进行定量分析的方法通常是不容易处理的。值得注意的是，组成中药的主要成分也可能不是最有效的成分。第二，中药中比例最小的成分有可能是中药中有效的成分。在实践中，尚不清楚这些成分中哪一相对比例能产生中药的最佳治疗效果。此外，相关的成分和成分之间，或者有一些成分和食物之间会相互作用，这些情况通常是不得而知的，这也可能影响中医临床有效性和安全性的评价。

1.3.3.2　固定剂量与灵活剂量　绝大多数的西药通常都使用固定的剂量（比如 10 mg 的药片或胶囊），但是因为一种中药由多种成分组成，其成分中的相对比例也不同，使用中医药的过程，中医师通常会根据患者的体征与症状并基于自己的最佳判断给患者开出不同成分的不同比例的处方。因此，与使用固定剂量的西药不同，中药通常使用个体化的灵活剂量。

固定剂量的西药是使用群体方法来最小化不同客体（客体内部）的差异，然而中医的方法是个体灵活剂量来最小化每个个体的差异。个体化的灵活剂量很大程度上取决于中医师的主观判断，而这个判断可能会因中医师的不同而不同。因此，尽管一个个体化的灵活剂量确实能将同一患者的可变性降到最低，但从一个中医师到另一个中医师的可变性（即医师和医师之间的差异）可能是巨大的，因此也不可忽视。

1.3.4 评述

为了中医的研究和发展，在进行中医的临床试验之前，必须提出以下问题。

(1) 中医的临床试验是否是由中医师单独进行、西医师单独进行、有中医背景的西医师单独进行，还是中医师与西医师一起进行？

(2) 在中医临床试验中，传统的中医诊断或试验程序是否被使用？

(3) 在通过许可的前提下，中药是被中医所用，还是西医所用？

关于前两个问题，如果中医的临床试验只由中医师进行，就会出现以下问题。首先，为了准确可靠评价中医有效性，中医诊断的过程应该被确认吗？此外，从中医诊断程序中观察到的差异如何能翻译成在类似西医临床试验中普遍使用的、有相同迹象的临床终点，这也很重要。这两个问题可以通过结合已经确定的医药评价的临床终点来进行校准与验证的统计方法来解决。如果中医临床试验是由西医临床医师或有中医药背景的西医临床医师来进行的，那么与西医临床试验相比，临床结果的标准和一致性得到了保证。然而，在进行中医临床试验的过程中，中医的优良特点可能会丧失。另外，如果中医临床试验是由中医和西医临床医师进行的，那么在诊断、治疗和评估上的差异或可能存在的分歧是主要的问题。

对于第三个问题，如果中药研究仅仅是供中医使用，但它是由西医临床医师进行的，那么关于如何开中药，处方上的观念差异是非常值得关注的。基于临床数据的药品说明的准备工作不仅是赞助商同时也是监管部门的一个重要问题。类似的评论也适用于为西医临床医师使用的中药，但是试验是由中医师进行的这种情况。所以，计划进行中医的临床试验时，应该清晰地评估使用目的。换言之，为了研究中的目标疾病的准确的药品说明，在中药临床试验的规划阶段，赞助者就应该决定该中药是仅供西医、仅供中医或者中西医都可使用。

1.4 中医药临床试验基本注意事项

1.4.1 研究设计

为了能像西药一样证明中药的有效性和安全性，建议使用随机平行组试验和安慰剂对照临床试验，如果假设研究中危重疾病或有生命威胁的疾病可以使用西药，不适宜此类试验。作为选择，推荐使用随机安慰剂对照交叉临床试验或三个平行组设计试验（即研究中医组、西药为对照组和安慰剂组）。与对照组（西药）和安慰剂组相比，中药样本具有优势，所以三个平行组试验设计允许中药的非劣性和等价性。交叉临床试验的优点之一是能够进行每个个体之间的比较，但是这可能花费更长的时间完成研究。尽管交叉临床试验设计相对于单平行组设计来说需要的样本量更少，但是也有一些限制条件。首先，给药前的基线可能不同；其次，当观察到一个显著的序列效应，无法分离出周期效应、遗留效应及逐种治疗效果互相作用的影响。

很多的研究案例中，因子分析设计通过固定一些成分来评价特定成分（和治疗结果相关）的影响。比如，可以考虑平行组设计比较两个治疗对照组（一组使用中医特定因素治疗，而另一组使用没有特定因素的中医治疗），这种设计对明确研究疾病相关的最活跃中药成分可能非常有用。但是，它并没有解决这些成分之间可能发生的药物与药物之间相互作用的问题。

1.4.2 定量研究工具的有效性

在中医药的医疗实践中，中医常使用四种主观的诊断程序（望、闻、问、切）来收集患者某种疾病的相关信息。这些主观方法的目的是收集疾病各个方面的信息，比如征兆、症状、患者的表现及功能活动，因此就非常需要有大量问题/条目的定量研究工具。对于一些简单的分析和一些容易的解释，这些问题常被分组形成分量表、组合分数（维度）或整体分数。每个分量表（或者是组合分数）中的项是相关的。结果就是，相应的定量工具的结构是多维度的、复杂的和相关的。如上所述，一个标准的定量研究工具应该降低中医师之间的可变性（在进行临床研究之前）。

Guilford（1954）讨论了几种方法，比如测量一种定量工具内部一致性、可靠性时使用的科隆巴赫 α 系数。Guyatt 等（1989）指出应该根据效度、再现性、反应性来明确一种定量研究工具的有效性。Hollenberg 等（1991）讨论了几种定量研究工作有效性的方法，比如同感效证、建构效度和校标效度。尽管关于如何确定定量研究工具有效性还没有优质标准，但本书中会从有效性、可靠性（再现性）和反应性方面来界定定量研究工作的有效性验证。Chow 和 Shao（2002）指出定量研究工具有效性是测量工具能够测量的程度，这是测量定量研究工具偏差的一种方法。一个定量研究工具的偏差反映了该工具的精确度。定量工具的可靠性测量是这个工具的效度，效度与定量研究工具的精确度直接相关。另外，一个定量研究工具的反应性通常是指这个工具在一个治疗当中发现临床意义的不同的能力。Hsiao 等（2006）为中医诊断程序的标准/效度考虑了一个具体的研究设计。在他们提出的研究设计中，有资格的（符合条件的）受试对象被随机分成中医或西医两个组。每位患者都会被中医和西医临床医师独立评价，而不考虑他或她所在的治疗小组。这样就会有四组数据：① 接受中医治疗且被中医评价的患者；② 接受中医治疗但被西医评价的患者；③ 接受西医治疗但被中医评价的患者；④ 接受西医治疗且被西医评价的患者。其中，第三组和第四组数据用来建立中医与西医组之间的标准曲线，第一组和第二组数据用来验证在建立的标准曲线基础上的中医诊断程序。

1.4.3 临床终点

与西医不同的是，对中医药安全性和有效性的主要的研究终点通常是由经验丰富的中医师进行定量评估。尽管这些被中医学界开发的定量研究工具被看作评价研究中医药安全性和有效性的黄金标准，但是由于在医疗理论、认知、时间等基本原则上的巨大差别，西医临床医师很难接受这一标准。在实践中，西方的临床医师很难从概念上理解中国的主观定量工具所检测到的差异的“意义”。因此，对西医临床医师来说，他们一直都很关注主观定量研究工具能否准确可靠地评价中药的安全性和有效性。比如，对于治疗缺血性中风的一种药物的安全性和有效性的评价，普遍认为的临床终点是由 Barthel 指数所评估的功能状态。Barthel 指数是加权功能评价评分法，包括 10 个选项，最低分为 0 分（无功能），最高分为 100 分（完全功能）（表 1－8）。Barthel 指数是用来衡量日常生活表现的一个等级分类，由 Mahoney 和 Barthel 于 1965 年提出。Barthel 指数是加权分数，用来衡量自我保健和行动表现，在缺血性中风的临床试验中得到了广泛接受。只要一名患者的 Barthel 指数≥60 分，就可以被认为是一个反应者。另外，中医通常会把中国医学界开发的一种定量研究工具作为诊断缺血性中风的标准诊断程序。这个标准的定量研究工具通过 6 个维度，从患者的表现、功能活动、征兆、症状和疾病状况等方面来获取不同信息。在本书第 5 章中提供了关于用于评估中药的定量工具的更多细节。

表 1-8　中风 Barthel 指数

项目	活　动	可能得分	描　　述
1	吃饭	0～10	0＝不能自理 5＝需要帮助(切、抹黄油等或需要改良膳食) 10＝独立
2	洗澡	0～5	0＝依赖 5＝自理(或淋浴)
3	梳妆	0～5	0＝需要他人帮助 5＝独立洗脸、梳头、刷牙、剃须(提供工具前提下)
4	穿衣	0～10	0＝不能自理 5＝需要帮助,但能完成一半 10＝独立(包括系扣子、拉拉链、系鞋带等)
5	大便	0～10	0＝失禁(或需灌肠) 5＝偶尔失禁 10＝能控制
6	小便	0～10	0＝失禁或需导尿 5＝偶尔失禁 10＝能控制
7	如厕	0～10	0＝依赖 5＝需要帮助,但能自己完成一些事情 10＝自理(进、出,穿衣,擦拭)
8	转移	0～15	0＝完全不能,不能坐 5＝主要靠帮助(1 人或 2 人帮助,体力),能坐 10＝少量帮助(语言或体力) 15＝独立
9	行走	0～15	0＝不能行走或行走距离＜50 码(1 码＝3 ft＝0.914 4 m) 5＝独立使用轮椅,包括角落,＞50 码 10＝需 1 人帮助行走(语言或体力),＞50 码 15＝独立(但可以使用任何援助,比如手杖),＞50 码
10	上下楼	0～10	0＝不能 5＝需要帮助(语言、体力或携带辅助设备) 10＝独立

注：总分 0～100。

在实践中,不论是西医师还是中医师,都对如何将中医定量研究工具观测到的临床上的有意义的差异转换成由 Barthel 指数评估的基本的研究终点很感兴趣。为了减少医学理论、认知和实践上的根本差异,建议中医主观量化工具在应用于中医缺血性中风临床试验之前要对 Barthel 指数评估的临床终点进行校准和验证。

1.4.4　安慰剂匹配

在临床发展中,双盲、安慰剂控制随机临床试验常用于评估正在研究的试验治疗的安全性和有效性。为了保证其盲目性,匹配的安慰剂应该和治疗药物一样,包括大小、颜色、涂层、味道、质地、形状和用药顺序。这在临床试验中是经常使用的一项技巧,这主要是由于大多数西药包含单一的有效成分使得匹配安慰剂并不困难,但中药通常包括许多味道不同的成分。在中药的临床试验中,研究中的中药常常被装入胶囊中。一旦患者或志愿者打破胶囊,很容易导致试验非盲。所以,匹配安慰剂的准备工作在保证中药临床试验的成功上发挥了很重要的作用。

1.4.5 计算样本量

在临床试验中,通常选择一定的样本量来达到期望的目的,以便在一个主要的研究终点中发现临床意义上的差异,确定正在研究的治疗方法(Chow 等,2002)。因此,样本量的计算取决于主要的研究终点,以及人们期望检测到的临床上有意义的差异,所以不同的研究终点可能导致样本量的不同。

为了说明这一问题,再来考虑一下中药治疗缺血性中风的例子。假设和对照组进行比较时(比如阿司匹林),一名临床志愿者愿意以西医的方式进行临床研究,并科学地评价中医药的安全性和有效性。因此,预期的临床试验是一个双盲、平行组,安慰剂控制和随机试验。主要的临床重点是 Barthel 指数评价的功能状态的反应率(一名患者的 Barthel 指数≥60 分就可以被认为是应答者)。样本量的计算基于在优势试验假设下治疗后 4 周的反应率。因此,每个治疗组需要 150 名患者,才能使中药在主动控制剂上的优势达到 80%。或者,可以考虑由经验丰富的中医师开发的定量研究方法为研究终点来计算样本量的大小。在一项试验研究的基础上,大约 80%的缺血性中风患者(122 名中有 97 名)可以通过该定量工具的一个维度诊断。如果一名患者的得分≥7 就被认为是应答者。在此研究终点的基础上,每个治疗组的样本大小为 90,就可以达到优势构建效力的 80%。样本量的不同会导致一个问题,即基于一个领域的中医定量研究工具的主要临床终点的使用是否能够提供大量的研究中的中医药安全性和有效性的证据。

1.5 中药发展的实际问题

尽管人类使用中医药的历史悠久,但是缺乏所谓的合乎科学的有效文件。正如美国 FDA 所指出的,关于在调查中进行的试验治疗的安全性和有效性的证据只能通过适当的良好控制的临床试验来获得。然而,在研究中的试验治疗应用于人类之前,必须提供有关化学、制造和控制(chemistry, manufacturing, and control, CMC),临床药理学和毒理学的充分信息(Chow 和 Liu, 1995)。由于大多数的中药是由多种成分组成的,具有未知的药理活性,所以很难获得关于 CMC、临床药理学和毒理学的有效信息。

1.5.1 一致性检测

如上所述,与大多数的西药不同,中药通常包括很多从草本植物中提取的成分。这些草本植物的样本通常在 60℃干燥,然后在研钵里研磨,之后储存于干燥器皿中。对于水溶性物质,首先在干料中加入适量的水,然后再煮约 1 h。对于醇溶性物质,添加 60%的乙醇(酒精),混合物于 60℃在超声清洗器中萃取 1 h。冷却到室温后,该萃取物可以通过滤网和离心法进行过滤,20℃,10 min,12 000 g,它的浮层会被用作其他研究。这些成分的药理作用、相互作用和相对比例通常是未知的。在实践中,通常是由经验丰富的中医师主观地开处方。因此,每个人的实际剂量取决于中医师所感知到的症状和体征。尽管医学实践的目的是降低受试者之间(或者受试者内部)的变异性，但也会产生不可忽视的变异，比如成分与成分之间的变化，评估者与评估者之间（比如中医师与中医师之间）的变化。所以，临床结果的再现性或一致性值得怀疑。因此，如何确保已观察到的临床结果的再现性或一致性，已成为监管机构在审查和批准过程中非常关注的问题。这同样也是很多制造过程的主办者所关注的问题。为了解决再现性和一致性的问题，提出了一种有效的原材料和最终产品的统计质量控制过程。

Tse 等(2006)提出了一个数据质量控制（quality control，QC）方法来评估原材料的一致性指标，这些原材料来自不同资源或最终产品，可能是在不同地方生产的。一致性指数被定义为两个不同地点的中药多种成分中最有效成分的特征在一定一致性限度内的概率。一致性指数最接近 1 则表明从两个地方或地点生产的成分是几乎相同的。检测一致性的方法是：在抽样计划中，为拟讨论的一致性指数构建一个 95%置信区间，如果构建的 95%置信下限大于预先指定的质量控制下限，那么就证明原材料或最终产品已经通过了质量控制，因此可以被用作进一步的加工和使用，否则就应该被拒绝。应该指出的是，Tse 等(2006)仅仅关注了单一（比如最有效）成分，或者假设在多种有效成分中，最有效成分能够定量确定。Lu 等(2007)根据相似的想法将结果扩展到两个相关成分的实例中，为了反映中药质量控制的实际，对不同的研究参数组合进行了不同的抽样计划，详见本书第 8 章。

1.5.2 稳定性分析

大多数监管机构都要求必须在容器器身的标签上标明药品产品的有效期（或保质期）后才能使用。为了满足这一要求，稳定性研究通常是为了描述药物产品的降解特性。对于具有单一活性成分的药物产品，确定药物保质期的统计方法是比较完善的（FDA，1987；ICH，1993）。然而，对于具有多种成分药物的保质期估计的监管要求是不可利用的。根据估计单一有效成分药物的保质期的概念，有两种方法值得考虑。第一种方法是可以（保守地）考虑从药物产品的每个成分中获得保质期的最小值。这种方法偏于保守，但可能不可行，因为：① 并非所有的中药成分都能准确、可靠地量化；② 最终的保质期可能过短而不实用（Pong 和 Raghavarao，2002）。第二种方法是考虑采用两阶段的方法来确定药物保质期。在第一阶段，应该尽可能地识别最活跃的成分，然后根据 FDA 和国际协调会议（International Conference on Harmonization，ICH）的指南来确定保质期。在第二阶段，根据最有效成分和其他成分的关系或相互作用，对保质期进行调整。作为另一个选择，Chow 和 Shao(2007)提出了一种统计方法来确定重要的保质期，与 FDA 的方法类似，假设分量是一些因子的线性组合。本书第 13 章中会详细叙述该方法及不同稳定性研究设计。

1.5.3 动物研究

假定已经建立的动物模型是人类预测模型，动物研究的目的不仅仅是研究动物体内可能存在的毒性，也包括人类使用的合适剂量。对于一种新开发的药物，动物研究是必要的。然而，对于一些已经使用多年且毒性较低的中药，如人参，具有非常温和的毒性特征，因此是否有必要进行动物研究值得怀疑。建议将《中国药典》（CP）中描述的中药的所有成分根据其潜在毒性和（或）安全性特征分为几类，作为动物研究监管要求的依据。换言之，比如人参等著名的中药，虽然在人类使用中并没有记录到在适当服用指定剂量后的健康风险或副作用，但根据过去人类使用的经验，可以放弃对动物的毒性测试研究。值得注意的是，德国监管局的草药监督机构(German Regulatory Authority's Herbal Watchdog Agency),通常被称为"E 委员会",已经就 300 种常见草药的临床证据及哪种草药能被认为有效的同行评议文献进行了深入评价(PDR, 1998)。

1.5.4　监管要求

尽管人类使用中医药历史悠久,但是关于评价中医药安全性和有效性的监管要求直到最近才出现。比如,中国大陆和台湾地区的管理机构都针对中医药的临床发展发布了指南(MOPH, 2002; DOH, 2004a,b)。另外美国 FDA 也发布了植物性产品的指南(FDA, 2004)。这些对中医药研究和发展的监管要求,尤其是临床开发,与西药药物研发和开发的指南非常相似。

需关注的是,中西医之间在医学实践、药物使用和诊断程序上都有原则性的差别,那么这些监管要求和相应的统计方法对中医药的研究和发展是否可行?因此,为了体现这些原则不同,应该修改现行的监管要求和相应的统计方法。

强烈建议应该咨询结合雌激素(conjugated estrogens tablets, USP)的发展、回顾及审批过程的监管要求,因为结合雌激素虽然是西药却包含了类似中医药的多种成分 (FDA, 1991; Liu 和 Chow, 1996)。结合雌激素包含雌酮、马烯雌酮、17α-二氢马烯雌酮等多种成分,用于治疗与更年期相关的中度至重度血管舒缩症状。结合雌激素的经验有助于对包含多种成分的中医药药品产品发展提供适当的指导。

1.5.5　内容及标签

如前所述,一旦被监管部门批准,则(仅由中医、仅由西医、中医与西医一起)阐明中药的使用意图就非常重要了。

如果中药仅供中医人员使用,那么获得大量证据的临床试验应反映中医的医学理论和中医人员的医学实践。标签就应该对如何用中医的方式开处方提供充分的信息。另外,如果正在研究的中药是仅供西医临床医师使用的,那么对研究中的患者的评价就应该使用西医的临床研究终点。因此,标签上就应该对如何使用西医方式开处方提供足够的信息。如果中药是供中西医临床使用的,那么对患者的评价就必须使用西医临床研究终点和中医的诊断过程(比如一些标准的定量研究方法)一起评价。前提是中医的诊断程序已经过校准和验证,与已确立的西医临床终点进行了验证。在这种情况下,可以清楚地了解到,中医的诊断程序所观察到的差异是如何被翻译成临床效应的,这在西医临床医师中很常见,反之亦然。

1.5.6　评述

如前所述,中医是在身体所有器官的功能/机体整体平衡的中医理论基础上,由中草药发展起来,利用中医望、闻、问、切四诊方法诊断、治疗疾病的医学。当进行中医临床试验时,为了有效且无偏倚地评估中医的安全性和有效性,建议详细评估西医和中医之间的基本差异,如 1.2 节所述。中医研究和发展的关键问题之一是明确中医西化和中医现代化之间的区别。对于中医西化,尽管西医和中医存在基本差异,仍需在药物开发进程的关键阶段遵循监管要求,包括药物发现、配方、实验室开发、动物研究、临床开发、生产工艺验证和质量控制、监管提交、回顾和进程。对于中医现代化,建议监管要求应该根据中医和西医的基本区别进行调整。换言之,仍然应该能够看到中医药是否真的以西医临床试验作为比较标准来调整监管要求。

在实践中，人们认识到，对于危重或危及生命的疾病，西药往往比中药更快达到治疗效果，中药对慢性病或非危及生命的疾病患者有用。在许多情况下都证明，中药在降低毒性或改善危重或危及生命的疾病患者的安全性方面是有效的。作为中药研发战略，建议中药应与成熟的西药结合使用，以尽可能提高其安全性和(或)增强治疗效果。然而，由于以下原因：① 缺乏监管要求或不明确的监管要求；② 缺乏对中药的医学理论的理解；③ 多组成分不披露的机密性；④ 对中药多种成分的药理活性认识不足，致使在实践中存在一定阻碍。

由于中药由多个可能在不同地点生产的成分组成，最终产品质量的批准一致性既是对申请方的挑战，也是监管机构的关注点。因此，必须进行一些批准后试验，如含量均匀性试验、质量变化试验或溶解试验和(制造)工艺验证，以确保质量，之后才能将批准的中药准予使用。

2 全球制药发展

2.1 引言

在过去10年中，人们认识到，生物医学研究开支虽然增加很多，但是药物开发成功率并没有相应增加。Woodcock (2004)指出，导致这种情况的原因包括：① 改善幅度减小，导致难以证明药物收益；② 基因组学和其他新科学尚未充分发挥其潜力；③ 由于存在兼并及其他商业活动，可选的候选药品种类(或品牌)减少；④ 由于慢性病较难研究，很多研究都把重点放在了病因病理相对简单的疾病上；⑤ 药物开发的失败率仍然很高；⑥ 快速提高的成本和复杂性降低了许多候选药物进入临床的意愿或能力。

药物开发的决策过程是合格或不合格决策过程，这种决策过程主要是基于早期临床开发研究中的信息，而这种信息可能是有限或者不充分的，因此这个决策过程有可能导致成功率比较低。

因此建议在药物开发的早期阶段进行从实验到临床转化研究，例如生物标记物研究和基因组指导临床研究，并提供严格的统计学依据，以便在研究中提高药物开发的成功率。

对于全球制药(药物)开发，不同国家或地区的卫生监管部门对批准药品的商业使用有不同的要求。因此，制药行业花费了大量资源为同一药品的申请编写不同的文件，以满足不同国家或地区所要求的不同监管要求。然而，由于制药行业的全球化、法规之间存在的差异、医疗保健费用的增加、患者获得新药的时间缩短，以及在不影响安全性的情况下对人类和动物进行实验性使用的需要，监管机构和制药行业均认识到有必要对这些相似但不同的药品监管要求进行标准化。因此，ICH于1990年举办“人用药品注册技术要求”大会，此次会议为监管机构和行业协会制定关键法案提供了机会，以促进国际性协调监管要求。

中药学的发展，虽然在文化、医学理论/实践、治疗等方面与西药有着根本的区别，但仍要遵循已经确立的西药药学发展的科学过程。由于大多数中药由多种活性成分和(或)非活性成分组成，中药的剂量和疗程通常是灵活的，取决于主观的中医四诊程序中收集到的观察结果。这种个体化治疗方法是中医药发展现代化实践的主要挑战。此外，适当选择各个组分的相对比例(比值)以达到最佳疗效对于目标患者群体中的受试者来说是一个关键问题，这也是中医现代化发展的另一个挑战。

在下一节中，将会介绍美国制药行业通常考虑的全球制药开发过程的概述。2.3简要介绍了美国FDA和ICH制定的药物开发监管要求。关于全球药物开发的实际问题将在2.4讨论。2.4还讨论了未来对适应性设计方法和微量给药方法潜在应用的观点，它不仅用于缩短开发过程，还用于在资源有限的情况下增加开发过程的成功率。2.5提供了中医关于中医药现代化发展的观点。本章的最后一节给出了一些简短的结论性意见。

2.2 药物开发工艺

正如 Chow 和 Shao (2002) 所指出的，药物开发是一个漫长且昂贵的过程，在确保研制的药物是安全且有效的之后，监管机构才可批准该药用于人体。这个漫长而昂贵的开发过程对于确保获批制剂具有良好的药物特性(如同一性、纯度、质量、规格、稳定性和再现性)是必要的。典型的药物开发过程包括药品发现、配方、实验室开发、动物毒性研究、临床开发以及监管审批。药物开发是一个持续的过程，可分为三个开发阶段：① 非临床开发，如药品发现、配方、实验室开发、扩大范围、(生产)工艺验证、稳定性和质量控制；② 临床前开发，如毒性、生物利用度和生物等效性研究的动物研究以及药代动力学和药效学研究；③ 临床开发，如安全性和有效性评估的Ⅰ～Ⅲ期临床试验。这些阶段可以按顺序发生或在开发过程中重叠。

2.2.1 非临床开发

非临床开发包括药物发现、配方，如分析方法开发和验证等的实验室开发、(生产)工艺验证、稳定性、统计质量控制和质量保证(Chow 和 Liu, 1995)。药物发现通常包括药物筛选和药物先导化合物优化阶段。在药物筛选阶段，对混合物进行筛选，以鉴别活性化合物和非活性化合物。先导化合物优化是基于某些物理、化学和(或)药理学性质，寻找相对于相关先导化合物具有某些优势的化合物的过程。实际上，鉴定一种有价值的活性化合物的成功率通常相对较低，因此，可能有几种化合物被确定为有价值的活性化合物。

制剂的目的是开发一种剂型(如片剂或胶囊)，以便药物能有效地输送到靶标部位。对于实验室开发，必须开发分析方法来定量制剂的效价(规格)。分析方法开发和验证在制剂质量控制和质量保证中发挥重要作用。为确保制剂符合美国药典/国家处方集 (USP/NF)(2000，2012)中制剂鉴别、规格、质量和纯度的标准要求，通常在生产工艺的不同阶段进行许多检测，例如效价检测、质量差异检测、含量均匀度检测、溶出度检测和崩解时限检测，这些检测被统称为 USP/NF 检测。同时，在此过程中通常进行稳定性研究，以表征适当储存条件下制剂随时间的降解情况。然后可以使用稳定性数据来确定药物有效期(或药物保质期)，因为监管部门要求在容器的标签中标明此类信息。

药品获得监管机构批准用于人体后，通常会进行规模扩大计划，以确保在一批产品放行至生产商之前，生产批次的一致性、规格、质量和纯度均符合 USP/NF 标准。扩大方案的目的不仅是确定、评估和优化药物产品的关键配方和(或制造)工艺因素，而且最大限度地减少或扩大初始范围。

成功的规模扩大项目可改进处方、工艺，或至少对制剂处方、工艺的修订程序提出建议。在非临床开发期间，为了生产具有良好药物特性(如一致性、纯度、规格、质量、稳定性和再现性)的制剂，必须对生产工艺进行验证。工艺验证在非临床开发中很重要，以确保生产工艺按照其对外宣称的方式进行。

2.2.2 临床前开发

临床前开发的主要重点是通过体外试验和动物研究来评价制剂的安全性。一般而言，体外试验或动物毒性研究旨在改变临床研究者对与研究药物相关的潜在毒性效应的认识，以便在临床研究期间观察这些效应。临床前试验涉及剂量选择、毒性和致癌性的毒理学试验以及动物药代动力学。为了选择合适的剂量，通常在动物中进行剂量反应(剂量范围)研究，以确定有效剂量，如半数有效剂量(ED_{50})。临床前开发在药物开发过程中至关重要，因为在人体中研究某些毒性如生育力损害、畸形、致突变性和药物过量是违背伦理的(Chow 和 Liu，1998，2004)。如果药物试验使用实验动物时可以预测人体临床指标，那么就让动物作为人体的替代品来进行试验。

药物给药后，研究药物的吸收速率和程度、血液中药物的量以及药效发挥和药物的代谢也很重要。为此，通常进行人体生物利用度比较研究，借助几个药动学参数，如血液或血浆浓度-时间曲线下面积(AUC)、最大浓度(C_{max})和达到最大浓度的时间(t_{max})。需要注意的是，已确定的化合物必须经过非临床、临床前开发阶段才能用于人体。

2.2.3 临床开发

制药实体开发中的临床开发是在相对较短的时间范围内以最低的成本科学地评价有前景的制药实体的收益(如疗效)和风险(如安全性)。Chow 和 Liu(2004，2013)指出，约 75%的药物开发用于临床开发和监管注册。在 1987 年颁布的称为 IND 改写的一组新法规中，美国 FDA 自 20 世纪 70 年代末以来采用的临床研究阶段通常分为三个阶段(见联邦法规第 21 部分，312.21)。临床研究的这些阶段通常按顺序进行，但也可能重叠。

Ⅰ期研究的主要目的不仅包括确定药物在人体中的代谢和药理学活性，以及提供与剂量增加相关的副作用和有效性的早期证据，还包括充分获得关于药物药代动力学和药理学效应的信息，以便设计良好对照和科学有效的Ⅱ期研究。Ⅱ期研究的主要目的首先是根据研究疾病或病症患者的特定适应证或适应证的临床终点评价药物的有效性，其次还包括确定Ⅲ期研究的给药范围和剂量以及与药物相关的常见短期副作用和风险。需要注意的是，一些制药公司进一步将Ⅱ期研究分为ⅡA 期和ⅡB 期。例如，如果目的是评价给药的临床研究则称为ⅡA 期研究，而目的是确定药物有效性的研究则称为ⅡB 期研究。在某些情况下，基于临床终点的临床研究被认为是ⅡB 期研究。Ⅲ期研究的主要目的包括以下两点：① 收集有关评估药物总体获益-风险关系所需的有效性和安全性的额外信息；② 为医师标签提供充分的依据。应注意，在监管申请提交后但未批准前进行的研究通常称为ⅢB 期研究。

除了临床开发的三个阶段，许多制药公司考虑在药物批准上市后进行Ⅳ期研究。进行Ⅳ期研究的目的是进一步阐明不良反应的发生率，并确定药物对发病率或死亡率的影响。此外，也可通过开展Ⅳ期试验，来研究先前未研究过的患者人群，如儿童等。在实践中，Ⅳ期研究通常被认为是有价值的市场导向比较研究，目的是应对包括生命质量研究的相关竞争对手。如 Chow 和 Shao(2002)的研究所指出的，实际上，能成功让化合物进入临床开发阶段的概率相对较低。因此，有必要制定周密的临床开发计划，以确保有开发价值的制药实体能成功获得开发。

在实践中，Ⅰ、Ⅱ期被视为早期临床开发，而Ⅲ、Ⅳ期被视为后期临床开发。

Ⅰ期临床研究为人类提供了一种新药的初步介绍。Ⅰ期临床研究主要包括药物代谢研究、生物利用度研究、剂量范围研究和多次给药研究。Ⅰ期研究通常需要 20～80 名正常受试志愿者或患者。在某些治疗领域，要求入选的受试者是患者而非健康的志愿者。这一常规在肿瘤学领域中最为明显，因为许多细胞毒性药物会导致人体 DNA 损伤。基于类似的原因，许多抗艾滋病的药物最初并未在健康受试者中进行测试。在神经药理学中，某些类别的药物具有习服或耐受方面的特性，这也使它们难以利用健康受试者来进行研究。

对于Ⅰ期临床研究，FDA的审查侧重于安全性评估。因此，通常需要在长时间内广泛收集临床研究的安全性信息，如详细的实验室评价。关于耐受性和安全性评估的典型Ⅰ期设计是剂量递增试验设计，在该试验中，依次给予队列组患者更高的治疗剂量，直至队列中的一些患者出现不可接受的副作用。在大多数此类Ⅰ期试验中，每个队列需要3～6名患者。第一个队列的起始剂量通常为较低的剂量。如果在第一个队列中未观察到不可接受的副作用，则下一个队列的患者将接受更高的剂量。直到剂量的水平对某些患者（如1/3的患者）产生毒性。那么，在这之前的剂量水平被认为是最大耐受剂量（maximum tolerated dose，MTD）。需要注意的是，MTD通常是最有效的剂量，在实践中通常选择MTD作为Ⅱ期研究的最佳剂量。此外，正如FDA所指出的，Ⅰ期研究通常不如后续阶段详细但会更灵活，因此通常会采用适应性（灵活）设计。

Ⅱ期研究是在研药物的首次对照临床研究。Ⅱ期研究的样本量通常不超过几百名患者。Ⅱ期研究常用的研究设计为随机、平行组（安慰剂对照或活性对照）研究。即患者将被随机分配至每个治疗组，接受既往Ⅰ期研究中确定的剂量。然而，许多Ⅱ期试验分两个阶段进行，其思路是，一旦发现治疗无效就立即停止，另外，如果试验显示治疗有效，则试验继续。在这两个阶段的设计中，在预定数量的患者接受治疗后，试验会被暂缓并评价缓解率。如果缓解率低于预先规定的最低目标（非预期缓解率），则认为该治疗不值得继续进行，并停止试验。否则，试验将继续进行，并将招募更多的患者，以在一定的统计学把握度下确定达到预期准确性的缓解率。需要注意的是，尽管第一阶段的反应率可能仍然较低，但是如果试验已经进入第二阶段，则表明至少部分患者对治疗有反应。

在实践中，比较常见的是将相同治疗的Ⅰ期试验和Ⅱ期试验联合成单一的研究治疗方案进行临床研究，这种联合研究通常称为Ⅰ/Ⅱ期研究。因此，Ⅰ/Ⅱ期的研究目标会包括Ⅰ期和Ⅱ期研究阶段的目标。比如，在Ⅰ/Ⅱ期研究中，可能希望该阶段既能确定药品的MTD，也能证明其临床疗效。在这种情况下，确定MTD（Ⅰ期）和证明临床疗效（Ⅱ期）是Ⅰ/Ⅱ期试验的研究目标。典型的试验设计包括两个阶段：第一阶段是确定MTD；第二阶段是证明随后的临床疗效。在第一个试验阶段，可以加入几个剂量组（如4个剂量组）。在每个剂量组中，患者将以4∶1的比例随机分组来接受治疗或使用安慰剂。因此，确定MTD共需要40名受试者（每个剂量组10名受试者，治疗组8名受试者，安慰剂组2名受试者）。研究的第一个阶段一旦确定MTD，那么在研究的第二阶段，将招募更多的受试者以选定的最佳剂量来证明临床疗效。

2.3 监管要求

制药实体的上市批准，监管流程和要求因国家或地区而异。例如，欧盟（EU）、日本和美国对临床试验的开展以及制药实体临床结果的提交、审查和批准有相似的地方，但也有不同的要求。为了简便描述，将重点关注目前在美国采用的临床试验的申报、提交、审查和批准的监管过程和要求。

2.3.1 美国的监管流程

对于药物、生物制品和医疗器械的评价和上市批准，申办方需要分别向FDA的药物评价和研究中心（CDER）、生物制品评价和研究中心（CBER）或器械和放射卫生中心（CDRH）提交实质性证据。该证据包括从对照临床试验中所获取的有关待审批药品的安全性和有效性的相关信息。美国开展临床试验和提交、审查及批准制药实体临床结果的现行法规见CFR(参见21 CFR第50、56、312部分)。这些法规是根据1938年通过的《联邦食品、药品和化妆品(FD&C)法案》制定的。表2-1总结了与临床试验最相关的法规,这些法规不仅涵盖制药药品、生物制品、医疗器械等制药实体,还包括受试者的福利和药品的标签以及广告。从表2-1可以看出,根据FD&C法案和CFR,可以将制药实体大致分为三类:药品、生物制品和医疗器械。对于第一类,在FD&C法案(21 U.S.C. 321)中,药品被定义为:① 在《美国药典》《美国官方顺势疗法药典》、官方国家处方集或其中任何补充文件中所规定的内容;② 用于诊断、治疗、减轻、预防人或其他动物相关疾病的物品;③ 作用于人体或其他动物的结构和功能的物品。对于第二类,1944年的生物制品法将生物制品定义为(46 U.S.C. 262)适用于预防、治疗、治愈人类疾病或损伤的病毒、治疗性血清、毒素、抗毒素、细菌,病毒疫苗、血液、血液成分和衍生物、致敏产品或非官方产品。医疗器械定义为仪器、装置、工具、机器装置、植入物、体外试剂、其他类似或相关物品,包括与药物相似的任何组件、部件、附件,具体而言:① 在官方国家处方集、《美国药典》或其中的任何补充中得到承认;② 拟用于人或其他动物的诊断;③ 旨在影响人体或其他动物体的结构、功能。

表2-1 用于批准制药实体的美国联邦法规

CFR编号	法 规
21 CFR 50	保护人类受试者
21 CFR 54	临床调查人员的财务披露
21 CFR 56	机构审查委员会(IRB)
21 CFR 312	研究性新药申请(IND)
子部分E	治疗性新药申请
21 CFR 314	新药批准上市申请
子部分C	简化申请
子部分H	加速审核
21 CFR 601	企业许可证和产品许可证申请(ELA和PLA)
子部分E	加速批准
21 CFR 316	罕用药品
21 CFR 320	生物利用度和生物等效性要求
21 CFR 330	人用非处方(OTC)药品
21 CFR 812	试验用器械豁免(IDE)
21 CFR 814	医疗器械上市前批准(PMA)
21 CFR 60	专利期限恢复
21 CFR 201	贴标签
21 CFR 202	处方药广告
21 CFR 203	处方药营销

FDA的药物评价和研究中心对下列药品的监管和批准具有管辖权，包括新药、罕见药和人用非处方(OTC)药的研究性新药申请(IND)、普通新药申请(NDA)以及仿制药的简略新药申请(ANDA)。另外，生物制品评价和研究中心负责通过许可申请(ELA)或产品许可申请(PLA)等程序执行生物制品法规。器械和放射卫生中心通过试验用器械豁免(IDE)和医疗器械上市前批准(PMA)等方式，对医疗器械进行法规管理。

2.3.2 国际协调会议

不同国家的卫生监管机构对批准某药品的商业使用有不同的要求。因此，制药行业花费了大量资源为同一药物产品的申请编写不同的文件，以满足不同国家或地区的不同监管要求。然而，由于制药行业的全球化、各地区法规的差异、医疗保健费用的增加、患者获得新药的时间缩短以及在不影响安全性的情况下用于人类和动物实验的需要，监管机构和制药行业均认识到有必要对这些相似但不同的监管要求进行标准化处理。因此，1990年组织召开了人用药品注册技术国际协调会议(ICH)，该会议为监管机构和行业协会制定重要举措、促进法规要求的全球化提供机会。

ICH最初关注的是欧盟、日本和美国三个地区药品注册技术要求的三方协调。基本上，ICH指导委员会是由六个共同申请方组成的理事机构：欧盟委员会、欧洲制药工业协会联合会(EFPIA)、日本厚生劳动省(MHLW)、日本药品制造商协会(JPMA)、FDA的CDER和CBER以及美国药品研究与制造商协会(the Pharmaceutical Research and Manufacturers of American, PhRMA)。来自三个地区的六个共同申办方在指导委员会中各有两个席位：来自三个地区的监管机构和制药行业各一名。ICH指导委员会的职能包括：① 确定政策和程序；② 选择议题；③ 监测进展情况；④ 监督两年一次的会议的筹备情况。ICH指导委员会还包括来自世界卫生组织(WHO)、加拿大卫生部和欧洲自由贸易区(EFTA)的观察员。此外，ICH指导委员会的两个席位也会分配给国际药品制造商协会联合会(IFPMA)，该联合会在瑞士日内瓦主掌ICH秘书处，并作为指导委员会的无表决权成员参加会议，协调文件的编写。全球合作小组(GCG)成立于1999年，作为ICH指导委员会的一个小组委员会，以响应非ICH地区的利益。目前，GCG包括以下组织和国家：亚太经济合作组织(APEC)、东南亚国家联盟(ASEAN)、泛美药品监管协调网络(PANDRH)、南非发展共同体(SADC)、澳大利亚、巴西、中国、印度、韩国、俄罗斯和新加坡。

为了统一技术程序，ICH发布了一系列药品申请和注册的指导原则和指导原则草案。ICH指导委员会选定主题后，ICH先启动一份指导原则的概念性文件，然后通过五个步骤的审查过程来确定最终的指导原则。ICH指导原则或指导原则草案的完整更新列表可参见其网站(http://www.ich.org)。由此可以看出，这些指导原则不仅用于协调单个临床试验的设计、实施、分析和报告，还用于在保护和维持制药实体整个临床开发计划的科学完整性方面所达成的共识。在这方面，Chow(1997a)提出了良好统计实践作为ICH GCP基础的药物开发和监管批准过程(FDA, 1988)。ICH临床指南中陈述的概念和原则可参见ICH(1998)与Chow和Liu(2004)的著作。

尽管ICH的主要目标是协调技术程序和监管提交文件的统一性，但一些监管机构仍然要求提供针对地区的特定文件。例如，NDA临床和统计部分总结中的综合有效性概要(ISE)和综合安全性概要(ISS)是FDA独有的。此外，FDA指出临床疗效总结和部分临床安全性总结在ICH M4的模块2中的临床疗效部分未描述ISE和ISS所需的详细程度。此外，模块2的这些临床总结章节仅限于400页，而典型的ISS范围通常较大。另外，模块5旨在包含更详细的深入分析，没有空间限制。除此之外，FDA发布了使用电子通用技术文件(e CTD)规范的电子格式指南。

2.3.3 评述

FDA关于注册遵循药物临床试验质量管理规范(GCP)原则(包括充分的人类受试者保护)的现行要求是目前公认的开展涉及人类受试者研究的关键要求。GCP被定义为临床试验的设计、实施、执行、监管、稽查、记录、分析和报告的标准，其目的是保证数据和报告的结果准确可信，并保护试验受试者的权利、安全和健康(FDA, 1988; ICH, 1998)。GCP原则与FDA/ICH相一致，但是符合这一全球公认的原则，对于在亚洲完成的临床试验来说是一个巨大的挑战。要明确的是，FDA/ICH GCP指南的制定参考了欧盟、日本、美国、澳大利亚、加拿大、北欧国家和WHO现行的GCP规范。而亚洲各个地区(如中国、印度和泰国)的医疗实践未获得统一。

亚洲临床试验的实际挑战包括以下几点：① 缺乏经验；② GCP培训；③ 方案执行/偏离(区分医疗实践和临床研究、文件和存储能力)；④ 严重不良事件(SAE)报告；⑤ 基础设施和设备(如计算机、软件、扫描仪、传真、冰箱、冰柜和泵)；⑥ e CTD格式不同等。亚太地区全球制药、临床开发试验执行中的监管挑战大多与GCP相关，这些挑战包括：① 方案翻译(如语言障碍)；② 研究者资质(如培训文件)；③ 注册；④ 知情同意；⑤ 患者依从性；⑥ 失访率和随访。此外，每个亚洲国家在方案批准、保险制度、进口许可和其他大量因素方面的政策可能影响投资者建立和运行临床试验中心的能力。

2.4 药物研发中的实际问题

2004年3月16日，FDA发布了一份题为“创新/停滞：新医疗产品关键线路上的挑战和机遇”的报告，该报告指出最近提交给FDA审批的创新医学疗法的进程有所放缓。报告认为迫切需要对医疗产品开发过程——关键路径——进行现代化改造，使产品开发更具可预测性，成本更低。通过这项倡议，FDA率先制定了国家关键路径机会清单，以具体关注这些任务。因此，FDA发布了关键路径机会列表，列出了76个初始项目，以弥合新生物医学快速发展与这些新生物医学两年后被开发成疗法的缓慢速度之间的差距，详见http://www.fda.gov/oc/initiatives/criticalpath。关键路径机会列表包括6个主题领域：① 生物标志物的开发；② 临床试验设计；③ 生物信息学；④ 制造业；⑤ 公共卫生需求；⑥ 儿科。如关键路径机会报告所示，生物标志物开发和简化临床试验是改善医疗产品开发的两个最重要领域。临床试验的精简要求推进了适应性设计等创新试验设计的发展，这样有利于提高临床开发的创新性。这76个初始项目是在药物、器械和(或)生物开发过程中出现的导致重大延迟和其他问题的最紧迫科学和(或)技术障碍。在这76个初始项目中，许多项目涉及早期临床开发(即Ⅰ、Ⅱ期研究)，这对制药实体[即药物、器械和(或)生物制剂]的成功开发至关重要。

2.4.1 多区域临床试验

正如Uesaka (2009)所指出的，多区域桥接试验的主要目的是显示药物在所有参与地区的疗效，同时评价将总体试验结果应用于每个地区的可能性。为了将总体结果应用于特定区域，该区域的结果应与总体结果或其他区域的结果一致。一个典型的方法是通过表明不存在按区域进行治疗的相互作用来显示各区域之间的一致性。最近，日本厚生劳动省发布了全球临床试验基本原则指南，以问答(Q&A)形式概述了多区域试验计划和实施的基本概念。在该指南中，特别考虑了确定多地区试验所需的日本受试者数量。如上所述，所选样本量应能够确立日本组与全组之间治疗效果的一致性。

为建立日本组与全组治疗效果的一致性，建议所选大小应满足

$$P\left(\frac{D_J}{D_{All}} > \rho\right) \geqslant 1 - \gamma \tag{2-1}$$

式中：D_J和D_{All}分别为日本组和全组的治疗效果。据此，Quan 等(2009)推导出了二元和生存终点的样本量计算/分配封闭型公式。例如，连续终点公式为

$$N_J \geqslant \frac{z_{1-\gamma}^2 N}{(z_{1-\alpha/2} + z_{1-\beta})^2(1-\rho)^2 + z_{1-\gamma}^2(2\rho - \rho^2)}' \tag{2-2}$$

式中：N 和 N_J是全组和日本组的样本量。请注意，日本厚生劳动省建议在式(2-1)中，ρ 应选择$\geqslant 0.5$，γ 应选择$\geqslant 0.8$。例如，如果选择 $\rho = 0.5$、$\gamma = 0.8$、$\alpha = 0.05$ 和$\beta = 0.9$，则 $N_J/N = 0.224$。即日本组的样本量至少为多地区试验总样本量的 22.4%。

在实践中，$1-\rho$ 常被认为是非劣性界值。如果 $\rho > 0.5$，则日本的样本量将大幅增加。需要注意的是，Quan 等(2009)给出的样本量公式假设日本组和非日本组的治疗效果无差异。在实践中，由于人种差异，治疗效果预期会存在差异。因此，必须修改 Quan 等(2009)推导的样本量计算/分配公式，以考虑种族差异造成的影响。

2.4.2 桥接研究

多地区试验的目的是显示药物在全球不同地区的疗效，同时评价将总体试验结果应用于每个地区的可能性。因此，如何将多地区试验的结果桥接到“亚洲地区”是另一个重要问题。如前所述，日本厚生劳动省已公布了全球临床试验的基本原则来促进日本最近参与的全球开发和国际临床研究。它通过问答形式概述了规划和实施多区域试验的基本概念，并且还特别考虑了日本组与全组之间治疗效果一致性的建立。同样的一致性标准也可用于检验多区域试验的总体结果能否适用于亚洲地区。

用 D_{Asia}来表示亚洲地区观察到的治疗效果，用 D_{All}来表示所有地区观察到的治疗效果，鉴于总体结果在 α 水平显著，将通过以下标准判断治疗在亚洲地区是否有效

$$D_{Asia} \geqslant \rho D_{All} (0 < \rho < 1) \tag{2-3}$$

其他一致性标准可参见 Uesaka(2009)和 Ko(2010)等的工作。一致性趋势的量级 ρ 的选择至关重要，应考虑到亚洲地区和其他地区之间种族因素的所有差异，日本厚生劳动省建议 $\rho \geqslant 0.5$。但是 ρ 的确定必须要在不同产品之间以及不同治疗领域之间有所不同。例如，在多区域肝癌试验中，亚洲地区肯定可以要求较大的 ρ 值，因为它比其他地区的受试者要多得多。

除了式(2-3)中的一致性标准，还可以使用 Uesaka(2009)和 Ko 等(2010)建议的以下标准

$$D_{Asia} \geqslant \rho D_C (0 < \rho < 1)$$

$$\rho \leqslant D_{Asia}/D_{All} (0 < \rho < 1)$$

$$\rho \leqslant D_{Asia}/D_C (0 < \rho < 1)$$

式中：D_C表示除亚洲地区以外其他地区观察到的治疗效果。第一个标准是评估亚洲地区的治疗效果是否与其他地区一样，而后面两个标准是评估亚洲地区的治疗效果与整个地区或其他地区的一致性。

2.4.3 临床试验中的适应性设计方法

近年来，由于灵活性和效率非常好，适应性设计方法的使用变得非常普遍，该设计方法可以在有限的资源下识别任何可能的临床获益信号或趋势（最好是最佳临床疗效）(Chow 和 Chang, 2006；Pong 和 Chow, 2010)。在其最近的指南草案中，FDA 将适应性设计临床研究定义为：包括前瞻性计划的修改研究设计的一个或多个指定方面的机会，以及基于研究中受试者的数据分析（通常为中期数据）的假设的研究。FDA 强调适应性设计的主要特征之一是前瞻性计划的机会。应根据数据分析进行变更（通常为中期数据）。在指南草案中，FDA 根据设盲或揭盲的适应性质，将适应性设计归类为充分理解的设计或较少理解的设计(FDA, 2010)。

另外，Chow 等(2005)提供了更广泛的适应性设计的定义。他们将临床试验的适应性设计定义为一种允许在试验启动后对试验的某些方面[如试验程序和（或）统计方法]进行调整或修改，但是不破坏试验的有效性和完整性的设计。试验程序包括合格标准、研究剂量、治疗持续时间、研究终点、实验室检查程序、诊断程序、可评价性标准和临床应答评估。统计方法包括随机化方案、研究设计选择、研究目的、样本量计算、数据监察和期中分析、统计分析计划和（或）数据分析方法。

根据调整或修改的类型，临床试验中常用的适应性设计方法包括但不限于：① 成组序贯设计；② 样本量重新估计（或 N 可调）设计；③ 适应性无缝（如Ⅰ/Ⅱ期或Ⅱ/Ⅲ期）设计；④ 失败入选（或获胜入选）设计；⑤ 适应性随机化设计；⑥ 适应性剂量探索（递增）设计；⑦ 生物标志物适应性设计；⑧ 适应性治疗转换设计；⑨ 自适应假说设计；⑩ 上述任何组合(Chow 和 Chang, 2006；Pong 和 Chow, 2010)。

在其指南草案中，FDA 将适应性设计分为易于理解和不易理解的设计类别。对于那些不太了解的适应性设计，如适应性剂量探索设计和两阶段Ⅰ/Ⅱ期（或Ⅱ/Ⅲ期）无缝适应性设计，这些设计的统计方法尚未完善，因此应谨慎使用。在实践中，临床试验中适应性设计方法的误用是临床科学家和监管机构共同关注的问题。因此，建议减缓临床试验中使用适应性设计方法的升级速度，以便有时间开发适当的统计方法。

自 2010 年 FDA 发布适应性临床试验设计指南草案以来，采用适应性设计方法的临床试验越来越多地被引入到全球制药（临床）开发中。对于那些并未广泛理解的适应性设计的临床试验，FDA 的常见问题包括：① 如何控制总体Ⅰ类错误率？② 如何汇总前后收集的数据，并进行合并分析？③ 如何进行样本量估算和（或）样本量分配（如果采用多阶段适应性设计）？④ 如果采用成组序贯设计，如何确定安全性和无效（有效）界限。如果申办方能够制定合适的临床策略来防止由于适应性设计方法的应用而产生的偏倚，并且有能力充分解决上述可能出现的问题，则 FDA 不反对在临床试验中使用适应性设计方法。

2.4.4 微量给药方法

在药物研究和开发中，微剂量研究的目的是评估药代动力学或特定目标的成像，不能诱导药理作用。因此，其对人类受试者的风险是非常有限的，并且可从有限的非临床安全性研究中获得足以支持启动此类有限的人类研究的信息。微量给药的定义为小于试验药物剂量的 1/100(基于动物数据),以产生最大剂量不超过 100 μg 的供试品药理学效应。由于与合成药物的分子量不同,蛋白产物的最大剂量不超过 30 nmol。

如 FDA 探索性 IND 2006 指南中所述,建议在试验用新药(IND)申请(21 CFR 312)中计划人体探索性研究(包括密切相关药物或治疗用生物制品的研究)时,考虑临床前和临床方法以及化学、生产和控制信息。根据拟定研究的目标、拟定的特定人体试验和预期风险,现有法规允许 IND 申请需要提交的数据量具有很大的灵活性。

FDA 目前接受在动物中进行扩展的单次给药毒性研究,以支持人体单次给药研究。对于微量给药研究,在合理的情况下,如果通过体外代谢数据和体外药效学效应的比较数据证明,可以使用单一哺乳动物物种(两性)。动物的暴露途径应采用预期的临床途径。在这些研究中,给药后应观察动物 14 天,并进行中期尸检,通常在第 2 天进行,评估的终点应包括体重。由于微量给药研究仅涉及单次暴露于微克量的供试品,且此类暴露与常规环境暴露相当,因此无须进行常规毒理学试验。出于类似原因,也不建议进行安全性药理学研究。

2.4.5 评述

药物开发中微量给药方法的概念令人兴奋。正如 Burt(2011)所指出的,在药物开发中使用人体微量给药具有以下益处:① 从实验室到完成临床研究仅需 6 个月;② 更明智的先导候选药物选择;③ 减少高昂的晚期损耗(既及时又不花费太多费用);④ 与Ⅰ期临床研究相比,大幅减少临床前毒理学包装;⑤ 仅需要非 GMP 药物的克数(通常为 10 g);⑥ 任何可能的给药途径,包括静脉给药;⑦ 绝对口服生物利用度计算;⑧ 药物可在敏感人群、肾损害患者、育龄女性和癌症患者中进行实验;⑨ 减少研究中动物的使用。然而,在药物开发中存在关于人微量给药方法有效性的统计学问题。这些统计学问题包括:① 微剂量的选择,如“如何区分微剂量产生的效应和安慰剂效应”和“如何选择研究中的初始剂量和剂量范围”;② 研究终点的选择,如“是否应使用临床终点、替代终点或生物标志物”和“替代品或生物标志物是否可预测临床终点”;③ 样本量的确定,如精密度分析或把握度分析;④ 模型选择和验证,如“如何处理受试者间和受试者内的变异性”以及“如何确定非线性对研究剂量范围的影响”。此外,由于与剂量相关的变异性通常与剂量成比例,因此基于微剂量至常规剂量结果的外推可能不可靠。

2.5 中医药发展现代化

正如本书第 1 章所指出的,如何实现中医发展的现代化存在着争论——是按照西方的方式发展中医,还是用中国的方式?中国大陆和台湾地区的监管机构似乎更倾向于西式发展。为了通过西式的方法推进中医药的发展,使那些患有危重和(或)危及生命疾病的患者受益,中医药的发展侧重于:① 实现最佳治疗效果的个体化治疗;② 作为减少有害毒性从而改善耐受性和安全性的补充性治疗;③ 通过确定中药单个成分之间的最佳比例进行有效的中医药治疗。

2.5.1 个体化治疗

中医药由几个部分组成,这种组合通常是根据中医四诊理论中脏腑间整体动态平衡的观察结果来确定的。使用中医四诊是为了诊断这些脏腑失衡的可能原因。个体化治疗是通过重新调整这些器官间的平衡，最大限度地减少受试者体内异常，以达到最佳的治疗效果。因此，根据患者的不同，剂量和治疗持续时间会灵活改变。个体化治疗的理念引发了个体化医疗的创新思维。

个体化治疗的理念被医学界广泛接受，并用于个体化医疗。但是，由于中药的剂量和疗程因受试者不同而异，因此这也是中药现代化研究的重要内容。此外，剂量和疗程的确定是根据中医主观的四诊程序，这其中也可能由缺乏经验的中医师来进行诊断。在这种情况下，预期会出现显著的评价者间变异性，这对规定的个体化治疗有负面影响，因此可能达不到预期的最佳治疗效果。

2.5.2 联合治疗

中医药现代化发展面临的主要挑战之一是中药单个成分的功效。大多数中药含有多种成分，其中一些可能有效，一些可能降低特定器官（如肝脏或肾脏）的毒性。在这种情况下，研究者可以考虑将中药的一些单独成分与活性对照药物（即已获得监管机构批准且目前市场上可用的药物）联合，治疗危重疾病。例如，假设某中药的 A 成分被发现能够借助治疗某种危重疾病（如癌症）的 B 药物的引导而降低毒性，在这种情况下，药物 B 可达到有效性研究终点，而成分 A 有助于降低药物 B 的毒性，从而改善安全性特征。近年来，用于治疗癌症和艾滋病等重大疾病的联合治疗日益普及。

应注意，某些特定中药成分的药理学活性，以及这些成分之间的关系，通常是未知的。在实际中，直到所有的成分都能被充分表征之后，中医的发展才被认为是完全的，这也一直是中医药现代化发展的主要挑战和障碍。

2.5.3 有效治疗

与西药不同，中药没有固定剂量，灵活的剂量允许中医根据四诊获得的观察结果，独立实施有效的治疗。为了发展中医，已尝试开发针对人群而非个体的固定剂量（即固定比例的复方制剂）。在这种情况下，多水平析因设计通常被认为是确定开发中药单个成分的最佳方法。

2.6 结语

一个有价值的化合物的开发过程是漫长而昂贵的。在筛选阶段，根据临床前数据，许多候选化合物可能由于不可耐受的毒性或缺乏疗效而被放弃继续开发。实际上，只有少数有开发希望的化合物能够进入临床开发阶段。因此，如何在众多化合物中选择最具前景的化合物继续进行临床开发，成为临床开发团队在现有资源限制下的挑战。一个错误的决定可能会给研究团队带来彻底的灾难。成功率的目标评估是多方面的，第一是获得每个阶段成功率的准确可靠的个体估计值和总体成功率的总体估计值；第二，获得成功的总体概率的置信下限；第三，假设固定的总资源，对临床开发早期与临床开发后期的相对变化的成功率进行敏感性分析。

如前所述，化合物的药物、临床开发过程是一个连续过程，包括几个开发阶段，例如临床前阶段和临床开发阶段Ⅰ～Ⅲ。在开发的每个阶段，必定会做出合格或不合格决策。如上节讨论所述，通过主观评价、简单方法或决策树方法，在开发的每个阶段通常都会做出确定或不确定的决策。在本节中，尝试研究开发过程成功率的评估。

设 S_1，S_2，…，S_K 分别表示阶段 1，2，…，K 的药物化合物的开发过程。另外，用 p_1，

p_2，…，p_K来分别表示第1，2，…，K阶段的成功率。因此，成功率可表示为

$$P(\text{success})=P(S_1)P(S_2 \mid S_1)\cdots P(S_K \mid S_{K-1})$$

式中：$P(S_i)$定义为在第i阶段观察阳性结果的概率。即

$$P(S_i)=P(\text{positive} \mid T_i,\ n_i)$$

其中，阳性结果表示拒绝α显著性水平无治疗差异的无效假设，正确检测临床重要差异δ的把握度为80%，其中n_i和T_i是在第i阶段研究的相应样本量和检验统计量，其中$i=1,2,\cdots,K$。应当指出的是，在实践中，可能在同一阶段进行了多项研究。换言之，$n_i=n_{ij}$和$T_i=T_{ij}$，其中$j=1,2,\cdots,J_i$。在本书中，为了简单起见，假定所有i的情况下$J_i=1$。为了说明目的，表2-2总结了在药物开发的早期阶段，有研发前景的化合物在不同情况下的药物开发的成功率。

表2-2 药物开发的成功率

$P(S_1)$	$P(S_2 \mid S_1)$	$P(S_3 \mid S_2)$	$P(S_4 \mid S_3)$	$P(S_4 \mid S_1)$
0.5	0.9	0.9	0.9	0.365
0.6	0.9	0.9	0.9	0.437
0.7	0.9	0.9	0.9	0.510
0.8	0.9	0.9	0.9	0.583
0.9	0.9	0.9	0.9	0.656
0.95	0.9	0.9	0.9	0.693

注：S_i指示药物开发的第i阶段。

由表2-2可知，临床开发早期的成功率至关重要。如果在早期阶段成功的概率低于70%，即使在随后的临床开发阶段成功的概率高达90%，整体的成功率也可能会低于50%。

全球药物开发涉及全球(多地区或多国)临床试验和桥接研究。在实践中，由于地区(国家)与地区(国家)之间的文化差异、医疗实践和监管审批过程的不同，全球(多地区或跨国)临床试验的开展经常遇到问题、挑战和困难。为了确定：① 不同地区(国家)的患者对试验治疗的反应是否不同(如由于种族因素的差异)；② 国外(临床)数据是否可通过有效的统计学依据来可靠地将结论外推至新地区，进行桥接研究是有必要的。为确保全球药物开发的安全性，建议：① 协调不同地区(国家)的监管要求；② 采用适应性设计方法和微量给药方法等创新方法。

3 中药管理条例

3.1 引言

中医是世界上最古老的医学之一。如第1章所述，中药与西药有着根本的区别，例如，大多数中药含有几种活性和(或)无效成分，其药理活性通常未知。中医学理论认为脏腑之间存在整体的动态平衡。一旦出现失衡，特殊器官的症状和体征将显示存在潜在的问题。中医的基本原则是重新调整和平衡人体内的元素，使机体恢复到正常健康的水平。而西医就像一把钥匙，它的诊断和治疗非常清晰和精确，可以命中目标(如特定器官)来修复机体。实践中，西药有几个盲区(疾病)可以通过替代医学解决，如可过滤病毒、大多数慢性退行性疾病(糖尿病、高血压和肾衰竭)、大多数精神疾病(抑郁症)、大多数自身免疫和过敏性疾病(哮喘、类风湿和白血病)以及大多数癌症和顽固真皮疾病(WHO, 1998)。

中药已被证明对癌症、心脏病、糖尿病、艾滋病(HIV/AIDS)等多种疾病有效。越来越多的证据表明，其可替代常规药物，尤其是在癌症等危重疾病的终末期。中药不仅为治疗和预防复杂的慢性疾病提供了具有成本-效益的方法，也为患有复杂的慢性疾病和危及生命的疾病的患者带来了希望(替代治疗)。与西药不同，在美国，在过去几十年中，中药被视为食品或膳食补充剂，而不是公认的世界范围内的药物。1984年，中国政府公布了《中华人民共和国药品管理法》(*Drug Administration Law of the People's Republic of China*)，提出了中药药品审批的规定。在美国，联邦政府通过FDA将中药作为食品监管，而不是按照旧法规将其作为药品监管，这样会有一定的局限性，并且也不合适。为了满足中药的特性，保护消费者，激励基于中药的药物开发研究，造福大众健康，FDA于2004年发布了植物药新指导原则(FDA, 2004)。2006年10月31日，FDA批准了第一个提交的植物新药申请(new drug application, NDA)，Polyphenon E软膏(茶多酚)由德国一家生物科技公司MediGene AG开发，它用于治疗外生殖器和肛周疣(Wall Street Journal, 2007)，这一变化对制药业产生了深远且重大的影响。预计在不远的将来会有更多的植物药，竞争也会更激烈，中药必将发挥更大的作用，为人类的健康保健做出更大的贡献。

对于那些东西方药物都无法完全解决的疾病(如妇女更年期、癌症)，越来越多的证据表明，中药可以为这些患者带来切实的好处。人们可以考虑服用这种已经使用了几千年的药物，并对它们进行严格的科学试验，以找出使其发挥作用的具体成分，蒸馏活性化合物并制成丸剂。然而，由于中国传统疗法已经成功使用了几个世纪，由于这些配方研制的药物不能申请专利，因此，没有国际药物巨头推动该项研究。另一个艰巨的挑战是如何获得美国FDA的批准。此前，FDA要求证明某种药物如何影响身体，这种证明对西药而言很容易。然而，大多数中药无法向FDA证明到底是何种成分起作用。中药配方是由几种不同草药精心调配而成的。每种草药都有其特定的功能。有的情况下，一个中药配方甚至是为某一特定患者量身定做。

由于中国政府鼓励以西医的方式在全球开发中药，因此建议遵循西药的药物开发过程，以便为正在进行科学调查的中药的安全性和有效性提供实质性证据。本章的目的是对WHO、中国、欧盟和美国发布的中药法规进行总结。

3.2简要概述了中国的中医药法规，此外，还讨论了2003年实施的法规。3.3描述了欧洲的中药法规，重点是德国现行采用的法规。3.4和3.5分别介绍了美国关于中药作为食品、膳食补充剂和药物的法规。3.6提供了全球中医药法规协调的结论性意见。

3.2 中国中医药法规

3.2.1 背景

中医有几千年的悠久历史，古代药材的发现与人们的生活、劳动及其自然生活条件密切相关。中国人发现许多天然材料可以用来治疗疾病，并逐渐积累了这方面的丰富经验。《本草纲目》是一部至今仍在使用的中国古代药物专著，它取材广泛，具有很好的参考价值，包括7 000多种药用植物。

近几十年来，中医稳步发展。WHO(1996)指出，至1995年底，中国全国共有中医医院2 522家，总床位数27.6万张，综合医院大多设有中医科，生产中药的工厂有940家。1990年版的《中国药典》纳入中药文献784篇，中成药文献509篇，各论描述了中药的来源或分类、处方、制备方法、鉴别、检查、提取、作用和主要适应证以及使用方法、剂量、注意事项等。(上述数据不同年份有更新)

3.2.2 法规

在中国，中药通常被视为具有特殊上市要求的药品。1984年，中国卫生部(the Ministry of Public Health, MOPH)基于《中华人民共和国药品管理法》(该法最新版于2019年修订)对新药进行授权批准。新药是指之前未在中国生产的药物或拟采用新适应证、改变给药途径或改变剂型的药物。从事新药各项活动的单位或个人，包括研制、生产、经营、处方、检验、监督等活动，都必须遵守文件的规定。该法规规定的一般原则包括新药的分类、研究、临床试验、批准和生产。

3.2.2.1 *监管批准流程* 根据《中华人民共和国药品管理法》，新药必须从质量、安全性和有效性方面进行检查并获得批准。获批后，新药会获得带有批准编号的证书，然后允许制造商或申办方将产品投放市场。这一程序反映了对传统经验的尊重，而现代科学和技术知识则用于评价改良后的传统药物的疗效和质量，并对中药的开发做出管理上的贡献(Wang, 1991)。《中华人民共和国药品管理法》(MOPH, 1984)第3条指出："国家发展现代药和传统药，充分发挥其在预防、医疗和保健中的作用。国家保护野生药材资源，鼓励培育中药材。"

3.2.2.2 *药物类别* 在1992年9月1日实施的《中药新药审批修改和补充规定》的基础上，将中药新药分为五类(表3-1)。

表3-1 中国的中药分类

分类	说明
第一类	中药仿制品；新发现的药用植物及其制剂；从中药植物中提取的单一有效成分及其制剂
第二类	中药注射剂；新入药的部分中药及其制剂；中药、天然植物提取的非单一成分及其制剂；人工体内技术获得的中药材及其制剂

（续表）

分　类	说　明
第三类	新的中药制剂；以中药为主要成分的中药与西医学联合制剂；进口的栽培材料
第四类	中药新剂型或新给药途径；从中国国内其他地区引进的材料和来源于种植而不是在野外收获的材料
第五类	具有新的和附加适应证的中药产品

3.2.2.3　*申请新药的文件*　根据1985年7月1日颁布的《中华人民共和国药品管理法》第21条和第22条，卫生部发布并实施了新药审批。若干附录提供了关于现代新药和中药新药毒理学和临床研究的申请表、所需文件清单和技术要求的详细信息(MOPH, 1984)。此外，所有对新药的研究都应提供有关毒性、药理特性和临床研究的资料，以及有关药材质量和剂型的详细文件。对于上述五个类别，都必须满足药物及其药物制剂的不同要求。中国国家药典收载的中成药和经卫生部批准的新药，仅改变剂型，如从粉剂改为明胶胶囊或从片剂改为颗粒形式加开水冲服，但主要症状或剂量无变化的，均免予临床试验。

药材申报资料应包括以下项目：研究目的、前人经验或现代研究资料、材料来源、栽培、炮制、性状、基于中国药理学和经验的资料、主症疗效、药理学研究资料、急性毒性试验、致突变性/致癌性/生殖毒性(仅限第一类药物)资料、质量标准草案、稳定性、拟定的临床研究计划。单独的生产申请应包括关于质量标准、稳定性试验、临床研究总结和包装材料的文件。

根据表3-1中列出的药物类别，药物制剂报告必须符合与药物报告相似的要求。

3.2.2.4　*药理学要求*　重大药物影响试验的设计应当考虑中药的特点。根据新药对综合症状或病症的作用，重大药物作用研究应选择两种或两种以上的方法。对于第一、第二、第三类新药，该研究应足以验证主要治疗功能和其他重要治疗作用。对于第四类新药，需要对主要作用进行两次(或更多次)试验，否则必须提交充分记录的材料。对于第五类中的新药，仅需要检测药物对“新”主要症状的主要作用。一般药理学研究应包括神经系统、心血管系统和呼吸系统。也要在一个特别的段落中规定要列明毒性研究的技术要求，在此列出临床试验和临床验证之间的差异。第一、第二、第三类新药应进行临床试验，第四、第五类新药需进行临床验证。临床试验分三期，但临床验证没有分阶段。

3.2.2.5　*临床试验*　Ⅰ期临床试验的目的是研究人体对新药的反应和耐受性，并找出安全剂量。具有毒性或不兼容化合物的第一和第二类药品必须经过Ⅰ期临床试验。用于剂量测定时，动物试验所用剂量可做参考。Ⅱ期临床试验的目的是准确评价新药的疗效和安全性。此外，必须对新药和已知药物进行比较，以确定其优缺点。Ⅱ期临床试验由两部分组成，第一部分在进行治疗时适用，第二部分在扩大治疗时适用。临床试验使用的剂量应根据事先进行的药效学试验和临床实际情况，或Ⅰ期临床试验的结果，对于病例的选择，有严格的诊断标准，根据中医基础理论，从症状和体征、病程、疾病的性质和部位、患者的身体状况等方面进行整体分析来诊断。根据需要或实际情况，可采用单盲或双盲法进行临床试验。临床验证适用于第四和第五类新药，目的是观察其疗效、禁忌证和注意事项。应使用不同的对照组和比较组，改变剂型的新药，其对照品应与原研剂型相同。对于有附加疗效的药物，应选择已知对同一疾病有疗效的药物作为对照。

临床试验总结应当客观、全面，准确反映整个过程。最终报告中的讨论应包括基于试验结果的结论、对主要症状的功能和作用、新药的适用范围、给药、疗程、疗效、安全性、不良反应(包括应采取的措施)、禁忌证和注意事项。对新药的特性也应做出客观评价,以症状、体征、客观疗效标准和最终结果为依据。

Ⅲ期临床试验的目的是在Ⅱ期研究结果的基础上进一步研究新药的安全使用或有效性。主要目的是在新药试制过程中或上市一段时间后进行临床试验,以弥补Ⅱ期的不足,进一步观察其疗效及对主要症状和不良反应的作用性质。

3.2.2.6 *原材料* 法规也要求有专门的章节介绍中药质量标准的研究技术。中药资源(即原始植物、植物的一部分、收获条件)、特性、鉴定、杂质检测、化验、加工都在其中有所涉及。中药的质量标准应包括处方、炮制方式、性状、鉴别、检查、含量测定等符合药典规定的一般指导原则。另一个特别段落描述了稳定性研究的技术要求,并确定了何种剂型需要检查的项目。

3.2.2.7 *生产* 关于中药生产,法规第5条指出,生产商或申请方应配备足够数量的药剂师或技术人员,其职称应等于或高于助理工程师,并配备与药品生产规模相适应的技术工人。此外,植物原料的制备和切片应由熟悉原料性质的有经验的药学专业人员进行,并在县级以上卫生局注册,以确保加工的药用植物原料符合《中国药典》的规定或省、自治区、直辖市卫生局规定的加工规范,见MOPH(1984)第6条。

3.2.2.8 *质量控制* 对药品经营企业的管理,第11条规定,药品经营企业应当有与其经营规模相适应的药学技术人员。但是,从事现代药品经营的企业可配备熟悉药品性能的药学专家,如果没有药学技术人员,需要在县级以上卫生局注册。第15条规定,在中国国内市场,除了某些例外,只允许出售药用植物材料。

3.2.2.9 *评述* 应当指出的是,如果药用植物材料和草药品在国内市场供不应求,中国卫生部有权限制或禁止它们出口(MOPH, 1984,第29条)。此外,从国外新发现或引进的药用植物材料,未经省、自治区、直辖市卫生局批准,不准出售(MOPH, 1984,第31条)。

2003年,中国政府公布了中华人民共和国国务院令加强中药审评审批的监管要求。《中医药条例》于2003年4月2日经国务院第三次常务会议通过,自2003年10月1日起施行。条例共5章,39条,见表3-2。

表3-2 中华人民共和国中医药条例

章 节	标 题	条款标号
Ⅰ	总则	7
Ⅱ	医疗机构和从业人员的中药	6
Ⅲ	中医教育和科学研究	11
Ⅳ	保证措施	7
Ⅴ	法律责任	8

3.3 欧洲草药产品法规

欧共体(Countries in the European Community, EC)国家具有相似但不同的中药法规,欧共体建立了一个全面的立法网络,以促进欧共体内货物、资本、服务和人员的自由流动。根据指令

65/65/EEC(EC 1991)和 75/318/EEC(EC 1975a),药品在进入市场前需要获得上市前批准。指令 91/507/EEC(EC 1991)中提供了质量、安全性和有效性文件、申报资料和专家报告的要求。第 75/319/EEC 号指令(EC 1975b)第 39 条第 2 款要求成员国在 12 年的最后期限内检查当时市场上的所有产品,以确定其是否符合这些指令的要求。各国在审查植物药方面采取了不同的方法。

正如 Yang(2007)所指出的,欧洲人比美国人更早接受中医。例如,针灸疗法在欧洲大陆流行了一个世纪,草药被视为药物并由医师开具处方。在大多数欧洲国家,针灸和草药疗法主要由西医师进行。在面临中药因缺乏关于其安全性和有效性的科学证据而难以进入全球市场的困难下,2004 年,意大利和中国政府签署了加强中药开发和上市合作的协议。临床研究和人员交流方面的投资增加,使中医被更多西方的公共组织和患者所接受。同年,欧盟成立了一个新的政府小组来调查中药的安全性。根据欧盟旨在保护消费者的新立法,中药药品委员会每两个月召开一次会议。该小组的目标之一是协调整个欧盟草药产品行业的监管。截至目前,德国和法国已处于这一领域的领先地位,两国已经建立了各自完整的专门针对中医药的有效监管体系。为了说明,本节将重点介绍德国对中医药的规定。

3.3.1 德国草药产品法规

3.3.1.1 草药市场 根据统计研究所(Institut für Medizinische Statistik, IMS)的报告(ESCOP, 1990),1989 年德国草药市场价值 17 亿美元,约占德国药品市场总额的 10%。艾伦斯巴赫研究所进行的一项研究表明,大约 58%的德国人服用过草药。研究还表明,这些年来,服用天然药物的年轻人明显增多。大多数德国人(85%)认为医师、执业医师和患者的经验应被接受为天然药物疗效的证据(AI, 1989)。在德国,非处方药和处方药的草药都可以在药房获得。原则上,这些草药的费用可根据医疗保险制度报销,除非它们适用特殊的除外标准。正如 Schwabe 和 Paffrath (1995)所指出的,草药品属于医师开具的 2 000 种最重要的药物,并由医疗保险报销。

3.3.1.2 法律地位 在德国,草药被视为药品。1978 年 1 月 1 日,德国颁布了第二部《药品法》,为草药制定了新的标准。根据该法规,质量、安全性和有效性证明成为药品注册的前提要求。《药品法》要求所有成员国对市场上的所有草药进行审查,以确保这些草药符合欧洲指令(理事会指令 75/319/EEC 第 39 条第 2 款)。现有产品的评审旨在确定授权活性成分的优先标准。草药治疗的审查通常由 E 委员会(由药剂师、药理学家、毒理学家、临床药理学家、生物统计学家、医院的医师和全科医师组成的多学科专家委员会)完成。E 委员会负责药用植物的评价。该结果(专论)自 1984 年起发表在《联邦公报》(*Bundesanzeiger*)上,涵盖了市场上工业制备草药的大部分成分。

3.3.1.3 草药上市许可要求 联邦药品和医疗器械研究所(Bundesinstitut für Arzneimittel und Medizinprodukte, BfArM)负责对药品进行评估,并核实所提交的质量、安全性和有效性档案。欧洲指令规定了草药注册的标准和指导原则。在实践中,该标准与 E 委员会制定的标准和专著被广泛用于记录草药治疗的安全性和有效性。E 委员会制定的各论通常包含有关草药质量、安全性和有效性的药理学、毒理学和临床信息。此外,各论还包括分析检测要求以及标签和包装说明书的文本。目前已经出版了 279 本标准化上市许可专著(主要用于草药汤剂)。参考该专论的申请人无须向 BfArM 提交任何文件。

1994年，德国《药品法》第五修正案获得通过并生效。它不仅提供了质量、安全性和有效性证明的新程序，而且扩大了现有产品（包括已上市草药）立法的范围。为了帮助申请者，BfArM已经编译了一些列表，指出该法规允许进行哪些准备工作以及哪些传统适应证可以声明。这种新系统可能为大量制剂提供了法律可能性，因为没有足够的科学文件作为有效性证据，药品可以在这种简化程序下重新注册（Steinhoff，1993）。

3.3.2 欧盟草药产品的协调

为了协调欧共体成员国之间的要求，上市许可决策互认系统建立（EC，1993）。这种相互承认的制度表明，一个国家当局的评估应足以使其他成员国随后在欧共体内进行登记。在该体系下，必须考虑到首个监管机构批准的产品特征概要（summary of product characteristics，SPC）。如果国家监管机构之间的评价存在差异，将通过EC程序做出决定。应注意，关于草药安全性和有效性的评估没有统一的标准，但有草药治疗的质量指南（EC，1989）。协调科学评估被认为是调整不同上市许可决定的前提条件，特别是在植物药领域。因此，欧洲植物治疗科学合作组织（the European Scientific Cooperative on Phytotherapy，ESCOP）于1989年成立。ESCOP的主要目标是为评估植物药建立统一的标准，并支持科学研究和促进在欧洲范围内接受植物治疗。1990年10月，前五部专著在布鲁塞尔的一个专题讨论会上发表，并正式提交给欧共体专利药品委员会（the Committee on Proprietary Medicinal Products，CPMP）。自此，欧洲安全和合作委员会继续编写哈蒙德SPC提案，并于1996年12月底前完成了50本专著。选择药用植物的标准和科学委员会草拟SPC对于纳入欧洲药典或国家药典非常重要。当科学委员会认为统一草案已定稿时，将其分发到独立的监督委员会。科学委员会的成员是来自欧洲国家学术界的科学家和专家。

3.4 美国关于草药产品作为膳食补充剂的规定

3.4.1 膳食补充剂管理规定

在美国，草药和其他膳食补充剂作为食品或营养品而不是药品受到FDA的监管。营养品被定义为可被视为食品或食品中提供医疗或健康益处的任何物质，包括疾病的预防和治疗。这意味着，传统的中草药不必像药品和非处方药一样必须达到同样的标准才能证明安全性和有效性。事实上，FDA不能限制补充剂的使用，除非其已经被证明有实质性的危害。对中药材或补品有规定是非常必要的。1997年，根据总统委员会的建议，FDA被要求召集一个专家委员会来审查植物药已有的丰富信息，并告知消费者和生产商不安全的制剂。

FDA对草药的监管属于食品和药品之间的灰色地带。根据其预期用途，草药和其他产品，如维生素和饮食辅助品，有时可被视为食品、药物或两者兼而有之。然而，几个世纪以来，草药和草药汤剂一直被用于医药用途。当今许多最有效的药物，如洋地黄、吗啡和阿片，也都是从草药中提取出来的。如果一种草药汤剂宣称可以预防或治疗某种疾病，FDA就会认为它是一种药物，并将其作为药品进行监管。这意味着汤剂必须获得FDA批准才能安全有效地用于其预期用途。

一般而言，对食品或膳食补充剂的规定不如对药物的规定严格，这可以从两个方面具体表现出来。首先，与药品不同，在补充剂上市前，不需要进行人体临床研究来评价补充剂的安全性。其次，生产企业不必证明该补充剂有效，生产商可指出该产品解决了营养素缺乏、促进健康或降低发生健康问题的风险，但是，如果生产商确实提出了声明，则必须在声明之后指出"该声明尚未得到美国食品药品监督管理局的评价"和"该产品预期不用于诊断、治疗、治愈或预防任何疾病"。

3.4.2 质量问题

在实践中，FDA 通常不分析膳食补充剂的内容。因此，生产商无须证明膳食补充剂的质量。然而，生产商必须满足 FDA 对食品的药品生产质量管理规范（good manufacturing practice，GMP）的要求。GMP 描述了产品制备、包装和储存的条件。

一些生产商自愿遵守 FDA 现行药品生产质量管理规范，该规范对质量控制以及产品一致性非常严格。如果 FDA 发现一种膳食补充剂一经上市就出现安全问题，只有在这种情况下，FDA 才能对生产商和(或)经销商采取行动，提出警告或要求将该产品撤市。2003 年 3 月，FDA 发布了新的膳食补充剂指南，要求生产商避免用其他草药、杀鼠疫剂、重金属或处方药污染其产品。该准则还要求供应标签是准确的。联邦政府还通过联邦贸易委员会管理补充剂广告，它要求所有关于补品的信息必须真实，不能误导消费者。

3.4.3 安全性问题

虽然草药多年来一直被用作膳食补充剂，但草药制剂的质量和安全性可能是一个很大的问题。20 世纪 90 年代末，数十名日本人在服用了一种名为 shosikoto 的颇受欢迎的肝脏补品后死亡，这种补品已经通过了国家健康保险计划的认证，但其安全性从未得到测试。2004 年 5 月出版的《消费者报告》列出了 12 种最危险的补充剂。由于含有马兜铃酸，两种中国传统中草药产品被归类为绝对危险物质。服用这两种补充剂可能导致癌症、肾脏疾病，甚至死亡。因此，建议这些供应品不宜使用。草药补充剂如果错误使用或大量服用会引起问题。在某些情况下，即使人们遵循了补充标签上的说明，也会出现不良反应。

3.4.4 评述

在产品进入市场销售之前，膳食补充剂的生产商负责确保产品的质量、安全性和有效性。膳食补充剂在上市前，FDA 不要求对其进行检测。然而，尽管生产商被禁止销售危险产品，但如果产品对公众健康有害，FDA 可以将其从市场上撤除。此外，如果在膳食补充剂的标签或市场上声称该产品可以诊断、治疗、治愈或预防疾病，则该产品被视为是一种未经证实的新药，因此不能作为非处方药销售。

3.5 美国关于草药产品作为药品的法规

3.5.1 植物制剂

如 3.4 节所述，在美国中药通常被认为是食品或膳食补充剂。21 世纪初，随着需求量的不断增加，在重压之下，FDA 把中药当作药物而不是食品来监管。FDA 的旧规定要求申办方明确何种草药成分有疗效并证明其有效性。由于典型草药的复杂性和对其活性成分了解的缺乏，旧法规的要求可能不合适。继欧洲制定关于传统中草药的法规之后，为了满足中药的特殊性质，FDA降低了障碍，专门为包括中药在内的植物药品制定了新的法规。FDA将植物产品定义为含有植物物质(可能包括植物材料、藻类或这些物质的组合)的成品、贴标产品。是否是植物产品部分取决于其预期用途，它可以是食品、药品、医疗器械或化妆品。只有当植物药产品预期用于诊断、缓解、治疗、治愈或预防疾病时，才可作为植物药品或植物药使用，并作为药品遵守新法规。另外，植物性原料药是从一种或多种植物、藻类或宏观真菌中提取的原料药，它可以由一种或多种植物原料制成。植物性原料药不包括来源于天然的高纯度或化学修饰的物质。

3.5.2 植物产品条例

2004年，美国FDA发布了植物药产品指南，其中解释了植物药何时可以根据非处方药物专论上市，何时FDA法规要求批准NDA上市，以及何时植物药产品的IND目前在美国作为食品合法上市(FDA, 2004)。为了更好地理解药物评价和研究中心(CDER)对IND和NDA进行审查的过程，CDER还出版了政策和程序手册(Manual of Policies and Procedures, MAPP)：《植物药产品审查》，其中描述了对IND和NDA进行审查的过程(MAPP, 2004)。

正如2003年FDA指南中所指出的，与传统药物开发相似，植物药品的IND应包括原形，化学、生产和控制(CMC)，药理学和毒理学信息，以及产品的既往人体使用情况(表3-3)。CMC和非临床安全性评估的要求分别见表3-4和表3-5。表3-4表明需要进行动物安全性试验。然而，该要求指的是仅适用于注射制剂的急性动物毒性试验。法医病理学匹配安慰剂，FDA要求必须描述安慰剂的组分。对于Ⅲ期临床研究，FDA要求提供以下信息：① 产品描述和人类使用情况文件；② 化学、生产和控制；③ 非临床安全性评估；④ 生物利用度和临床药理学信息；⑤ 临床信息。图3-1总结了植物制剂IND所需的信息。

表3-3 植物制剂IND的基本格式

封面	方案
目录	化学、生产和控制
介绍性声明和一般研究计划	药理学和毒理学信息
研究者手册	产品的既往人体使用情况

表3-4 植物制剂IND的CMC要求

植物原材料	安慰剂组
植物性原料药和制剂	贴标签
动物安全性试验	环境评价

表3-5 非临床安全性评价要求

重复给药一般毒性研究	致癌性研究
非临床药代动力学、毒代动力学研究	特殊药理学、毒理学研究
生殖毒理学研究	监管考量
遗传毒性研究	

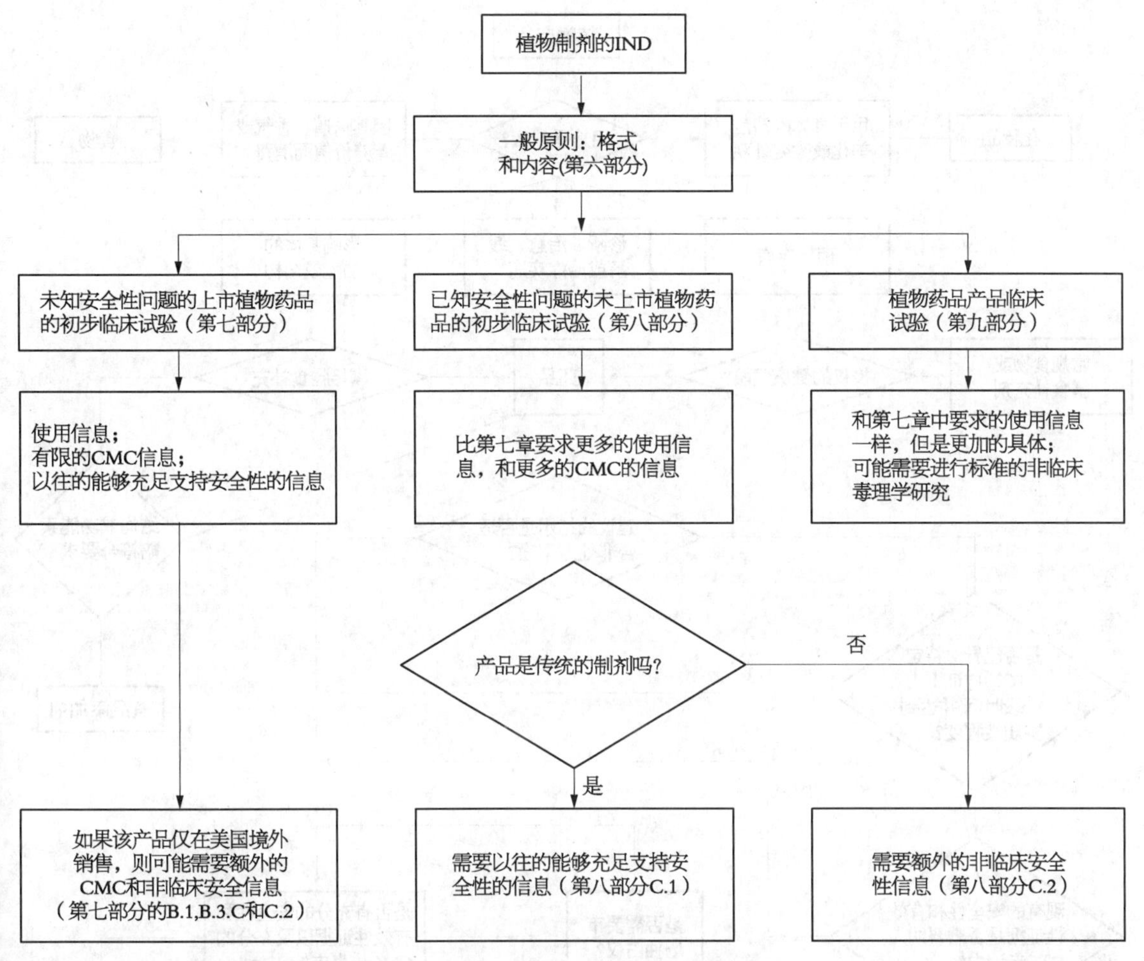

图 3－1　植物药品 IND 所需的信息

3.5.3　植物药产品的现行审查程序

植物药申报的监管审查包括 CMC 信息审查、临床药理学和生物药剂学信息审查、非临床药理学和毒理学信息审查以及医学和统计学信息审查。对于每份植物药申请，FDA 设立了一个植物药审评小组(botanical review team，BRT)，以协助审评部门对植物药申请进行审评。BRT 审查涵盖：① 药用植物的生物学鉴定，相关物种的潜在误用；② 植物药产品的药理学——旧文件和新试验中的活性、毒理学信息；③ 植物产品的既往人类使用情况——既往临床使用和与当前环境的相关性。植物药团队将在整个 IND 和 NDA 过程以及植物药特定医学审查中进行药理学审查。对于与具体应用相关的问题，植物学团队将不会与申办方有直接联系。但是，植物学小组可直接答复与植物学指南和其他相关政策、程序相关的一般询问。应注意，所有来文都将通过审评司转交。图 3－2 给出了具体流程，描述了销售植物药品的监管方法。

3.5.4　植物药与化学药

虽然对植物药产品的监管要求原则上与化学药相似，但在政策上存在诸多分歧，现综述如下。

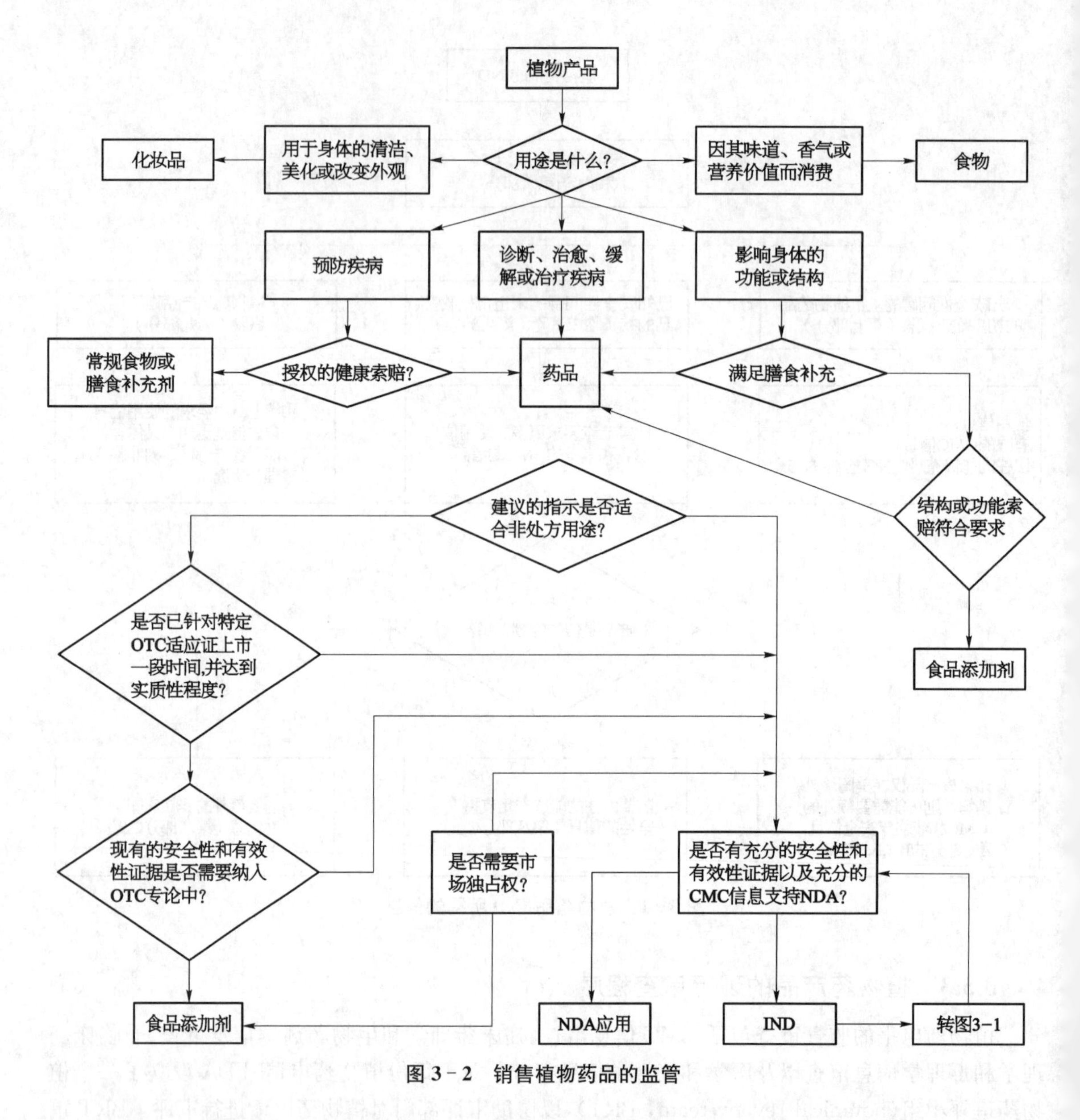

图 3-2　销售植物药品的监管

3.5.4.1　纯化和鉴别　植物药来源于植物物质,通常以复杂的混合物进行预配。它们的化学成分并不总是很明确,在很多情况下,植物药中的活性成分没有被鉴定出来,其生物活性也没有得到很好的表征。一种新的植物药(含有多种化学成分)可能被认定为新的化学实体。植物性药材中活性成分的纯化和鉴别均为可选,无强制性要求。植物药临床研究的初始阶段,一般不需要对活性成分或其他生物标志物进行鉴定,也不需要对特定成分或标志物进行化学鉴定和分析。通过光谱法和(或)色谱指纹法鉴别和通过干重(质量减去水或溶剂)鉴别规格可作为替代方法。

3.5.4.2　试验和对照　由于典型植物药的复杂性和对其活性成分的了解缺失,FDA 可能会将检测和控制相结合来确保植物药的同一性、纯度、质量、规格、效价和一致性。这些检测和控制包括:① 原料药和制剂的多项检测[如光谱和(或)色谱指纹图谱、特征标记物的化学分析和生物测定];② 原材料和工艺控制(如植物原材料的严格质量控制和充分的过程中控制);③ 工艺验证

(尤其是原料药)。原材料和环境问题：由于允许植物制剂为复杂混合物，质量一致性问题较非植物制剂更为复杂。植物药品生产中使用的植物材料往往没有完整的特征描述和定义，在成分和性质上容易发生污染、变质和变异。在很多情况下，植物药中的活性成分未被鉴定，其生物活性也未被充分鉴定。因此，与合成或高纯度制剂的情况相反，仅控制相应的原料药和制剂可能难以保证植物药的质量。为确保临床试验中使用的植物药产品具有持续良好的质量，并确保有足够的信息符合要求，申办方除进行最终产品检测外，还应对植物药原材料进行适当的质量控制。有必要将对植物原料药和产品的控制扩展到对植物原料的控制，在某些情况下，通过遵循合理的草药来源起始物料收集规范，将控制扩展到种植、收获药用植物方面。FDA 鼓励就所要求的与环境相关的问题尽早与该机构进行磋商，尤其是涉及野生动物捕获的行动，以确保规划和决策反映了环境价值，避免在后续过程中出现延误，并避免潜在的问题。生物利用度：由于植物药中可能含有一种以上的活性成分，或者活性成分无法确定，因此很难或不可能执行标准。体内生物利用度和药代动力学研究如果不可能，那么植物药的生物利用度可以基于在良好对照的临床试验中观察到的临床效果。如果豁免或延期与保护公众健康相容，FDA 可出于正当理由放弃或推迟体内生物利用度研究要求。IND：FDA 未要求 NDA 中提交的所有研究均在研究性新药申请(IND)下进行。临床研究不一定在 IND 下进行(如在国外进行)。如果研究按照药物临床试验质量管理规范进行了充分的设计和实施，则这些研究(无 IND)生成的临床数据可用于支持 NDA。然而，尽管法律并非在所有情况下都要求 IND，但鼓励申办方进行 IND 流程。

3.5.4.3　*个体化治疗*　在很多情况下，植物疗法是高度个体化的，为每位患者量身定制的多种植物成分的相对含量不同。如果相似患者正在接受相同适应证的治疗，则申办方不得针对每次成分变化提交单独的 IND。研究设计需考虑到个体化治疗。如果在一项临床试验中研究涉及多个公式，则可将其纳入一个 IND 中。重要的是，IND 提供了使用多种制剂的基本原理和将患者分配至不同治疗方案的标准。

3.5.4.4　*毒性*　许多有治疗潜力的药用植物具有毒性。关于植物药的安全性问题，众所周知的例子包括与肾毒性相关的含马兜铃酸的草药制剂和与肝毒性相关的含吡咯里西啶生物碱的紫草产品。其他示例包括与育亨宾类生物碱相关的心血管和中枢神经系统效应以及与石蚕和海树相关的肝毒性。当研究药物的潜在获益超过其在预期患者人群中的风险时，则允许在 IND 下进行临床试验。

3.5.4.5　*既往人类经验*　该指南还规定，由于许多植物药已在替代医疗系统中长期用作药物，在 IND 研究的初步安全性评价中，既往人体实验可替代动物毒理学研究。这些人体数据如何有助于支持 NDA 申请，在指南中没有明确描述。该机构认识到，使用植物产品的既往人类经验可以通过多种不同形式和来源进行记录，其中一些可能不符合现代科学检测的质量标准。鼓励申办方提供尽可能多的数据，植物药 IND 的审评小组一般会接受所有可获得的信息供监管考虑。FDA 将逐例评估所提交数据的质量。需要强调的是，在审查植物药时，该机构并没有降低或提高适用于纯化化学药物的上市批准的安全性和有效性标准。

3.5.4.6　*优先级*　FDA 对待植物药和提纯的化学药物是一样的。对于与 IND 申办方和 NDA 申请人的会谈，FDA 将赋予植物药品与其他药物相同的优先级别。对于支持上市批准的临床数据，植物药和非植物药应该没有区别。该指南还提供了两个流程图：① 销售植物药产品的监管方法；② 植物药 IND 中提供的信息。随着 FDA 新指南的发布和第一个植物药的批准，越来越多的植物药将进入审批阶段。在不久的将来，植物药作为药品中的大家庭将被主流医学领域所接受，制药行业的竞争将更加激烈。

3.6　结语

中药发挥良好的药效已经持续了几个世纪。人们对使用它们的兴趣与日俱增，对它们的研究也越来越多。过去西方狭隘的科学方法常常忽略了古代实践的观点，阻碍了中药成为主流。FDA 对药物的旧规定有一定的局限性，不适合在把中药作为药物的情况下进行监管。FDA 最近发布的首个植物药新指导原则和批准文件给制药行业带来了重大影响，预计它会带来更多的植物药和更激烈的竞争。在准备迎接 21 世纪的挑战方面，一些普通药品和天然保健品可能会发挥一定的作用。FDA 聘请专家来协助相关部门，并有新的植物药审评小组(BTR)进行药学评估，该团队包括一名组长、药理学家、审查员和其他专家。目前已有多家公司向 FDA 提交了植物药申请，部分药物已进入临床研究阶段。目前，约有 250 种植物药被批准进入临床试验。

长期以来，天然保健品行业一直与医学研究和临床医学实践保持距离，转而关注因保留草药和营养补救措施而获得的短期营销优势，免除了 FDA 对疗效的任何审查。一个更明智的做法应该是让天然产品行业与包括 FDA 在内的医学研究部门合作，这样就可以提示消费者和医疗从业者潜在的危害，并保证声称的健康益处确实存在。公众需要好的科学技术将那些无用和危险的东西从可能有帮助的东西中区分开来。诺贝尔获奖得者、斯坦福大学生物化学家 Paul Berg 和麻省理工学院物理学家 Jerome Friedman 表示，许多科学家支持替代疗法的研究，“前提是研究符合严格的科学标准，经过适当的同行评审，并且有行政化的过程”。然而，西方药理学研究集中于鉴定单一化合物来治疗疾病。

10 年前，FDA 开始起草行业指南：植物制剂最终版于 2004 年 6 月发布。目前，有多种药物被纳入 OTC 药品审评，包括鼠李、车前子和楮实。2006 年 10 月 31 日，即新法规发布 2 年后，FDA 批准了第一个提交的植物药去咖啡因绿茶儿茶素混合物制剂(Polyphenon E)的新药申请。Polyphenon E 软膏的批准名称为茶多酚。该产品由德国生物科技公司 MediGene AG 开发，适用于治疗外生殖器和肛周疣。据报道，口服绿茶、儿茶素或富儿茶素的绿茶提取物对健康有益，包括抗氧化、化学预防、抗肿瘤和其他维护健康的活性。尽管茶被认为是某些人的万能药，但以中医学的视角来看，茶是有副作用的。喝茶过量可能导致失眠。MediGene AG 尝试了一种使用绿茶的新方法。临床试验表明，茶多酚在治疗生殖器疣方面显示出了良好且持续的疗效，且不良反应极少。该结果来自一项国际Ⅲ期临床试验，15 个国家超过 1 000 名患者接受了茶多酚药物治疗。为得到 FDA 的批准，该试验在近 400 例外生殖器和肛门疣的成人患者上进行了两项随机、双盲临床研究，研究了茶多酚的安全性和有效性。

茶多酚是一种相对简单的物质，由单一植物(绿茶叶)的单一部分衍生而来，含有一类经过充分研究的活性成分(cat-echism)。由于植物药的独特性质，FDA 认为采用不同于合成、半合成或其他高纯度或化学修饰药物的监管政策是适当的。新政策的主要变化是，对于那些想从植物提取物中开发处方药的人来说，只需要提取一种有效物质，而这种提取的物质可能含有数百种化合物，不再需要指出每个单一化合物的效果。新政策的实施带来了草药药品 NDA 提交量的大幅增长，因此 FDA 甚至设立了专门的办公室来接收此类申请。

4　中药参比标准品与产品质量标准

4.1　引言

如前所述，大多数中药由许多活性成分和（或）非活性成分组成，这些成分可从植物等自然资源中提取。然而，实际上，即使采用先进的技术，某些成分也可能无法完全表征。因此，它们的许多药理活性可能依然未知。在这种情况下，按照西方的制药发展进程，调查和评价中药的有效性和安全性几乎不可能。对于常用中草药，《中国药典》是一部官方权威的中草药药典，它几乎涵盖了所有传统的中草药和大部分西药及制剂，提供了每种中草药的纯度、性状、检测、剂量、注意事项、储存和规格标准的信息。《中国药典》收载的中草药被认为是中药开发的参考标准，这些参考标准为中药开发中制定产品质量标准提供了有效的帮助。

对于给定的中药，尽管药典中可能提供了单个成分的分析方法和参比标准，但单个成分与中药最终产品的相对比例通常是未知的。因此，必须根据参比标准来开发相关成分的定量评估分析方法。在大多数中药中，单个成分的相对比例可能会对临床结局（即安全性和有效性）产生影响。因此，为了达到最佳治疗效果，不仅需要建立单个成分的参考标准、质量标准和（或）相对比例，还需要研究各成分间可能的相互作用。在某些情况下，其中一些单个成分可能与临床疗效无关，但可降低耐受性不良事件的发生率。为了解决这些问题，经常对复方制剂进行不同水平的析因设计。

4.2 简要讲述了《中国药典》《美国药典》（中草药 PDR）和《欧洲药典》（通常认为是参比标准）。4.3 讨论了中药质量控制和质量保证的产品规范，4.4 回顾了常用于表征多剂量水平复方制剂的多水平析因设计，4.5 介绍了中药开发过程中遇到的一些实际问题，最后，一些结论性的意见在 4.6。

4.2　参考标准

每个国家均发布了针对药物研发的药典，其中提供了每种药物的纯度、性状、检测、剂量、注意事项、储存和规格标准的相关信息。在本节中，为了便于说明，简述了 2010 年版的《中国药典》《美国药典》和《欧洲药典》，几乎涵盖了所有传统中药、大多数西药和制剂。

4.2.1　中国药典

《中国药典》（PPRC）通常被中国国家食品药品监督管理总局称为中国药典（Pharmacopoeia of China，CP）。2010 年版《中国药典》是中华人民共和国成立以来的第九版（注：现已出版 2015 年版，是第十版药典），与 1997 年版相比做了大幅度的修订和改进。中国国家药典委员会（原名称为卫生部药典委员会）编纂的 2010 年版《中国药典》英文版是官方权威的药品纲要，几乎涵盖了所有中药、大多数西药和制剂，提供了每种药物的纯度、描述、试验、剂量、注意事项、储存和规格标准的信息，被世界卫生组织认定为中国官方药典。

2010 年版《中国药典》的内容见表 4-1。本版药典收载品种总计 4 567 种，其中新增 1 386 种、修订 2 228 种，强调：① 在中药开发中野生资源保护与可持续发展的理念；② 药品安全性的凡例、附录和品种正文标准；③ 现代分析技术的应用；④ 绿色标准的开发。英文版《中国药典》2005 年版分三部(ISBN 7117069821)，共 2 691 个品种（中药 992 个，西药 1 699 个）。它是几乎所有中药、大多数西药和制剂的纲要，提供了每种药物的纯度、性状、检测、剂量、注意事项、储存和规格标准信息。药典一部收载中药材、中药饮片、植物油脂和提取物、中药成方制剂和单味制剂等；药典二部收载化学药品、抗生素、生化制剂、放射性药品及药用辅料等；药典三部收载生物制品。

表 4-1　2010 年版《中国药典》内容

部	各　论	新增品种	修订品种	内　容
一部	2 165	1 019	634	中药材 中药饮片 植物油脂和提取物 中药成方制剂 天然中药的单味制剂
二部	2 271	330	1 500	化学药品 抗生素 生化制剂 放射性药品 药用辅料
三部	131	37	94	生物制品

与 2005 年版《中国药典》相比，2010 年版有显著变化，可概括为以下几个方面：① 在上一版的基础上，含相关中药品种明显增加，增长 42%，历版修订率最高为 69%；② 药检的方式增加了检测程序，并且标准更高，因而在药品安全性和质量可控性上有更多、更大提升；③ 标准对于中医药有突破和创新，特别是在过去比较薄弱的中药材和中药饮片标准的新增和修订方面，出现了重大突破；④ 新版药典在凡例、品种标准、附录等常规内容方面均有较大的变化和进步，很大程度上与国际标准保持一致；⑤ 新版药典在坚持科学、实用、规范、药品安全性、质量可控性和标准先进性的原则下，力求涵盖《国家基本药物目录》品种和社会医疗保险报销药品目录品种。

目前常用的中草药有 300 多种，一些常用的中草药列于表 4-2。

表 4-2　常用中药名称一览表

英文名	中文名	英文名	中文名
Ginseng	人参	Astragalus	黄芪
Wolfberry	枸杞子	Atractylodes	白术
Angelica sinensis	当归	Bupleurum	柴胡

（续表）

英文名	中文名	英文名	中文名
Cinnamon twigs	桂枝	Ephedra sinica	麻黄
Cinnamon bark	肉桂	Peony	White：白芍 Reddish：赤芍
Coptis	黄连		
Ginger	生姜	Rehmannia	地黄
Hoelen	茯苓	Rhubarb	大黄
Licorice	甘草	Salvia	丹参

4.2.2 中草药 PDR(美国药典)

在美国，中草药产品依据1994年《膳食补充剂和健康教育法》的规定上市销售，该法禁止将中草药用于诊断、治疗、治愈或预防任何疾病。生产商或出版商不应出于任何目的对中草药专论中的特定商业制剂进行列举，作为其有效性的声明或保证。此外，应当理解，正如省略产品并不意味着拒绝，纳入产品并不意味着认可，出版商并不提倡使用本节所述的任何产品或物质。

中草药PDR(医师案头参考 Physician's Desk Reference，PDR)是有史以来对中草药文献进行的最严格和最全面检查的标准之一。然而，需要明确的是，它只是总结和综合了来自基础研究报告的关键数据，必然无法囊括所有发表的报告，也未能包括所有记录的事实。

中草药PDR提供了最接近FDA批准标签的可用分析日志，即德国监督管理局中草药监管处(通常称为“E委员会”)的调查结果。该机构对约300种常见植物药的同行评审文献进行了严格评估，对临床证据的质量进行了权衡，并确定了中草药被认定有效的用途。它的结论代表了最好的专家对目前可获得的中草药的共识。对于E委员会未考虑的中草药，中草药PDR提供了由著名植物学家Joerg Gruenwald博士指导下的美国植物药研究所的文献综述研究的详细结果。这些额外的各论，在数量上大约有400个，提供了一系列外来植物药的详细介绍，而这些介绍正是人们迫不及待地通过其他任何来源都要找到的内容。

每一个各论均包含名称、商品名、描述、作用和药理学、适应证和用法、禁忌证、注意事项和不良反应、剂量和文献。特定中草药的名称是指公认的通用名，后面是学名。对中草药进行详细植物学审查的描述，包括其药用部分(花和果实、叶、茎和根)、独特特征、生长环境、生产、相关植物以及其他通用名称和同义词。作用和药理学部分包括在植物中发现的活性化合物或异质混合物的数据及其临床疗效的总结。关于适应证和用法的信息列在以下类别中：① 经E委员会批准；② 未经证实的用途；③ 中药；④ 指示药物；⑤ 顺势疗法。由于在某些疾病状况下，应避免使用一些具有药理学效力的中草药，此类禁忌证会在禁忌证一节中进行总结。注意事项和不良反应章节包括对妊娠期或儿童期(药物)使用的种种限制，以及现有文献中报告的任何显著副作用。在文献中发现的因药物过量而产生的不良反应，也会在药物过量章节中进行说明。剂量章节描述了常见的给药方式、市售制剂的剂型和规格、天然中草药的制备方法以及从文献中获得的一般剂量建议。尽管剂量推荐仅可作为一般指导，但单个制剂和提取物的效价可能存在较大差异。因此，建议随时查阅生产厂家的说明。

比如，荷花的学名是 *Nelumbo nucifera*，药用部分是根、种子和地上部分，其原产于印度。荷

花是 *Nelumbo nucifera* 的全草，其活性成分是莲子心碱和在叶子里的阿普雷因。本药为收敛剂。豆类散剂常用于治疗消化系统疾病，尤其是腹泻，而花类散剂用于止血。然而，这些用法都是未经证实的。目前，荷花若结合指定治疗剂量并适当给药，它就没有已知的健康危害或副作用。荷花的给药方式包括供内服的粉末和浸提液。

4.2.3 欧洲药典

《欧洲药典》每 3 年更新和发布一次新版本，第八版于 2013 年 7 月出版。第八版由两个基本卷组成，包含第七版正文完整的内容，以及欧洲药典委员会在 2012 年 11 月全会上采用或修订的内容，共收载了 2 224 个各论、345 个含插图或色谱图的总论以及 2 500 种试剂的说明。

一些法律文件规定《欧洲药典》在欧洲必须强制执行，包括以下几种情形：① 关于制定《欧洲药典》的公约和修订方案（欧盟加入后）；② 欧盟指令 2001/82/EC 和 2001/83/EC（修订版），以及 2003/63/EC 人用和兽用药品。这表明《欧洲药典》在药品上市许可申请中的法律约束力。根据修订版指令 2001/83/EC，《欧洲药典》的各论应适用于其中包括的所有物质、制剂和剂型。对于其他物质，各成员国可要求遵守其本国药典。此外，如果起始物料和原材料、活性物质或辅料既未在《欧洲药典》中描述，也未在成员国的药典中描述，则需要符合第三国药典。在这种情况下，申请人应提交一份药物品种的副本，随附对其所含分析方法的验证，并在适当情况下提供译本。

《欧洲药典》在各论中提供了以下产品的质量标准：① 活性物质，包括抗生素；② 辅料；③ 生物制品、血液和血浆制品、疫苗和放射性药物制剂；④ 剂型；⑤ 顺势疗法制剂和顺势疗法储备液；⑥ 草药、草药制剂和中药。表 4-3 总结了《欧洲药典》中收载的文献数量。

表 4-3 《欧洲药典》收载的文献数量

各　论	（大约）文献数量（篇）	各　论	（大约）文献数量（篇）
原料药	1 480	生物制品	295
辅药	370	概述	22
成品剂型	30	增补*	3 210

注：* 包括 33 篇一般文献，258 种分析方法，2 513 种试剂，26 种材料和容器，1 种缝线。

应注意，大多数各论要求至少有一个参比标准和参比标准品作为质量标准的基础。因此，《欧洲药典》中约有 2 200 个参比标准品。

4.2.4 评述

应当注意的是，中药特定组分的参比标准，如《中国药典》、中草药 PDR 和《欧洲药典》中描述的植物组分可能相似，但由于以下方面的差异而有所不同：① 原材料的生长地；② 使用的分析方法；③ 不同地区（例如亚太地区和美国）的经验；④ 对药理活性和（或）治疗效果的解释和理解。

4.3 产品质量标准

如《美国药典》、国家处方集（USP/NF）所示，如果在制剂有效期之前，良好的药物特性仍在良好药物特性的某些验收限度（产品质量标准）内，则认为制剂具有良好的药物特性，如特性、规格、质量和纯度。例如，在不失一般性的前提下，考虑生产药品片剂。为确保制剂符合制剂鉴别、规格、质量和纯度的 USP/NF(2000)标准，通常在制剂生产工艺的不同阶段进行许多检测，如效价检测、含量均匀度检测、溶出度检测和崩解时限检测。

在本书中，将这些检测称为 USP 检测。USP/NF 提供了关于这些 USP 检测的采样计划和验收标准的标准检测程序和要求。

4.3.1 检测程序

对于药物非临床研究质量管理规范(good laboratory practice, GLP)，检测程序必须利用充分的信息进行明确描述，以协助实验室技术人员或分析人员能够验证药品有效期(保质期)是否结束。分析方法必须根据管理规范(FDA, 2001)进行确认，分析方法验证的结果必须适用于 GLP。试验程序应包括参比物质的描述，如其质量标准和计算公式(或计算示例，无论其是否由自动化仪器进行计算)、色谱图和光谱，以提供所得结果的证据。以溶出度检测为例，通常将一个剂量单位置于含有溶出介质的 1 000 ml 透明容器中进行溶出度检查。变速电动机旋转一个带有剂量单位的圆柱形容器，对溶出介质进行分析，以测定溶出药物的百分比。通常同时对 6 个单位进行溶出度检查。溶出介质通常在不同的预定时间间隔取样，形成溶出曲线(随时间变化)。

实际上，检测方法可以使用官方对照品(例如《欧洲药典》或 USP/NF)或工作标准品，而工作标准品的使用存在前提，即根据官方对照品进行标准化。应当注意的是，分析结果不能与所用方法相分离。因此，在实践中，假定试验和含量测定采用的质量标准是根据药典(如《中国药典》、USP/NF 和《欧洲药典》)中描述的方法制定的。除药典中描述的方法外，其他方法可用于控制目的，前提是参照官方方法对这些方法进行验证，并且使用的这些方法能够明确决定如果使用官方方法是否符合各论的标准。此外，药典中描述的一般方法可用于药典中未描述的产品或用于各论中未描述的质量标准。

4.3.2 抽样方案和验收标准

USP/NF 要求对单个 USP 检测采用特定的取样计划，并满足特定的验收标准，以便通过试验。在本小节中，描述了单个 USP 试验的取样和验收标准。

4.3.2.1 效价检测 令 Y_i 为效价的含量测定结果，$i=1, \cdots, K$，LPS 和 UPS 表示 USP/NF 各论中指定的产品质量标准下限和上限。如果所有单个含量测定结果和平均含量测定结果均在(LPS,UPS)范围内，则符合效价检测要求。如果不符合要求，则可能需要额外的检测。

4.3.2.2 含量均匀度检测 对于通过单个单位含量测定的剂量均匀度检测，USP/NF 建议按照单个各论中含量测定的指示，单独测定 10 个单位，除非含量均匀度试验中另有规定。当个别各论的含量均匀度检查中规定了特殊程序时，应调整结果(Chow 和 Liu, 1995)。如果 10 个剂量单位中活性成分的量均符合表 4－4 给出的验收标准，则符合剂量均匀度要求。如果 10 个剂量单位中活性成分的量均在标示量的 85%～115%，且相对标准差小于 6%，则符合剂量均匀度要求。如果 1 个单位超出标示量的 85%～115%，且没有单位超出标示量的 75%～125%，或相对标准差大于 6%，或两种条件均适用，则额外检测 20 个单位。如果 30 个单位中不超过 1 个单位超出标示量的 85%～115%，且无单位超出标示量的 75%～125%，且 30 个剂量单位的相对标准差不超过 7.8%，则符合要求。

表 4-4 含量均匀度检测的验收标准

检测阶段	检测编号	通过(如果满足下列条件)
S_1	10	(1) 所有 10 个单位均在标示量的 85%～115% (2) 相对标准差不超过 6%
S_2	20	(1) (S_1+S_2)30 个单位中 1 个单位超出标示量的 85%～115% (2) 所有单位均未超出标示量的 75%～125% (3) (S_1+S_2)30 个单位的相对标准差不超过 7.8%

应注意的是,仅当各论效价定义中规定限度的平均值为 100%或更低时,表 4-4 中的验收标准才适用。如果各论中的效价定义中规定限度的平均值大于 100%,则要求"标示量"一词替换为"标示量乘以各论中效价定义中规定限度的平均值除以 100",其他与表 4-4 中给出的要求相同。

4.3.2.3 溶出(度)检测 USP/NF 提供了详细的取样方案和溶出试验的验收标准(表 4-5)。如果每个单位中活性成分的溶出量符合 USP/NF 验收标准,则符合要求。令 Q 为各论中规定的溶出活性成分的量,通常表示为标示量的百分比。USP/NF 溶出度验收标准包括三阶段取样方案。对于第一个阶段(S_1),要检测 6 个剂量单位。如果每个单位不低于 Q+5%,则满足第一阶段的要求。如果产品未通过 S_1,第二阶段(S_2)将检测另外 6 个单位;如果 12 个单位的平均值 S_1 和 S_2 等于或大于 Q,或没有任何单位小于 Q-15%,则认为该产品通过了检测。如果产品无法通过 S_1 和 S_2,第三阶段(S_3)将检测另外 12 个单位,如果 S_1、S_2 和 S_3 所有 24 个单位的平均值等于或大于 Q,不超过两个单位小于 Q-15%,且无单位小于 Q-25%,则本产品通过 USP/NF 溶出度检查。

表 4-5 溶出度检测的验收标准

检测阶段	检测编号	通过(如果满足下列条件)
S_1	6	每个单位不低于 Q+5%
S_2	6	(S_1+S_2)12 个单位的平均值等于或大于 Q,并且没有单位小于 Q-15%
S_3	12	(S_1+S_2+S_3)平均 24 个单位等于或大于 Q,最多两个单位小于 Q-15%,且无单位小于 Q-25%

4.3.2.4 崩解时限检测 USP/NF 提供了崩解时限检测的详细取样方案和验收标准(表 4-6)。崩解时限检测旨在确定符合各论中规定的崩解时限,除非标签注明片剂或胶囊用作口服、咀嚼或设计用于在一段时间内缓释药物含量或在两个或两个以上不同时期释放药物。第一阶段(S_1)的崩解时限检测,检测 6 个剂量单位。如果所有 6 个单位均完全分解,则符合要求。完全崩解定义为每单位的任何残留物(可能残留在试验装置筛网上的不溶性包衣或胶囊壳碎片除外)无明显硬心的软块的状态。如果一个或两个单位未能完全崩解,则在第二阶段(S_2)额外增加 12 个单位进行重新实验。如果在 18 个单位中,有不少于 16 个完全崩解,则符合要求。

注意:崩解时限检测可应用于未包衣片、普通包衣片、肠溶片、含片、舌下片、硬明胶胶囊和软明胶胶囊。

表 4-6 崩解时限检测的验收标准

检测阶段	检测编号	通过(如果满足下列条件)
S_1	6	所有单位均完全分解
S_2	12	18 个单位中不少于 16 个(S_1+S_2)进行完整的崩解时限检测

4.3.3 产品规格

产品规格指的是包含样品平均值和标准差的特定区间,必须满足 USP/NF 标准,以便获得良好的药物特性,如同一性、规格、质量、纯度和稳定性。例如,对于药物化合物,包封后的溶出度质量标准可规定 4 h 内 12 粒胶囊的平均百分比释放度必须在 35%~60%,标准差必须小于 11%。在本示例中,特定区间(35%,60%)和(0,11%)是 4 h 溶出度试验的平均值和标准差的质量标准。对于药物开发,有两种类型的产品规格,即内部规格和出厂标准。

4.3.3.1 *内部规格* 对于给定的药品,通常在制剂生产工艺的不同阶段为制剂的质量保证制定内部规格(验收范围)。内部规格通常基于与制剂生产工艺相关的质量特性。应确定开发阶段和生产工艺验证期间各质量特性的适当内部规格,至少那些被认为是关键的方面应该成为常规规范的对象。内部规格通常基于试验结果的样本均值和标准差构建。对于给定的样本,其思路是构建总体均值和标准差的验收限值,如果样品均值和标准差在可接受限度范围内,则通过 USP 试验的可能性很大。例如,效价检测的典型内部规格(验收范围)如下。

用 Y 表示效价测定(标示量的百分比),假设 Y 遵循正态分布,均值为 μ,方差为 σ。用 s 表示标准差 σ 的估计值,自由度为 v。然后,有 5%的概率下一个 K 效价测定结果将大于或等于 $\mu+t_{0.05,v}(s/\sqrt{K})$,其中 $t_{0.05,v}$ 是 v 自由度的 t 分布的上 5%分位数。类似地,下一个 K 效价测定结果的平均值有 5%的可能性将小于或等于 $\mu-t_{0.05,v}(s/\sqrt{K})$。这些陈述可用于获得一组接受制剂生产工艺不同阶段的效价检测验收限度。用 L 和 U 分别表示验收下限和上限。L 和 U 可以通过让 μ 等于第一个陈述中的产品质量标准下限(LPS)和 μ 等于第二个陈述中的产品质量标准上限(UPS)来构造。从而得出

$$L=\text{LPS}+t_{0.05,v}(s/\sqrt{K})$$

$$U=\text{UPS}-t_{0.05,v}(s/\sqrt{K})$$

然后将该组验收限度视为用于质量保证和控制效价检测的内部质量标准。然而,应该注意的是,只有当产品规格上限与下限的差异限度(即 UPS-LPS)大于 $2t_{0.05,v}(s/\sqrt{K})$ 时,验收下限和上限才是有意义的(即 $L<U$)。当待研究效价测定结果变异较大或 K 太小,则会出现 $L>U$ 的情况。如果 L 的结果大于 U,则该试验未通过效价试验。按照类似的想法,可获得含量均匀度检测、溶出度检测和崩解时限检测的内部质量标准(Chow 和 Liu, 1995)。

4.3.3.2 *出厂标准* 出厂标准通常称为质量特性检测(如生产时或在上市使用时的效价检测)的内部质量标准。一般有两种类型:一种是针对生产时(或上市使用时)的最终成品确定的,另一种是针对有效期结束时的最终成品确定的。实际上,药品在生产或上市时的标准通常是以保证有效期结束时拟定质量标准的方式设定的。由于随时间推移的潜在稳定性损失,生产时药品的质量标准可能与有效期内的药品不同。作为示例,考虑上述相同的效价检测示例,将导致稳

定性损失直至失效的发行目标变为

$$L = \text{LPS} + t_{0.05,\ v}(s/\sqrt{K}) + \delta$$

$$U = \text{UPS} - t_{0.05,\ v}(s/\sqrt{K}) - \delta$$

式中：δ 为药物有效期(保质期)内估计的稳定性损失。

在某些情况下，对于在批准条件下储存期间可能发生变化的产品特性，在确定生产时的适当质量标准时应考虑到有效期结束时要求的质量。例如，如果出于稳定性的原因过量投料，最好以汇总表的形式列出发行时制剂和成品的所有质量标准(特性和验收限度)。在该表中，应说明在批准的储存条件下可能形成的任何分解产物的限度。

4.3.3.3 评述 应注意，一个测试结果的标准差或方差可能由几个方差分量组成，这取决于测试的执行方式。例如，不同的分析员可在不同时间于不同的实验室进行检测。此外，在制造过程的不同阶段，可从运输或桶的不同位置抽取样品。应当考虑使用一个适当的统计模型来解释这些可能的变异来源，以获得这些方差分量的估计值。实际上，这些变异来源的估计值提供了关于制剂是否符合 USP/NF 良好药物特性要求的有价值信息。变异来源包括剂量单位间、批次间、实验室间、日间、分析员间和地点间变异。一旦确定了这些变异的来源，就可以尝试消除、减少和控制这些变异，还可评估这些变异对制剂质量的影响。

4.3.4 通过 USP 试验的概率

综上所述，大多数 USP 检测采用多阶段取样方案(例如，含量均匀度检测的两阶段取样和溶出度检测的三阶段取样方案)。在实践中，评估通过质量保证和质量控制的多阶段抽样测试的概率是有意义的。Bergum(1990)提出使用概率下限作为近似精确概率下限的保守方法，可为测试结果的样本均值和方差构建验收限值。验收限值确保未来相同的产品在满足验收限值的前提下通过多阶段抽样检测的概率较高。

遵循 Bergum 的建议，首先需要评估通过多阶段抽样测试的概率。假设有一个 USP 测试使用 K 阶段抽样方案。在每个阶段，用 S_i 和 C_{ij} 表示事件 j 满足第 i 阶段的第 h 项标准，其中 $j=1, \cdots, m_i$，$i=1, \cdots, K$。另外，用 P_i 表示通过第 i 阶段的概率。那么通过多阶段抽样检验的概率如下

$$\begin{aligned}
&P\{\text{通过 } K \text{ 阶段抽样测试}\} = P\{S_1 \text{ 或 } S_2 \text{ 或} \cdots \text{或 } S_K\} \\
&= P(S_1) + P(\text{非 } S_1)P(S_2 \mid \text{非 } S_1) + \cdots \\
&\quad + P\{\text{非}(S_1, S_2, \cdots, S_{K-1})\}P\{S_K \mid \text{非}(S_1, S_2, \cdots, S_{K-1})\} \\
&= P_1 + (1-P_1)P_2 + (1-P_1)(1-P_2)P_3 + \cdots \\
&= P_1 + \sum_{i=1}^{K-1}\left\{\prod_{j=1}^{i}(1-P_j)\right\}P_{i+1} \\
&= 1 - \prod_{i=1}^{K}(1-P_i) \\
&\geqslant \max\{P_1, P_2, \cdots, P_K\}
\end{aligned}$$

还可以得出

$$P_i = P(S_i) = P\{C_{i1} \text{ 与 } C_{i2} \text{ 与 } \cdots \text{ 与 } C_{im_i}\}$$
$$\geqslant \max\left\{\sum_{j=1}^{m_i} P(C_{ij}) - (m_i - 1),\ 0\right\}$$

Chow 和 Liu(1995)及 Chow 等(2002a)推导出通过含量均匀度检测、溶出度检测和崩解时限检测得出的概率下限。结果分别总结于表 4-7～表 4-9。

表 4-7 通过含量均匀度检测的概率下限

μ	σ			
	下限=0.50		下限=0.95	
	F	N	F	N
86	0.67	0.67	0.45	0.44
88	2.01	2.00	1.33	1.33
90	3.33	3.34	2.22	2.21
92	4.39	4.60	3.11	3.1
94	5.60	5.63	3.99	3.99
96	6.44	6.77	4.87	4.87
98	6.92	7.52	5.61	5.64
100	7.12	7.77	5.89	5.96
102	7.06	7.53	5.64	5.64
104	6.63	6.77	4.87	4.87
106	5.64	5.78	3.99	3.99
108	4.54	4.66	3.11	3.1
110	3.34	3.34	2.22	2.21
112	2.01	2.00	1.33	1.33
114	0.67	0.67	0.45	0.44

注：F 近似中心 F 分布；N 近似标准正态分布。

表 4-8 通过溶出度检测的概率下限

$D(=\mu - Q)$	σ	
	下限=0.50	下限=0.95
1	9.84	2.98
5	14.11	9.94
10	17.40	12.03
15	20.27	13.87
20	23.06	15.67
25	25.81	17.45

（续表）

$D(=\mu-Q)$	σ	
	下限=0.50	下限=0.95
30	28.53	19.22
35	31.21	20.97
40	33.87	22.72
45	36.54	24.48
50	39.19	26.22

表 4-9　崩解时限检测合格的概率下限

μ	σ			
	精确概率界限		概率下限	
	0.50	0.95	0.50	0.95
1	30.29	17.90	27.50	17.32
3	28.20	16.67	25.60	16.12
5	26.11	15.44	23.70	14.93
7	24.03	14.20	21.81	13.73
9	21.94	12.97	19.91	12.54
11	19.85	11.73	18.02	11.35
13	17.76	10.50	16.12	10.15
15	15.67	9.26	14.22	8.96
17	13.58	8.03	12.33	7.76
19	11.49	6.79	10.43	6.57
21	9.40	5.56	8.53	5.37
23	7.31	4.32	6.64	4.18
25	5.22	3.09	4.74	2.99
27	3.13	1.85	2.84	1.79

如表 4-7 所示，对于 μ 和 σ 的给定值，可根据中心的近似值计算含量均匀度检测通过概率的下限(LB)服从 F 分布和标准正态分布。例如，在正态近似下，如果 μ 为 98 且 σ 小于 5.64，则至少有 95%的机会通过含量均匀度检测。如表 4-8 所示，对于溶出度检测，LB 取决于 σ_2 和 Q 与 μ 之差的大小（即 $D=\mu-Q$）。例如，如果 D 为标示量的 10%，并且 σ 小于标示量的 17.4%，则溶出度检测通过概率的下限为 50%。应当注意的是，通过率的下限将随 σ 的减小而增大。对于崩解时限检测，如表 4-9 所示，如果 μ 为 15 min 且 σ 小于 14.22 min，则至少有 50%的概率通过崩解时限检测。

4.4 产品描述

由于中药常常包含多种成分，所以在实践中，可以把中药看作联合治疗，各种成分预期用于研究治疗疾病的疗效。联合治疗广泛应用于医学，尤其是癌症领域。FDA关于人用固定剂量复方制剂处方药的法规规定如下：当每种成分对复方制剂声明的疗效有作用，且每种成分的剂量对需要该药物标签中定义的合并治疗的重要患者人群安全有效时，可将两种或多种药物以单一剂型进行合并(21 CFR 300.50)。

在临床研究中，联合用药预期在有效性或安全性方面优于其各组分。Laska等(1997)研究了联合治疗与其组分之间的关系。在许多疾病(如高血压)中，对患者进行药物治疗要根据剂量滴定方案来执行。剂量-效应信息对于药物标签至关重要，尤其是当一种或两种成分药物都有剂量依赖性副作用时。因此，在联合用药的开发过程中，经常需要同时研究多剂量组合的多水平析因设计试验(Hung等，1990，1994)，这种析因设计试验也需要用于研究作为初始治疗的联合用药。

4.4.1 固定剂量复方制剂

在实践中，经常会考虑2×2析因设计(表4-10)，分别用于评价两种药物的固定剂量复方制剂，即药物A和药物B(Hung，2010)。

表4-10 联合治疗的2×2析因设计

P_AP_B：	P_AB：
药物A的安慰剂和药物B的安慰剂	药物A的安慰剂和药物B
AP_B：	AB：
药物A和药物B的安慰剂	药物A和药物B

受试者将被随机分配至以下组合之一：P_AP_B、P_AB、AP_B和AB，其中P_A和P_B分别为药物A的安慰剂和药物B的安慰剂。从该表可以看出，药物A和药物B的作用可分别通过比较治疗组AP_B和P_AP_B以及比较治疗组P_AB和P_AP_B进行评估。另外，药物A(B)对药物B(A)的作用可通过比较AB与P_AB(AP_B)来得到。实践中，预期联合治疗(AB)优于单独使用药物A和药物B。

上述2×2析因设计验证了这一假设。应该注意的是，安慰剂组合有时可能无效，但通常首选的组别包括该组合。纳入此组合的目的是检查各组分药物的活性。入组的受试者被随机分配至3个或4个组合单元。分配可以是等比例的，也可以是不等比例的。

人们关注的主要统计假设涉及联合药物和两个组分之间的两个配对比较。为了证明是有作用的，这两个配对比较都必须成功。这是在文献中研究的一个众所周知的统计检验问题(Lehmann，1952；Berger，1982)。Laska和Meisner(1989)提出了一种自然联检方法，即对各自的配对比较取最小的个体标准化检验。在参数检验中，如平均差检验，最小检验的分布包括一个主要参数和一个滋扰参数。主要参数是两个相应比较的参数值的最小值，滋扰参数为两次比较的参数值之差。如果该假设适用于单一反应，则主要参数测量使用组合相对于其组分的最小效应增益，而滋扰为组分的平均差异。

Snapinn(1987)基于最小试验设计了 5 个实验。前四个实验(T_1-T_4)中的每一个均采用了不同的用于检验主要参数假设的同一组数据的滋扰参数估计值。正如 Snapinn(1987)和 Hung 等(1994)所指出的,这些实验可能偏向于支持联合治疗,也就是说,如果滋扰参数的真实值与估计值不同,则实验可能会使人错误地断言联合治疗优于单个组分。这些测试的最大Ⅰ类错误概率均超出目标 α 水准。Snapinn 的第五次实验(T_5)是 α 水平最小检验,后来由 Laska 和 Meisner 进行呈现(1989);它要求个体检验统计量在最大 α 水平拒绝相应的零假设。同样,所有配对比较的个体 p 值不得超过 α。α 水平最小检验早在文献中就已出现(Lehmann, 1952),其最大Ⅰ类错误概率为 α。Laska 和 Meisner (1989)证明了该检验的最优性,其意义在于它应成为监管应用中需考虑的一个重要因素。Patel(1991)、Hung(1993)、Hung 等(1994)、Wang 和 Hung(1997)进一步研究了 α 水平最小检验作为滋扰参数函数的性能。另外,Gibson 和 Overall(1989)、Sarkar 等(1993)、Snapinn 和 Sarkar(1995)也深入研究了改进最小检验的可行性。很明显,除非已知滋扰参数的真实值在非常窄的范围内或在特定替代条件下,否则 α 水平最小检验无法得到改善。

α 水平最小检验的统计功效取决于上文讨论的主要参数和滋扰参数。在测试平均参数的情况下,给定主要参数的任何固定值,α 水平最小值检验的功效作为滋扰参数绝对值的函数而增加。因此,给定主要参数的任意值,当滋扰参数为零时,α 水平最小检验效能最低。理想情况下,应该设计固定剂量复方制剂试验的样本量,以确保有足够的把握度检测主要参数的期望值,假设滋扰参数为零,即两种组分具有相同的作用。

在多反应变量上比较联合治疗与其组分药物的问题已被广泛研究(Laska 等,1992)。根据声明的效应,多变量应答呈现了不止一种解释"发挥作用"的方式。单变量应答情况下 α 水平最小检验的最优性也适用于多应答情况,以显示组合优于所有应答变量的组分。

4.4.2 多次给药组合

同样,对于多次给药组合,多水平析因设计是研究在一个试验中两种药物多次给药组合的直观选择。因此,在 $(r+1)\times(s+1)$ 因子单元格,用 A_iB_j 表示药物 A 的第 i 次剂量和药物 B 的第 j 次剂量,用 A_0 和 B_0 分别表示药物 A 的安慰剂和药物 B 的安慰剂(表 4-11)。入组的受试者被随机分配至单元格。正如 Hung 等(1990,1994)所指出的,上述析因设计试验具有多个目标。一是该研究需要提供确证性证据,以证明联合用药比各组分药物单独用药更有益;二是获得可靠和有用的剂量效应信息,用于编写药品标签中的使用说明。

表 4-11 联合治疗的多水平析因设计

A_0B_0	A_0B_1	A_0B_2	…	A_0B_s
A_1B_0	A_1B_1	A_1B_2	…	A_1B_s
A_2B_0	A_2B_1	A_2B_2	…	A_2B_s
·	·	·		·
·	·	·		·
·	·	·		·
A_rB_0	A_rB_1	A_rB_2	…	A_rB_s

注:药物 A 具有 r 剂量水平,药物 B 具有 s 剂量水平。

在研究多剂量复方制剂时，复方制剂相对于单味制剂的优效性定义尚不明确。Hung 等(1990)提出了总体优效性的两个不同概念。在总体优效性的微弱意义上，所有非零剂量组合的均值均优于单味药物剂量的两个均值；在很强的意义上，存在一些非零剂量组合，在研究的剂量区域优于各单味药。弱的意义是不太可取的，因为通过显示它不能保证有优于其组分的单剂量组合。

为了证明较强意义上的总体优效性，使用加性模型(即无药物相互作用项)的经典方差分析(ANOVA)是一种非常强有力的方法。加性模型规定每个非零剂量组合的效应是其各组分效应的总和。如果剂量组合的真实效应小于组分效应的总和，则相加模型将高估组合的效应。对于这样的剂量组合，错误地断言优于组分的概率将会比实际概率偏高。因此，假设无药物相互作用对使用加性模型的 ANOVA 的有效性至关重要。用于检验相加性的经典全局 F 检验并不能保证在各剂量组合下始终可检出非相加性。根据剂量组合的药物相互作用得出的药物估计值所描述的模式可能更有助于在局部水平检测是否存在非相加性。

当 ANOVA 的有效性存在疑问时，检验强意义的总体优效性的一些替代有效方法是 Hung 等(1993)开发的 α 水平均值和最大值检验。这些总体检验是基于每种组合相对于其组分的使用所产生的最小增益的估计值。均值检验是应用于所研究的非零剂量组合的最小检验统计量的均值，而最大值检验采用最大的最小检验统计量。α 水平均值检验对逐族Ⅰ类错误概率施加较弱的控制；即与全局无效假设相关的Ⅰ类错误的概率，即研究中的剂量组合均不优于其各自的组分，并保持在 α 水平。α 水平最大值检验在 α 水平控制了所有非零剂量组合及其各自组分(即强对照)之间成对比较中产生的总体Ⅰ类错误的最大概率。这些检验已扩展至未研究某些非零剂量组合的不完整因子设计和样本量不相等的不平衡设计(Hung，1996，2000)。

α 水平均值检验和 α 水平最大值检验的功效函数均包含滋扰参数，每个参数均可量化各组分剂量的差异。多因素试验中最保守但可能不切实际的样本量设计方案是假设两种组成药物的每个剂量水平具有相同的效应。一种实用的策略应该依靠蒙特卡罗模拟仿真(Monte Carlo simulation)研究，它基于对所有局部细胞的可能预期效应量进行多种设计。

一种能提供更多有益信息的方法是确定一种优于研究中药物 A 最高剂量和药物 B 最高剂量的剂量组合。试验中最自然的剂量组合是最高剂量的药物 A 和药物 B 的组合。其他一些考虑可能提示试验较低剂量组合与每种单药的最高剂量。通常需要对与测试此类多剂量组合相关的Ⅰ类错误率进行有力控制，以确定哪种剂量组合优于任一药物的最高剂量。

剂量效应关系可以使用生物模型或经验统计模型进行研究，如通过响应面的二次多项模型或回归分析。响应面可以在说明效应是否随剂量增加而增加、在某些剂量组合时效应是否开始增加并趋于稳定或是否可能存在药物相互作用方面提供有价值的信息。如果响应曲面模型很好地拟合剂量效应数据，则可以构建置信区间，以确定比具有预期置信水平的单个组分更大效应的理想剂量组合(Hung，1992)。其他使用响应面法的有用分析方法可以在 Phillips 的研究中找到(Phillips，1992)。

4.4.3 联合用药的总体优效性

为了确定剂量水平的最佳组合并研究潜在的药物间相互作用，建议同时探索几种或所有可能的组合与多级析因设计。表 4-12 提供了完整的多水平析因设计的交叉表，μ_{ij} 代表 i 剂量的组分 A 和 j 剂量的组分 B 的组合平均反应。每个组分的单独剂量-反应关系可通过第一行的药物 B 或第一列的药物 A 进行研究，其中安慰剂在另一组分中给药。

表 4-12 一个完整的$(a+1)\times(b+1)$具有平均效应的联合治疗析因设计交叉表

组分A的剂量水平	安慰剂	组分B的剂量水平				合计
		1	2	…	b	
安慰剂	μ_{00}	μ_{01}	μ_{02}	…	μ_{0b}	μ_{0}
1	μ_{10}	μ_{11}	μ_{12}	…	μ_{1b}	μ_{1}
2	μ_{20}	μ_{21}	μ_{22}	…	μ_{2b}	μ_{2}
				…		
a	μ_{a0}	μ_{a1}	μ_{a2}	…	μ_{ab}	μ_{a}
合计	$\mu_{\cdot 0}$	$\mu_{\cdot 1}$	$\mu_{\cdot 2}$	…	$\mu_{\cdot b}$	$\mu_{\cdots}$

为了提供一个应用于治疗的有用的剂量-反应关系，Hung 等(1989)建议要研究的剂量范围必须包含不在有效剂量范围内的一个非常低的剂量水平和一个非常高的剂量水平。因此，当一定剂量的某种组分添加至另一种药物中时，其作用可能与安慰剂没什么不同，而其他组分的作用则十分显著。因此，关于在第 21 部分中 300.50 章节描述的对 CFR 的要求，即每个组分都要对(药品)声称的效果起到作用，Hung 等(1990)定义了组合药物相对于其组成成分在总体范围内的优效性。严格的复方制剂优效性定义为至少存在一种比其组分还要有效果的制剂化合物。令d_{ij}为通过药物 A 的剂量i和药物 B 的剂量j的组合获得的疗效的最小增益与其组成药物在相同剂量水平单独比较，可得

$$d_{ij}=\mu_{ij}\max(\mu_{i0},\ \mu_{0j})\quad i=1,\ \cdots,\ a;\ j=1,\ \cdots,\ b \tag{4-1}$$

相应的统计假设可表述为

$$\mathrm{H}_0:\ d_{ij}\leqslant 0,\text{对于每个 } i=1,\ \cdots,\ a;\ j=1,\ \cdots,\ b$$

$$\mathrm{H}_a:\ d_{ij}>0,\text{对于某一 } i=1,\ \cdots,\ a;\ j=1,\ \cdots,\ b \tag{4-2}$$

如果所有剂量组合的均值均优于所有个体单药治疗剂量组合的均值，则从广义上讲，复方制剂优于其组分。令m_A表示所有$(i,\ j)$在整个活性剂量范围内的组合反应均值之间的差异和当对组分给予安慰剂 B 时组分 A 的剂量i，则

$$m_A=\text{平均值}(\mu_{ij}-\mu_{i0})$$

同理

$$m_B=\text{平均值}(\mu_{ij}-\mu_{0j})$$

因此，联合用药广泛的总体优势的概念可以表述为

$$\mathrm{H}_0:\ m_A\leqslant 0 \text{ 或 } m_B\leqslant 0$$

$$\text{对比 } \mathrm{H}_a:\ m_A>0 \text{ 且 } m_B>0 \tag{4-3}$$

一种组合药物的严格总体优效性使得人们更加关注比单味药物更有效的复方药物。按照d_{ij}在式(4-2)的备择假设中，只需要确定联合用药疗效比i剂量的组分 A 和j剂量的组分 B 单药治疗的平均反应μ_i和μ_j要好。但是，这并不能保证一种联合用药相对于任一单药治疗的所有剂量水平的优效性。

可以看一下 Hung 等给出的例子(1993)。表 4-13 显示了来自一项临床试验的治疗后仰卧位舒张压较基线的平均降低值,该临床试验评价了 3 个剂量水平的药物 A 以及 4 个剂量水平的药物 B 的组合,包括安慰剂(Hung 等,1993)。从表 4-13 可以看出,所有联合治疗组的舒张压平均降低幅度大于任何一种单药治疗的相应剂量组。因此,最小增益 d 所有组合均为阳性,见表 4-14。根据表 4-15,假设 3 剂量水平的组分 B 单药治疗使舒张压相对于基线平均降低,从 3 mmHg变为 7 mmHg。

表 4-13　仰卧位舒张压平均降低值(mmHg)与安慰剂的差异

组分 A 剂量水平	组分 B 剂量水平			
	安慰剂	1	2	3
安慰剂组	0	4	4	3
1	5	9	7	8
2	5	6	6	7

来源:Hung, H.M.J.等,生物统计学,49,85-94,1993。

表 4-14　表 4-11 中数据的最小组合增益

有效剂量水平	组分 B 有效剂量水平		
	1	2	3
1	4	2	3
2	1	1	2

来源:Hung, H.M.J.等,生物统计学,49,85-94,1993。

表 4-15　仰卧位舒张压平均降低值(mmHg)与安慰剂相比的改良差异

组分 A 剂量水平	组分 B 剂量水平			
	安慰剂	1	2	3
安慰剂组	0	4	4	7
1	5	9	7	8
2	5	6	6	7

来源:Hung, H.M.J.等,生物统计学,49,85-94,1993。

表 4-16 显示,尽管所有联合治疗相对于其对应单味药治疗的最小获益至少为 0,但只有联合治疗(1,1)和(1,3)超过 3 剂量水平的 B 单药治疗时才会有这种情况。这一结果是可取的,因为单药治疗在 B 最高剂量时可能诱发一些严重不良事件,而联合用药时药物 B 的剂量水平比单药治疗降低两个水平。因此,将 1 剂量水平的药物 A 与 1 剂量水平的药物 B 合并使用提供了更安全的边界,也就具有更大的收益-风险比。

对于广泛的总体优效性评估,如假设所述[式(4-2)和式(4-3)],一方面,似乎有一种组合优于其组分 A;另一方面,组合可能不是相同的组合,但比组分 B 更好。然而与严格的优效性不同,这并不能保证有一种组合比 FDA 法规要求的它的两种成分都要好。因此,严格的全局优效度符合当前复方制剂批准的监管要求。Hung 等(1990,1993)在假设数据呈正态分布的情况下,

表 4-16　表 4-15 中修改后数据的组合最小增益值

组分 A 有效剂量水平	组分 B 有效剂量水平		
	1	2	3
1	4	2	1
2	1	1	0

来源：Hung，H.M.J.等，生物统计学，49，8594，1993。

提出了两个针对假设的统计检验公式[式(4-2)和式(4-3)]。当联合用药的评估试验中仅包括一个活性剂量水平时，拟定的方法减少到 Laska 和 Meisner (1989)提出的最小试验。注意：Hung 等提出的方法的抽样分布都相当复杂，需要特殊的表格进行显著性检验。Hung(1996)将这两种方法的应用扩展到以下两种情形：① 临床终点的方差是其均值的函数；② 使用不完全析因设计。

当一种复方药物由两种以上成分组成时，两种成分的联合用药可以轻易地扩展出严格的总体优效性的概念。用 d_{ijk} 表示通过合并药物 A 的剂量 i 和药物 B 的剂量 j 而获得疗效的最小增益，以及在相同剂量水平下超过其组分的药物 C 的剂量 k，可得

$$d_{ijk}=\mu_{ijk}-\max(\mu_i,\ \mu_j,\ \mu_k)\quad i=1,\ \cdots,\ a;\ j=1,\ \cdots,\ b;\ k=1,\ \cdots,\ c \tag{4-4}$$

式中：μ_{ijk} 是剂量组合药物 A 剂量 i、药物 B 剂量 j、药物 C 剂量 k 的平均反应，μ_i，μ_j 和 μ_k 分别代表相同剂量水平(i，j 和 k)单独给药 A、B、C 时的平均反应，其中给予活性药物时以其他两种组分为安慰剂作对照。通过以下统计假设，可以确定三种药物组合相对于其组分的严格总体优效，即

$$\mathrm{H_0}:\ d_{ijk}\leqslant 0\quad i=1,\ \cdots,\ a;\ j=1,\ \cdots,\ b\ \text{和}\ k=1,\ \cdots,\ c$$

$$\text{对比}\ \mathrm{H_a}:\ d_{ijk}>0\quad i=1,\ \cdots,\ a;\ j=1,\ \cdots,\ b\ \text{和}\ k=1,\ \cdots,\ c \tag{4-5}$$

可以检验上述假设，以验证复方药是否存在严格的总体优效性。然而，Hung 等(1993)检验上述假设的扩展方法并不明确，仍需进一步研究。

假设开发了两种成分药物的组合来治疗良性前列腺增生(benign prostatic hyperplasia，BPH)患者。评估联合治疗的两个主要疗效终点是尿流量峰值(ml/s)和 AUA-7 症状评分。用 c_{if} 和 d_{ij} 来分别表示 i 剂量的药物 A 和 j 剂量的药物 B 组成的复方药的尿流量峰值和 AUA-7 症状评分的最小增益。根据 Laska 和 Meisner(1990)的建议，对于一个以上的临床终点，严格的总体优效度定义为至少一个联合用药优于至少一个临床终点的其组成药物。因此，如果在至少一个临床终点方面，联合用药优于其组成药物，则基于两个临床终点的联合用药的最小获益必须大于零。严格的总体优效度对应的假设如下

$$\mathrm{H_0}:\ \min(c_{ij},\ d_{ij})\leqslant 0,\text{对于每一个}\ i=1,\ \cdots,\ a;\ j=1,\ \cdots,\ b$$

$$\mathrm{H_a}:\ \min(c_{ij},\ d_{ij})>0,\text{对于某一}\ i=1,\ \cdots,\ a;\ j=1,\ \cdots,\ b \tag{4-6}$$

假设式(4-6)的概念可以很容易地扩展到基于两个以上终点的复方药物评价。然而，严格的总体优效性的定义及其相应的假设表述和提出的统计程序都是为了验证至少存在一种比它的两个组分都好的组合。此外，它们是假设检验程序，因此不能描述剂量-反应关系和组分间潜在的药物间相互作用。因此，它们未能提供一种方法来寻找那种如果存在就会对所声称的效果做

出贡献的组合的成分。

4.4.4 响应面方法

Laska 和 Meisner (1989)以及 Hung 等(1993)提出的统计检验方法,采用响应面方法,克服了严格的总体优效性对联合用药定义的缺陷。对于采用析因设计进行的联合用药试验,如果适当选择各组分的剂量水平,则响应面技术可提供关于复方药物有效性和安全性的治疗剂量范围以及滴定过程和药物间相互作用的有价值信息。响应面法可以实证地验证一个能充分描述观测数据的模型。例如,可以考虑用以下统计模型来描述反应

$$Y_{ijk} = f(A_i, B_j, \theta) + e_{ijk} \tag{4-7}$$

式中: Y_{ijk}是接受i剂量的药物(用A_i表示)A 的患者k的临床反应;同样地,药物 B 的剂量j,用B_j表示,Y_{ijk}是一个未知参数的向量,e_{ijk}是观察Y_{ijk}中的随机误差,其中$k=1, \cdots, n_{ij}$, $j=1, \cdots, b$, $i=1, \cdots, a$。组分$f(A_i, B_j, \theta)$给出了一个数学描述和两种药物提供的真实未知响应面的近似值。当关注的主要临床终点是连续的变量,$f(A_i, B_j, \theta)$通常由一元多项式近似。关于更详细的响应面方法描述,参见 Box 和 Draper(1987);也可参见 Peace(1990),了解Ⅱ期抗心绞痛药物开发的响应面方法应用。

如果假设的数学模型不太复杂,则可以选择标准的统计估计过程,如最小二乘法或最大似然法来估计未知参数θ。当$f(A_i, B_j, \theta)$由其估计值替换之后,估计的响应可通过三维表面或二维轮廓获得剂量-反应关系的经验描述。此外,如果可估计最佳剂量组合存在并且是唯一的,它可产生最大临床反应。如果最佳剂量组合的 95%置信区间既不在代表药物的 A 水平轴上,也不在代表药物的垂直轴 B 等值线处,则得出最优组合的估计优于其两部分的结论。因此,响应面技术可以估计最佳剂量组合,考虑到这种组合的存在,可能不是为试验选择的两种组分的剂量组合。Hung(1992)建议采用一种程序来确定联合用药的阳性剂量响应面。因此,响应面还可以估计组合优于其单个成分的区域。如果安全性是联合用药的主要原因,则对优势区域的估计有部分吸引力,因为可以从上一区域选择联合用药,两种成分的剂量要低得多,以达到相同的疗效优效性,但在安全性特征更佳。因为如果μ_{ij}使用假设的模型能够充分描述剂量-反应关系,则需要整个样本关系的组合,相对于 Hung 等(1993)提出的检验严格总体优效性的方法,响应面方法要求的患者数较少。

请注意,未知参数、响应面和最佳组合剂量的估计以及最佳组合剂量置信区间的构建依赖于模型。因此,如 Hung 等(1990)所述,由于以下原因,FDA 会担心响应面方法的应用。首先,诸如缺乏拟合检验、拟合优度检验和用于验证拟合模型适当性的残差图方法的灵敏度通常是值得商榷的;其次,即使没有证据表明拟合模型不充分,也无法评价选择不充分模型的概率和这种误差的影响;再者,响应面方法是依赖于模型的。在任何后续统计分析中,充分拟合给定数据的两种不同模型可能会得出矛盾的结论。严格的总体优效度和响应面方法应在联合用药评估中发挥重要而互补的作用。Hung 等(1993)提出的独立于模型的统计检验程序可首先证实是否存在优于其成分的组合。那么响应面技术就可以应用于: ① 经验性地描述剂量-反应关系;② 确定疗效较优的区域;③ 估计最佳剂量组合。此外,对于为什么这两种方法得出的结论不一致,提供科学依据也很有意义。

4.4.5 评述

联合治疗试验存在许多有趣但困难的静态设计和推理问题。对于单剂量复方制剂与其单个成分的比较，是一个典型的交叉联合检验问题，涉及作为滋扰或辅助参数的两种成分的效应之间的差异。在不完全了解该参数值的情况下，上述 α 水平最小测试是测试问题的唯一解决方案。从设计的角度来看，一个好的样本量设计应该确保对两种成分药物的作用相等的最坏情况下，这个测试有足够的统计功效。

多水平析因设计为研究多个剂量组合提供了一条途径，可实现上述多个目标。根据研究目的，需要仔细关注样本量方案。如果目的是证实至少一个剂量组合优于其各自的成分，则需要仔细地将样本量分配到所有受试剂量组合。而如果目的是确定哪种剂量组合优于每种药物的最高剂量，则需要在试验剂量组合中加载总样本量的大部分。样本量方案需要纳入多重比较调整，因此涉及其他剂量组合的剂量反应探究将基于更小的样本量。

4.5 实际问题

对于大多数中药，有 5～10 个单味药成分并不少见。有些中药可能由 10 多种单味药组成，这些单味药可能是活性成分，也可能是非活性成分。在实践中，其中一些成分的药理学活性可能已知，并可在药典中获得，例如《中国药典》、USP/NF 和《欧洲药典》。然而，主要问题之一是某些成分的药理学活性可能未知。活性和(或)非活性成分之间可能存在未知关系。此外，尚不清楚这些成分之间是否存在可能的成分间相互作用。

此外，达到最佳治疗效果的单个成分之间的相对比例(比值)也未知。如果已知某一特定受试者或某些受试者的单个成分的相对比例，则该相对比例是否适用于其他受试者也是一个问题，因为使用中药的目的是通过灵活的剂量和(或)治疗持续时间进行个体化治疗，以尽量减少受试者内变异性，从而最大化(优化)治疗效果。实际上，即使采用了大规模的多水平析因设计，要解决上述问题也是非常困难的。

4.6 结语

在药物研发中，建立产品质量标准对于满足下列参考标准非常重要：① 制造工艺验证；② 成品发行使用前的质量保证和控制。USP/NF 在一些良好的药物特性(如片剂生产的剂量含量均匀度、溶出度和崩解时限)方面为各种制剂和物质提供了参考标准。USP/NF 还提供了详细的关于各种试验的抽样方案、验收标准和试验程序信息，以帮助制药方满足参考标准。在实践中，如果通过了特定试验，有必要根据试验结果制定产品质量标准，则采用相同生产工艺生产的未来产品通过试验的概率很高。

对于含有单一活性成分的制剂，各种制剂和物质的参比标准品可参见药典(如《欧洲药典》和《美国药典》)。根据取样方案、验收标准和药典中描述的检测程序，确立产品质量标准的统计方法[如过程中物料的内部质量标准和(或)最终成品的发行目标]已充分确立。另外，对于含有多种成分(如中药)的药品，多种成分通常未知和(或)不清楚。此外，这些单个成分的药理学活性可能存在很大差异，其达到最佳治疗效果的相对比例通常未知。在这种情况下，不仅无法获得单个成分的参比标准品，而且通常很难获得单个成分和(或)产品的产品质量标准。因此，建议开发单个组分药理学活性定量的分析方法，以确立单个组分的参比标准品和质量标准。然后可将制定的参比标准品和质量标准用于生产工艺期间和生产后最终成品的质量保证和质量控制。

对于具有多个成分的给定中药，在实践中，期望获得这些成分的验收限度，这保证了未来的样品将以高概率通过良好药物特性(如效价、规格、质量和纯度)的 USP 试验。通常根据这些成分的样品均值和检测结果的标准差来构建可接受限度。对于给定的 USP 检测(如效价检测)，其思路是为这些成分的总体均值和标准差构建联合置信区间。然后可评价置信区间内各总体均值和标准差通过 USP 检验的概率。置信区间是所有可能样本均值和标准差的集合，因此置信区间内所有点通过 USP 试验的概率大于预先规定的概率。置信区间通常称为验收区间。

5 中药评价的类生命质量定量工具

5.1 引言

在临床研究中，定量工具(或问卷)通常为不同治疗领域正在研究的试验治疗提供客观测量的安全性和有效性依据。实际上，尽管在癌症试验中存在许多用于中枢神经系统(central nervous system, CNS)和生命质量(quality of life, QOL)评估的工具，如 Hamilton - D(汉密尔顿抑郁量表)和 Hamilton - A(汉密尔顿焦虑量表)，但研究者经常面临开发新工具的需求。一个典型的例子是开发一种客观的工具，用于评价传统中草药的临床收益，包括安全性、有效性和(或)生命质量。出现这种需求的原因是，通过适当开发或改良的(定量)工具既可以达到特定目的，又可以与特定目标患者人群相关。虽然现有工具中可能包含一种针对目标患者人群和预期用途已经开发的工具，但新的研究问题通常需要新工具或修改现有工具进行测量。所开发工具的准确性对于确保适当采样和待测量主观状态、行为或疾病内容的有效测量非常重要。在本章中，为了不失一般性和达到说明目的，将重点验证一种已开发的用于癌症试验中生命质量评估的工具。验证生命质量评价工具的性能特征可应用于其他工具以达到不同的目的，例如评价中药在治疗领域的安全性和有效性。

在癌症临床试验中，有一个值得关注的问题，即疾病的治疗或生命(的延长)可能不如生命质量的改善重要，尤其是对于患有慢性和(或)危及生命疾病的患者。从无病到享受生活，提高生命质量被认为是一件比延长生命更重要的事情。生命质量不仅可以提供患者对药物治疗的感受信息，还能满足医师对最佳临床实践的需求，也可以用作患者依从性的预测指标。此外，还可用于区分那些在营销策略规划阶段似乎有同样效果并且也同样安全的疗法。这些信息可用于药物治疗的宣传广告。然而，与分析工具不同，生命质量工具不存在可用作参考的已知标准。此外，生命质量工具是一种非常主观的工具，预期变异较大。因此，所采用的生命质量工具是否能够准确可靠地量化患者的生命质量是一个问题。为确保临床试验中生命质量评估的准确性和可靠性，所采用的生命质量工具必须在某些性能特征方面得到确认。在实践中，生命质量工具通常基于一些经典的验证参数进行验证，如有效性、可靠性、重测再现性、反应性和灵敏度。然而，经典验证方法是否能真正验证生命质量工具尚不清楚。换言之，经典验证方法真的能证明生命质量评价中涉及的问题是正确的吗?

在 5.2 中，简要回顾了生命质量评估的统计学方法。在 5.3 中，从有效性、可靠性和重测再现性的性能特征方面为生命质量工具的确认提供了统计学评价。5.4 讨论了反应性和灵敏度，效用分析和校准的确认在 5.5 中介绍，5.6 讨论了用于评价中医药的类生命质量(QOL - like)评价工具，关于中药平行评估的争议问题在 5.7 中讨论。最后一节简要介绍了如何使用一种用于中药评价的工具。

5.2 生命质量评价

一般而言，生命质量没有统一的定义，它可能根据不同的患者人群和不同的治疗领域而有所不同。例如，Williams (1987)将生命质量定义为一个集合术语，包含一个人的社会和医疗状态的多个组成部分。然而，Smith (1992)将生命质量解释为一个人的感觉和他(她)在日常活动中的功能。生命质量的概念可以追溯到20世纪20年代中期，Peabody(1927)指出，患者的临床画面是一幅印象派画作，画面呈现的是患者被家庭、工作、朋友、欢乐、悲伤、希望和恐惧所包围的状态。1947年，WHO指出，健康不仅是没有疾病或虚弱，而是一种身体、心理和社会的完好状态。1948年，Karnofsky发表了他研发的体能状态指数来评估癌症患者化疗的有效性。纽约心脏协会(The New York Heart Association, NYHA)在1964年提出了一个精炼版的功能分级来评估体力活动对心血管症状的影响效果。

在过去的几十年中，生命质量的话题备受关注。1970年以来，多个研究小组一直积极致力于临床试验中生命质量的评估。例如，Kaplan等(1976)开发了幸福指数(index of well-being)来提供全面的生命质量测量。Torrance(1976)和Feeny(1989)引入效用理论的概念来衡量个体的健康状态偏好和质量调整生命年，以总结生命质量和生命数量。Bergner等(1981)开发了疾病影响概况(sickness impact profile)，以研究感知健康和疾病相关的生命质量。Ware(1987)为兰德健康保险实验(Rand Health Insurance Experiment)提出了一套广泛使用的量表，Williams (1987)研究了生命质量对高血压患者的影响。

在临床试验中，生命质量通常通过医师总评分(global physician's assessment)或由许多问题组成的评价工具进行评估。医师总评分，如从0～10的模拟量表，只要问一个问题"你的生命质量怎么样"，即可应用。然而，它并不能反映生命质量的全部内容，而且，即使药物治疗确实能改善生命质量，但对于改善了生命质量哪个方面的信息则无法给予。医师总评分通常会有较大的变异性和低再现性。对于一个生命质量评价工具，可由患者及其配偶或其他关键人员、评审人员(如护士或社会工作者)和(或)医师通过直接观察、面对面访谈或电话访谈等方式对问卷进行评估，也可以自填问卷或在有监督的情况下自填问卷。在所收集数据的基础上，健康相关生命质量可被量化。一般地，健康相关生命质量可通过若干主要领域(或维度)进行描述。最常用的生命质量维度包括身体功能和发病率、情绪心理状态、疾病特异性症状和躯体不适以及认知功能。其他维度，如性行为和性功能、经济状况和个人生产力、就业和实验室检查数值，在生命质量中较少使用。

在生命质量评价工具中，与每个问题相关的每名患者评分通常被称为项目。在实践中，可能有更多的项目，逐一分析每个项目数据是不切实际的。因此，项目通常分组形成子量表，一般用于评价生命质量的不同组别分数。然而，单个子量表的分析往往会产生不一致的结果，因此无法得出总体结论。作为替代，这些子量表可合并形成所谓的复合评分，可用于评估生命质量的主要维度。

因此，可通过分析项目、子量表、复合评分和(或)总分评估生命质量。Tandon(1990)应用全局统计量来组合每个子量表的单变量分析结果，该方法是有效的；然而，它没有揭示子量表的潜在相关结构。作为一种替代方法，Olschewski和Schumacher(1990)提议使用综合措施来减少测量的维度。他们的方法使用来自因子分析的标准化评分系数作为面向数据的权重，用于合并忽略小系数的子量表。该方法的缺点是所选系数既不唯一,也不具有最优性。为了克服这些问题,Ki 和 Chow(1995)建议使用因子分析结合主成分分析以组合子量表,拟定方法为使用复合评分提供了统计学依据。

5.3 性能特征

在实践中,常用的生命质量评价工具的性能特征指标包括但不限于准确性(或效度)、可靠性(或信度)和再现性(USP/NF 2000,2012;NCCLS 2001)。

5.3.1 效度

生命质量评价工具的效度(validity)指的是该生命质量评价工具测量达到其期望测量目标的程度。换言之,它是衡量工具偏倚的一种方法。工具的偏倚可以反映其准确性。

如前所述,在临床试验中,患者的生命质量通常基于对若干生命质量测量组分或维度相关问题的回答进行量化。值得关注的是,这些问题可能不是评估感兴趣的生命质量组成部分或维度的正确问题。为解决该问题,考虑生命质量评价的特定组分(或域),包括 K 个项目(或子量表),即 X_i, $i=1, \cdots, K$。另外,用 Y 表示无法观测到的生命质量的组分(或域)。假设 Y 服从均值 θ 和方差 τ^2 的正态分布并且可以通过以下方式量化:X_i, $i=1, \cdots, K$。换言之,存在一个函数

$$f(X)=f(X_1, X_2, \cdots, X_K)=Y$$

式中:$X=(X_1, X_2, \cdots, X_K)'$,假设 X 服从均值 $\mu=(\mu_1, \cdots, \mu_K)$ 和方差 Σ 的分布,则 θ 可通过下式进行估计

$$\hat{\theta}=\hat{f}(X_1, X_2, \cdots, X_K)$$

偏倚由下式得出

$$Bias(\hat{\theta})=E(\hat{\theta}-\theta)=E[\hat{f}(X_1, X_2, \cdots, X_K)]-\theta$$

在实践中,为方便起见,未知函数 f 通常假定为 X_i 的均值,即

$$f(X)=f(X_1, X_2, \cdots, X_K)=\frac{1}{K}\sum_{i=1}^{K}X_i=Y$$

因此,最好使得 X_i($i=1, \cdots, K$)的均值接近 θ,且 $\bar{\mu}=\frac{1}{K}\sum_{i=1}^{K}\mu_i=\theta$。这样,如果满足以下条件,便可以认为该工具的有效性得到了验证

$$|\mu_i-\bar{\mu}|<\delta \ \forall i=1, \cdots, K$$

为了验证这一点,可以考虑对 $\mu_i-\bar{\mu}$ 同时使用一个置信区间,$i=1, \cdots, K$。令 $\mu_i-\bar{\mu}=a'_i\mu$,其中 $a'_i=\left(-\frac{1}{K}1_{i-1}, 1-\frac{1}{K}, -\frac{1}{K}1_{K-i}\right)$。假设生命质量评价问卷适用于 N 个患者,令

$$\hat{\mu}=\frac{1}{N}\sum_{j=1}^{N}X_j=\bar{X}$$

则，通过下列公式可得到 $\mu_i-\bar{\mu}$，$(1-\alpha)100\%$ 同时置信区间

$$a'_i\hat{\mu}-\sqrt{\frac{1}{N}a'_iSa_i}\,T(\alpha, K, N-K)\leqslant a'_i\mu\leqslant a'_i\hat{\mu}+\sqrt{\frac{1}{N}a'_iSa_i}\,T(\alpha, K, N-K)\quad i=1, \cdots, K$$

其中

$$S=\frac{1}{N-1}\sum_{j=1}^{N}(X_j-\bar{X})(X_j-\bar{X})'$$

$$T^2(\alpha, K, N-K)=\frac{(N-1)K}{N-K}F(\alpha, K, N-K)$$

$$P[T^2(K, N-K)\leqslant T^2(\alpha, K, N-K)]=1-\alpha$$

也可以考虑对总体 α 水平进行 Bonferroni 调整，即

$$a'_i\hat{\mu}-\sqrt{\frac{1}{N}a'_iSa_i}\,T\left(\frac{\alpha}{2K}, N-1\right)\leqslant a'_i\mu\leqslant a'_i\hat{\mu}+\sqrt{\frac{1}{N}a'_iSa_i}\,T\left(\frac{\alpha}{2K}, N-1\right)$$

然后，将置信区间与$(-\delta, \delta)$进行比较，如果任一置信区间完全超出$(-\delta, \delta)$范围，则拒绝以下零假设

$$H_0: |\mu_i-\bar{\mu}|<\delta\ \forall i=1, \cdots, K$$

请注意，在实践中，建立同时效度(concurrent validity)也很重要。通过证明与已存在的测量相同结构的工具具有良好的相关性，确立了新工具的同时效度。例如，医师的临床评价可视为诊断金标准(目前最佳标准)，或者可能存在一个被该领域从业者广泛使用的公认的诊断标准。在现有工具连续的情况下，可计算 Pearson 或 Spearman 相关系数。对于二分类诊断工具，可以使用受试者工作特征曲线(receiver operating characteristics curve, ROC)下的面积来建立良好的关系。如果没有金标准，一种选择是将新工具与现有工具进行比较，以测量相似或相关结构，这被称为收敛效度(convergent validity)。例如，同一总体健康状况的所有工具都应显示某种程度的关系。此外，所有旨在衡量总体健康状况的工具或领域应显示出彼此之间的关系比与其他领域的关系更密切，即使它们是针对不同人群而开发的。

5.3.2 信度

生命质量评价工具的信度(可靠性)反映了测量的另一方面，指的是无随机误差。一个测量工具的信度反映其变异性，直接关系到该工具的精确度。因此，如果方差 Y 很小，那么这些赋值被认定为可信的。为了通过 Y 来验证 θ 估计值的可靠性，考虑以下假设

$$H_0: \mathrm{var}(Y)<\Delta(\text{对于一些确定的 }\Delta)$$

Y 的方差为

$$\mathrm{var}(Y)=\mathrm{var}\left(\frac{1}{K}\sum_{i=1}^{K}X_i\right)=\frac{1}{K^2}1'\sum 1$$

样本的分布为

$$\sum_{j=1}^{N}(Y_j-\bar{Y})/\mathrm{var}(Y)$$

假设一个自由度为 $N-1$ 的卡方分布，则有 $(1-\alpha)100\%$ 单侧置信区间 $\mathrm{var}(Y)$ 满足

$$\mathrm{var}(Y) \geqslant \frac{\sum_{j=1}^{N}(Y_j-\bar{Y})^2}{\chi^2(\alpha,\ N-1)} = \xi(Y)$$

如果 $\xi(Y) > \Delta$，那么就拒绝零假设，认为这些项在估计 θ 时是不可靠的。如前所述，患者对生命质量评价工具的反应可能因患者人群和治疗方案的不同而不同。因此，建议在用药干预前后研究生命质量评分的变异性。

由于项目 $X_1,\ X_2,\ \cdots,\ X_K$ 与生命质量评价量表的各部分相关，所以根据预测，它们是相关的。在经典验证中，条目间高度相关的一组项目被认为是内部一致的。以下定义的 Cronbach's α 常用于测量项目之间的相互关系

$$\alpha_{\mathrm{C}} = \frac{K}{K-1}\left(\frac{\sum_{i=1}^{K}\sigma_i^2}{\sum_{i=1}^{K}\sigma_i^2 + 2\sum_{i<l}\sum\sigma_{il}}\right)'$$

式中：$\sigma_i^2 = \mathrm{var}(X_i)$、$\sigma_{il} = \mathrm{Cov}(X_i,\ X_l)$。当项目之间的协方差高于每个项目的方差时，$\alpha_{\mathrm{C}}$ 很大。为确保项目测量的是生命质量的相同组成部分，组成项下的项目应呈正相关，即 $\alpha_{\mathrm{C}} \geqslant 50\%$。然而，如果项目组间关联过强，即 α_{C} 接近于 1，则表明有些项目是多余的。应注意，方差 Y 为

$$\mathrm{var}(Y) = \frac{1}{K-(K-1)\alpha_{\mathrm{C}}}\frac{1}{K}\sum_{i=1}^{K}\mathrm{var}(X_i)$$

在 K 和 $\mathrm{var}(X_i)$ 一定的情况下 $(i=1,\ \cdots,\ K)$，方差 Y 随 α_{C} 增加而增大。由于包含冗余项，无法提高结果的精度。理想的情况是可以有从不同角度反映生命质量组分的独立项目。然而，在这种情况下，很难确认这些项目是否测量了相同的生命质量目标组分。因此，建议使用中度 α_{C}，即 $\alpha_{\mathrm{C}} = 50\% \sim 80\%$。

5.3.3 再现性

再现性定义为：假设未发生潜在变化，相同生命质量指标的重复测量产生相同结果的程度。再现性评估涉及生命质量评估中可能发生的预期和（或）非预期变异性。它包括时间点之间和评定者之间的再现性。

对于再现性的评估，通常采用重测技术。在两个不同时间点达到稳定状态的患者使用相同的测量工具，这两个时间点通常被足够长的时间隔开，该时间长度足以抹掉之前评价的记忆，但也不足以允许环境的任何变化。然后研究这两个重复结果的 Pearson 积矩相关系数（Pearson's product moment correlation coefficient）ρ。在实践中，80%或更高的重测相关性被认为是可以接受的。为了验证这一点，在有 N 名患者的样本中计算前测后测间的样本相关性，表示为 r，然后检验以下假设

$$\mathrm{H_0}:\ \rho \geqslant \rho_0 \text{ 对比 } \mathrm{H_a}:\ \rho < \rho_0$$

当 N 很大时，有

$$Z(r)=\frac{1}{2}\ln\left(\frac{1+r}{1-r}\right)$$

近似正态分布，均值 $Z(\rho)$ 和方差 $1/(N-3)$ 如果满足以下条件，则拒绝零假设

$$\sqrt{N-3}[Z(r)-Z(\rho_0)]<z(1-\alpha)$$

式中：$z(1-\alpha)$ 为标准正态分布的 α 分位数。应注意，重测时的分数均值变化可以使用简单的配对 t 检验检测到。评定者间的可重复性可用同样的方法验证。

5.4 反应性和灵敏度

生命质量评价工具的反应性(responsiveness)通常指的是该工具检测在同一治疗当中临床意义差异的能力。灵敏度(sensitivity)则是衡量工具检测不同临床治疗间显著性差异的能力。如果确实存在差异，则经验证的工具应该能够检测到差异，如果没有差异，则不应错误地检测到差异。Chow 和 Ki (1994)提出了精密度和效能指数，以评估生命质量评价工具在比较不同治疗方案间药物对生命质量影响时的反应性和灵敏度。精密度指数测量未检测到假差异的概率，效能指数反映检测到有意义差异的概率。

5.4.1 统计学模型

对于给定的生命质量指数，用 X_{ijt} 来表示在时间 t 时受试者 i 对第 j 个问题(项目)的反应，其中 $i=1, \cdots, N, j=1, \cdots, J$ 和 $t=1, \cdots, T$。J 个问题的平均分可按以下公式得到

$$y_{it}=\bar{X}_{i\cdot t}=\frac{1}{J}\sum_{j=1}^{J}X_{ijt}$$

由于平均成绩 $y_{i1}, \cdots, y_{iT}$ 是相互关联的，下面的自回归时间序列模型是一个适合 y_{it} 的统计模型

$$y_{it}=\mu+\psi(y_{i,t-1}-\mu)+e_{it}\quad i=1, \cdots, N; t=1, \cdots, T \tag{5-1}$$

式中：μ 为总体均值；$|\psi|<1$ 为自回归参数；e_{it} 是具有均值 0 和方差 σ_e^2 的独立同分布随机误差。可以验证，$E(e_{it}, e_{jt'})=0$，对于所有的 i，j 和 $t\neq t'$；$E(e_{it}, y_{jt'})=0$ 适用于所有 $t'<t$ 的情况。自回归参数 ψ 可用于评估连续应答 y_{it} 和 $y_{i,t+1}$ 的相关性。从上述模型可以看出，当 k 很大时，响应的自相关与 k 滞后时间为 ψ^k 时可以忽略不计。基于受试对象 i 观测到的平均分数，即 y_{i1}，$y_{i2}, \cdots, y_{iT}$，可以估计总体均值 μ 和自回归参数 ψ。μ 和 ψ 的普通最小二乘估计值可近似为

$$\hat{\mu}_i=\bar{y}_i$$

$$\hat{\psi}_i=\frac{\sum_{t=2}^{T}(y_{it}-\bar{y}_{i\cdot})(y_{i,t-1}-\bar{y}_{i\cdot})}{\sum_{t=2}^{T}(y_{it}-\bar{y}_{i\cdot})^2}r_{it'}$$

即连续观测的样本均值和样本自相关。在模型[式(5-1)]下，可以验证 $\hat{\mu}_i$ 的方差为

$$\mathrm{var}(\bar{y}_{i\cdot})=\frac{\gamma_{i0}}{T}\left(1+2\sum_{k=1}^{T-1}\frac{T-k}{T}\psi^{k}\right)$$

式中：$\gamma_{i0}=\mathrm{var}(y_{it})$，然后，$\hat{\mu}_i$ 的标准误可由下列公式得出

$$s(\bar{y}_{i\cdot})=\left[\frac{c_{i0}}{T}\left(1+2\sum_{k=1}^{T-1}\frac{T-k}{T}r_{i1}^{k}\right)\right]^{1/2}$$

其中

$$c_{i0}=\sum_{i=1}^{T}\frac{(y_{it}-\bar{y}_{i\cdot})^2}{T-1}$$

假设 N 个受试者来自同一人群，具有相同的变异性和自相关性。这些受试者的生命质量测量值可用于估计平均评分 μ。μ 的直观估计量是样本均值，即

$$\hat{\mu}=\bar{y}_{\cdot\cdot}=\frac{1}{N}\sum_{i=1}^{N}\bar{y}_{i\cdot}$$

在模型[式(5-1)]下，$\hat{\mu}$ 的方差和标准误分别为

$$\mathrm{var}(\bar{y}_{\cdot\cdot})=\frac{1}{N^2}\sum_{i=1}^{N}\mathrm{var}(\bar{y}_{i\cdot})$$

和

$$\begin{aligned}s(\bar{y}_{\cdot\cdot})&=\frac{1}{N}\left\{\sum_{i=1}^{N}[s(\bar{y}_{i\cdot})]^2\right\}^{1/2}\\&=\frac{1}{N}\left\{\frac{c_0}{T}\sum_{i=1}^{N}\left[1+2\sum_{k=1}^{T-1}\frac{T-k}{T}r_1^{k}\right]\right\}^{1/2}\\&=\left\{\frac{c_0}{NT}\left[1+2\sum_{k=1}^{T-1}\frac{T-k}{T}r_1^{k}\right]\right\}^{1/2}\end{aligned}\tag{5-2}$$

其中

$$c_0=\frac{1}{N(T-1)}\sum_{i=1}^{N}\left[\sum_{t=1}^{T}(y_{it}-\bar{y}_{i\cdot})^2\right]$$

$$r_1=\frac{1}{N}\sum_{i=1}^{N}r_{i1}$$

因此，式(5-1)中 μ 的近似$(1-\alpha)100\%$置信区间可构建如下

$$\bar{y}_{\cdot\cdot}\pm z_{1-1/2\alpha}s(\bar{y}_{\cdot\cdot})\tag{5-3}$$

式中：$z_{1-1/2\alpha}$ 是标准正态分布的第 $100(1-\alpha/2)$分位数，$s(\bar{y}_{\cdot\cdot})$ 在式(5-2)中给出。实际上，"所有随时间变化的生命质量测量都是独立的"假设是 $\psi=0$ 模型[式(5-1)]的一种特殊情况。在实际操作中，建议使用模型[式(5-1)]来解释测试期间测量值之间可能的正相关关系。在模型[式(5-1)]下，可以看出式(5-3)中给出的置信区间 $r_1>0$ 比 $\psi=0$ 时更宽。

应注意，对于工具的统计确认，在固定置信水平下，式(5-3)中置信区间的宽度与估计值的预测值 $\bar{y}_{\cdot\cdot}$ 成反比，并可作为工具效度的指标。例如，如果置信区间太宽，则工具可能由于检测正差异或等效性的低效能而不敏感。

5.4.2 精密度指数

假设一个同质受试组被分为两个独立的组 A 和 B,这两个组已知具有相同的生命质量。一个好的测量工具错误地检测(误检)到差异的可能性应较小。用 $y_i = (y_{i1}, y_{i2}, \cdots, y_{it}, \cdots, y_{iT})'$ 来表示观察到的 A 组第 i 受试者在固定时间段内的不同时间点。类似地,用 $w_j = (w_{j1}, w_{j2}, \cdots, w_{jt}, \cdots, w_{jT})'$ 来表示 B 组第 j 受试者随时间的变化。目的是比较两组之间的平均评分来看测量工具是否在统计学上反映了预期结果。在 $y_i (i=1, \cdots, N)$ 和 $w_j (j=1, \cdots, M)$ 的基础上,A 组和 B 组之间平均评分的差异可通过以下检验进行评估。

假设 $H_0: \mu_y = \mu_w$ 对比 $H_a: \mu_y \neq \mu_w$,其中 μ_y 和 μ_w 分别为 A 组和 B 组的平均评分。在零假设下,当 N 和 M 都很大时,以下检验统计量近似为标准正态分布。

$$Z = \frac{\bar{y}.. - \bar{w}..}{[s^2(\bar{y}..) + s^2(\bar{w}..)]^{1/2}}$$

因此,如果 $|Z| > z_{1-\alpha/2}$,可以拒绝零假设。

应注意,上述检验是一个统一的最具效力的检验。检验的显著性水平为 α。μ 的置信区间 $\mu_y - \mu_w$ 和拒绝域分别为

$$(L, U) = \bar{y}.. - \bar{w}.. \pm d_\alpha, \quad |\bar{y}.. - \bar{w}..| > d_\alpha$$

其中

$$d_\alpha = z_{1-\alpha/2}[s^2(\bar{y}..) + s^2(\bar{w}..)]^{1/2}$$

一般而言,$\mu_y - \mu_w$ 的区间估计由下列公式计算

$$(\bar{y}.. - \bar{w}..) \pm d \tag{5-4}$$

用于检测均值差异。如果零位于区间之外,则可以检测到差异,即

$$|\bar{y}.. - \bar{w}..| > d$$

生命质量工具的精密度指数表示为 P_d,定义为组间无差异时无法检测到差异时的区间的概率[式(5-4)],即

$$\begin{aligned} P_d &= P\{|\bar{y}.. - \bar{w}..| \leqslant d \mid \mu_y = \mu_w\} \\ &= P\{|Z| \leqslant d[\sigma^2(\bar{y}..) + \sigma^2(\bar{w}..)]^{-1/2}\} \end{aligned} \tag{5-5}$$

其中

$$Z = \frac{(\bar{y}.. - \bar{w}..) - (\mu_y - \mu_w)}{[\sigma^2(\bar{y}..) + \sigma^2(\bar{w}..)]^{1/2}}$$

当 N 和 M 都很大时,它是标准化随机变量。由此可见,一个工具的精密度指数在 $d = d_\alpha$ 水平下是 $(1-\alpha)$。注意:P_d 是式(5-4)中给出的区间估计量的置信水平,随着 d 增大而增大。当 d 过大时,尽管区间具有非常高的概率捕获真实差异,但它可能没有足够的把握度来检测阳性差异。

5.4.3 效能指数

如果对已知具有不同生命质量的两组受试者使用测量工具,则工具正确检测出此类差异的概率应该较高。用 $\delta_d(\varepsilon)$ 表示用于检测有意义差异的工具的幂指数,定义为检测到有意义差异 ε 的概率,即

$$\begin{aligned}\delta_{d}(\varepsilon) &= P\{|\bar{y}.. - \bar{w}..| > d \mid |\mu_y - \mu_w| = \varepsilon\} \\ &= P\{Z > (d - \varepsilon)[\sigma^2(\bar{y}..) + \sigma^2(\bar{w}..)]^{-1/2}\} \\ &\quad + P\{Z < -(d + \varepsilon)[\sigma^2(\bar{y}..) + \sigma^2(\bar{w}..)]^{-1/2}\}\end{aligned} \tag{5-6}$$

对于 $d = d_{\alpha}$，$\delta_{d}(\varepsilon)$ 为效能指数,可计算如下

$$\begin{aligned}\delta_{d}(\varepsilon) &= P\{|\bar{y}.. - \bar{w}..| > z_{1-\alpha/2}[s^2(\bar{y}..) + s^2(\bar{w}..)]^{1/2} \mid |\mu_y - \mu_w| = \varepsilon\} \\ &\doteq P\left\{Z < -z_{1-\alpha/2} - \frac{\varepsilon}{[s^2(\bar{y}..) + s^2(\bar{w}..)]^{1/2}}\right\} \\ &\quad + P\left\{Z > z_{1-\alpha/2} - \frac{\varepsilon}{[s^2(\bar{y}..) + s^2(\bar{w}..)]^{1/2}}\right\}\end{aligned}$$

应注意,对于一个固定的 ε，$\delta_{d}(\varepsilon)$随着 d 增加而增加。如果满足 P_{d}和 $\delta_{d}(\varepsilon)$高于给定 ε 的一些合理限度的条件,认为该工具在检测差异时具有响应性。

实际上,如果两组的平均生命质量测量值相差小于有意义的差异 η,则认为两组具有等同的生命质量。在这种情况下,检测等同性(而非差异性)是有意义的。以$(-\Delta, \Delta)$表示两组均值之间差异的可接受限度。当式(5-4)中给出的 μ 的置信区间 $\mu_y - \mu_w$ 在可接受范围内,得出的结论是两组对生命质量的影响等同。当真实组均值差异小于有意义的差异 η 时,将用于检测等效性的工具的概率称为效能指数。效能指数定义为

$$\begin{aligned}\phi_{\Delta}(\eta) &= \operatorname*{Inf}_{|\mu_y - \mu_w|} P\{(L, U) \subset (-\Delta, \Delta) \mid |\mu_y - \mu_w| < \eta\} \\ &= P\{(L, U) \subset (-\Delta, \Delta) \mid \mu_y - \mu_w = \eta\}\end{aligned} \tag{5-7}$$

式中：(L, U)是 $\mu_y - \mu_w$ 的置信区间,如式(5-4)所示。注意 $\phi_{\Delta}(\eta)$ 可以通过以下公式得出

$$\begin{aligned}\phi_{\Delta}(\eta) &= P\{(L, U) \subset (-\Delta, \Delta) \mid \mu_y - \mu_w = \eta\} \\ &= P\{(\bar{y}.. - \bar{w}.. - d, \bar{y}.. - \bar{w}.. + d) \subset (-\Delta, \Delta) \mid \mu_y | - \mu_w = \eta\} \\ &= P\left\{\begin{array}{c}\dfrac{(\bar{y}.. - \bar{w}..) - \eta}{[\sigma^2(\bar{y}..) + \sigma^2(\bar{w}..)]^{1/2}} > \dfrac{-(\Delta - d) - \eta}{[\sigma^2(\bar{y}..) + \sigma^2(\bar{w}..)]^{1/2}}, \\ \dfrac{(\bar{y}.. - \bar{w}..) - \eta}{[\sigma^2(\bar{y}..) + \sigma^2(\bar{w}..)]^{1/2}} < \dfrac{(\Delta - d) - \eta}{[\sigma^2(\bar{y}..) + \sigma^2(\bar{w}..)]^{1/2}}\end{array}\right\} \\ &= P\left\{\frac{-(\Delta - d) - \eta}{[\sigma^2(\bar{y}..) + \sigma^2(\bar{w}..)]^{1/2}} < Z < \frac{(\Delta - d) - \eta}{[\sigma^2(\bar{y}..) + \sigma^2(\bar{w}..)]^{1/2}}\right\}\end{aligned} \tag{5-8}$$

以上结果可近似为

$$\phi_{\Delta}(\eta) \doteq \Phi\left[\frac{(\Delta - d) - \eta}{[\sigma^2(\bar{y}..) + \sigma^2(\bar{w}..)]^{1/2}}\right] - \Phi\left[\frac{-(\Delta - d) - \eta}{[\sigma^2(\bar{y}..) + \sigma^2(\bar{w}..)]^{1/2}}\right]$$

式中：Φ 是标准正态分布的累积分布函数。

5.4.4 样本量的确定

由于不同患者的生命质量反应差异很大,通常需要较大的样本量才能达到合理的精密度和

效能。在模型[式(5-1)]和上述设置下,可基于正态近似推导出一些用于确定样本量的有用公式。公式也可应用于许多具有时间相关性结局指标的临床研究,如 24 h 监测血压、心率、激素水平和体温。

对于固定的精密度指数(如 $1-\alpha$),为确保用于检测有意义差异 ε 的合理高效能指数 δ,每个治疗组的样本量不应少于

$$N_{\delta}=\frac{c(z_{1-\alpha/2}+z_{\delta})^2}{\varepsilon^2},\ \delta>0.5 \tag{5-9}$$

其中

$$c=\frac{\gamma_y}{T}\left(1+2\sum_{k=1}^{T-1}\frac{T-k}{T}\psi_y^k\right)+\frac{\gamma_w}{T}\left(1+2\sum_{k=1}^{T-1}\frac{T-k}{T}\psi_w^k\right)$$

对于固定的精密度指数(如 $1-\alpha$),如果检测两个治疗均值之间等效性的可接受限度为($-\Delta$, Δ),当治疗均值的真实差异小于小的常数 η 时,为确保检测等效性的合理高功率 φ,每个治疗组的样本量应至少为

$$N_{\varphi}=\frac{c}{(\Delta-\eta)^2}\left[z_{1/2+1/2\varphi}+z_{1-\alpha/2}\right]^2 \tag{5-10}$$

如果两个治疗组假设都具有一定的变异性和自相关系数,常数 c 在式(5-9)和式(5-10)中可简化为

$$c=\frac{2\gamma}{T}\left[1+2\sum_{k=1}^{T-1}\frac{T-K}{T}\psi^k\right]$$

当 $N=$最大值(N_{φ}, N_{δ})时,它确保生命质量工具在检测差异和等效性时将具有精密度指数 $1-\alpha$ 和分别不小于 δ 和 φ 的效能。应当注意的是,所需的样本量与考虑的平均评分的变异性成正比。变异性越高,所需的样本量越大。

例如,假设存在两个独立的组 A 和 B,在第 4、8、12 和 16 周时对受试者进行包含 11 个问题的生命质量指数测试,分析平均评分以评估组间差异。A 组和 B 组受试者生命质量评分的均值分别表示为 Y_{it} 和 W_{jt},其中 $i,\ j=1,\ \cdots,\ N$; $t=1,\ 2,\ 3,\ 4$。假设 Y_{it} 和 W_{jt} 具有符合模型[式(5-1)]中描述的时间序列模型的分布,具有共同方差 $\gamma=0.5_{\text{sq}}$,并且在连续时间点的评分之间具有中度自相关性,如 $\psi=0.5$。对于固定的 95%精密度指数[式(5-9)],每组 87 名受试者将提供 90%的效能,以检测均值 0.25 单位的差异。如果选定的可接受限值为(−0.35, 0.35),通过式(5-10),每组 108 名受试者将有 90%的把握度,组均值差异的 95%置信区间将正确检测 $\eta=0.1$ 单位的等效性。如果样本量选择为每组 108,则可确保检测 0.25 单位差异或等效性的效能指数不小于 90%。

5.5 效用分析和校准

5.5.1 效用分析

生命数量的增加可以用获得的生命年来衡量,而生命质量的提高应该用一种工具来衡量,该工具可以对广谱的健康状况进行评估,包括行动功能、心理功能、认知功能、社会功能等。Feeny 和 Torrance(1989)提出了一种测量健康相关生命质量的效用方法。健康效用值是一个汇总分数,范围从 0(表示死亡)到 1(表示完全健康)。Torrance 和 Feeny(1989)使用生命质量效用作为

质量调整寿命年的数量调整权重，这在成本效果分析中被广泛使用。

假定的健康状态或实际健康状态的效用可由个人评价。效用是个人对健康状态的偏好。对健康状态的偏好可以用一些标准的技术来衡量，如评定量表、标准博弈法、时间权衡法等。然而，这些效用值的测量不是很精确。受试者内变异性约为0.13，一般人群的受试者间变异性约为0.3，经历健康状态患者的受试者间变异性约为0.2(Feeny 和 Torrance，1989)。个体要么正在经历疾病状态，要么理解疾病状态的假设描述。评定量表由一端是最差的状态(死亡)而另一端是最优的状态(完全健康)的数轴组成。个体将在这两种极端状态之间的线上对疾病状态进行评级。通常情况下，该技术获得的实用价值具有较高的变异性。疾病状态的效用值可以通过标准博弈法来分配。受试者可选择在疾病状态下继续额外生存 t 年或选择另外一种情况，即以 p 的概率在完全健康状态中生活 t 年，并有 $(1-p)$ 的概率立即死亡。概率 p 不断变化，直到受试者认为这两种选择没有差别。那么该疾病状态的偏好(效用值)就是 p。疾病状态的偏好值也可以通过使用时间权衡法来分配。受试者被提供两种选择：① 在疾病状态下，预期寿命为 t 年；② 处于健康状态 x 年。x 不断变化，直到受试者认为这两个选择是无差别的。那么，疾病状态的偏好值就是 x/t。时间权衡法更容易被受试者理解；然而，偏好值是真正的效用，前提是个体额外健康年限的效用函数是线性的。如果附加健康年份的效用函数是凹的，则通过时间权衡法的偏好值将低估疾病状态的真实效用值。有关上述效用测量技术方法的更多详细信息，请参见 Torrance(1987)。

在使用效用值测量健康状态的任何变化之前，应对效用值进行验证，以用于测试和复测再现性。为了解释效用的改进，Torrance 和 Feeny(1989)将一些标记状态的效用值联系起来。如果某些标记状态(A、B 和 C)的效用值分别为 0.8、0.7 和 0.4，则试验中结局健康状态的效用平均改善 0.1 可描述为等同于试验中所有患者从结局 B 改善为均值。

尽管在数据分析中通常使用个体间的效用聚合，但仍应谨慎进行。不同受试者的效用函数可能不同。锚定状态，即完美的健康和死亡，应该得到很好的定义，以便所有受试者都能获得相同的理解。为了评价治疗的效果，获得的生命年应该根据生命质量进行调整。质量调整寿命年是指类似效用质量随时间变化的范围，得出的质量调整生命年常用于治疗效果的评价。

5.5.2 校准

除了验证生命质量测量工具外，另一个特殊意义的问题是解释生命质量评分的确定显著变化。为此，Testa 等(1993)研究了生命质量变化与生活事件变化的校准。线性校准曲线用于预测生命质量指数变化与生活事件指数变化之间的关系，仅考虑负性生活事件。本研究不用于校准目的，生活事件变化被当作辅助信息而收集起来。生活事件改变的影响与药物治疗的影响相混淆。如果想使用校准来解释生命质量评分变化的影响，则需要进一步研究设计和分析方法。由于生活事件的影响是主观的，因人而异，所以给生活事件赋予数字评分是困难的。生命质量评分与生活事件之间的关系可能是非线性的，可能需要更复杂的校准功能或转换。生命质量评分与生活事件评分呈正相关；然而，相关性可能不足以给出精确的校准曲线。除了用生活事件评分校准生命质量评分外，生命质量评分的变化可能与疾病状态的变化有关。

5.6 评价中药的类生命质量工具

Kondoh 等(2005)指出，类生命质量评价工具(QOL-like instrument)是测量中草药疗效的一种有用工具。作为中草药疗效临床研究的第一步，Kondoh 等(2005)评价了基于改良的皮肤病生命质量指数(dermatology life quality index, DLQI)的问卷(生命质量评分表)的可行性。其评分表由 10 个问题组成，每个问题均涉及 DLQI(Finlay 和 Khan, 1994)。DLQI 量表针对常规临床使用设计了 10 个关于生命质量的问题，并提供总分，适用于任何皮肤疾病患者(Finlay 和 Khan, 1994)。原始 DLQI 仅有复选框答案。由于原始 DLQI 为英文，Kondoh 等(2005)将其翻译成日文版并用于日本患者，对日本 DLQI 的可靠性进行了顺序验证。然而，Kondoh 等(2005)对原始类生命质量量表略做了修改，以评价中草药的疗效(表 5－1)。在改良的生命质量问卷中，还要求患者评估视觉模拟标尺(visual analogue scale, VAS)。DLQI 得分越高反映损害越大。在比较 VAS 和 DLQI 时，改良的生命质量问卷中 VAS 评分越高，损害越大。改良的生命质量问卷补充了三个关于中草药治疗的原始问题，使用 AQ 与其他评分进行综合评价。

Kondoh 等(2005)使用改良的生命质量问卷比较了接受中草药治疗前、治疗后 2 周和(或)4 周的评分。Kondoh 等(2005)在中草药给药后 2 周和(或)4 周时也对患者的症状进行了临床评价。根据 Finlay 和 Khan(1994)描述的原始评分规则，对日文版 DLQI 问题 1～10 的评分进行分级，还由患者评估了 VAS 评分。

如 Kondoh 等(2005)所述，中草药已被日本医师广泛使用。在皮肤病学方面，一些报告显示了治疗皮肤病的中草药的有效性(Ikawa 和 Imayama, 1983；Kimura 等，1985； Yabe，1985；Satoh 等，1995； Abeni 等，2002；Inagi, 2003)。然而，一些对传统中草药不太熟悉的皮肤科医师对其使

表 5－1 生命质量量表在中药疗效评价中的应用

患者编号		1			2			3			4			7	
年龄		73			75			86			79			77	
性别①		M			M			M			F			F	
疾病②		2			1			4			2			2	
处方③		6			6			6			86			6	
阶段④	0	2	4	0	2	4	0	2	4	0	2	4	0	2	4
DLQI	16	5	5	5	6	13	9	10	5	10	n	0	2	2	2
VAS	53.1	7.9	10.3	14.2	13.1	31.1	24.7	26.4	n	29.4	n	0	4.9	n	n
临床印象⑤		1	0		0	−1		0	1			1		1	1

患者编号		8		9		10		11		12			13	
年龄		18		76		69		82		69			70	
性别①		M		F		M		M		M			M	
疾病②		1		2		3		1		2			1	
处方③		6		6		86		6		6			86	
阶段④	0	2	0	2	0	2	0	2	0	2	4	0	2	4
DLQI	11	2	23	2	6	5	1	0	13	6	2	7	8	8
VAS	45.6	4	64.6	n	15.3	8.7	5	0	70.9	64.3	53.4	22.5	24.2	20.2
临床印象⑤		2		1		1		1			1		0	0

（续表）

患者编号		14			15			16		17			18		19	
年龄		45			60			52		65			42		74	
性别①		M			M			F		M			F		M	
疾病②		1			1			1		1			3		1	
处方③		6			6			6		6			86		6	
阶段④	0	2	4	0	2	4	0	2	4	0	2	0	2	0	2	4
DLQI	2	1	0	1	2	2	1	0	0	6	7	17	13	4	5	6
VAS	2.6	0.1	0	2.2	5	4	0.4	0	0	14.6	6.1	59.6	53.5	12.2	12.2	19.5
临床印象⑤		1	1		−1	−1		1	1		0		1		0	−1

注：① M—男；F—女。

② 1—脂溢性皮炎；2—干性湿疹；3—瘙痒症；4—其他。

③ 6—jumi-haidoku-tou；86—touki-inshi。

④ 0—之前；2—2 周后；4—4 周后。

⑤ 2—效果好；1—好转；0—相同；−1—恶化；n—数据缺失。5 号、6 号患者数据缺失。

用往往犹豫不决，因为这些中草药在临床疗效的综合评估中可能有些含糊。为此，Kondoh 等(2005)研究了生命质量相关评分方法对评估中草药的效果。Kondoh 等(2005)在其研究中提出对任何皮肤病患者均可使用 QLQI，结果表明中草药对慢性皮肤病具有临床疗效(表 5-2)。在统计学上，DLQI 和 VAS 评分的变化与临床证实的中草药相一致($P<0.05$)。临床印象和有 AQ 的 DLQI 或有 AQ 的 VAS 之间无显著差异($P>0.05$)。因此，结果表明，改良的生命质量问卷可用于评价中草药的有效性。生命质量量表在评价中草药对某些皮肤病[无皮肤病变的紫癜和临床症状变化不确定的患者(如患者编号 2、3、13 和 17)]的疗效时特别有用。

应注意，通过 DLQI 或 VAS 评分变化确定“有效”的病例数分别为 11 例和 10 例。另外，根据有 AQ 的 DLQI 或有 AQ 的 VAS 的评分变化分类为有效的病例数分别为 9 例和 9 例。DLQI 联合 AQ 或 VAS 联合 AQ 评价时，有效例数少于 DLQI 或 VAS 单独评价。因为这些附加问题与中草药的负面因素有关，所以使用 AQ 评分必然会更高，导致有效性比临床症状(DLQI 或 VAS)更差。可能有必要重新考虑补充问题的内容。总之，生命质量评分表可用于评价中草药的

表 5-2　皮肤病患者 QLQI、VAS 和 AQ 的评估

患者编号		1			2			3			4			7		8			9	10		11
阶段*	0	2	4	0	2	4	0	2	4	0	2	4	0	2	4	0	2	0	2	0	2	2
AQ11	0	6.3	5.3	0.9	0	1.8	0	1	0	0.8	n	0	0	n	5	0	0	3.7	7	0	0	6.8
AQ12	0	0	0	1	2	1	0	1	0	0	n	0	0	n	0	0	0	1	0	0	0	0
AQ13	0	0	0	9	2.1	0.3	0	0	0	0	n	0.2	0	n	0	0	0	0	0.2	0	1	0
总计	0	6.3	5.3	1.9	4.1	3.1	0	2	0	0.8	n	0.2	0	n	5	0	0	4.7	7.2	0	1	6.8
DLQI+AQ	16	11.3	10.3	6.9	10.1	16.1	9	12	9	10.8	n	0.2	2	n	7	11	2	27.7	9.2	6	6	6.8
VAS+AQ	53.1	14.2	15.6	16.1	17.2	34.2	24.7	28.4	n	30.2	n	0.2	6.9	n	n	45.6	4	69.3	n	15.3	8.7	6.8

（续表）

患者编号		12			13			14			15			16		17			18		19	
阶段*	0	2	4	0	2	4	0	2	4	0	2	4	0	2	4	0	2	0	2	0	2	4
AQ11	0	0.4	0.7	0	0	1.8	0	0	0	0	0	0	0	0.3	0	0	0.8	0	6	0	0.5	0.5
AQ12	0	0	0	0	0	1	1	1	0	0	0	0	0	0	0	0	0	0	1	0	0	0
AQ13	0	0	0	0	0.1	0.3	0	0.1	0.2	0	0	0	0	0.2	0.2	0	0.1	0	0	0	0	0
总计	0	0.4	0.7	0	0.1	3.1	1	1.1	0.2	0	0	0	0	0.5	0.2	0	0.9	0	7	0	0.5	0.5
DLQI+AQ	13	6.4	2.7	7	8.1	16.1	3	2.1	0.2	1	2	2	1	0.5	0.2	6	7.9	17	20	4	5.5	6.5
VAS+AQ	70.9	64.7	54.1	22.5	20.3	34.2	3.6	0.2	0.2	2.2	5	4	0.4	0.5	0.2	14.6	7	59.6	60.5	12.2	12.7	20

注：* 0—给药前、给药后；2—2 周、给药后；4—4 周；n—无数据。

疗效。然而，可能有必要重新考虑最初问题的内容。需要更大样本的进一步研究，以充分确立皮肤病患者基于生命质量的中草药评价的适用性和可靠性。

评述

在开发中草药评价工具（量表）时，可以考虑开发不同目的的问题，以提高中草药评价工具的准确度和精密度。例如，可以考虑在以下不同层次编制调查表：1 级问题——确定疾病类型；2 级问题——确定受影响器官；3 级问题——描述体征和症状。

根据上述不同水平问题的结果，可进行独立治疗（剂量）。因此，可通过比较中草药使用前后量表收集的数据来评价其治疗效果。

在实际工作中，一直存在一个问题，即评价中药安全性和有效性的类生命质量评价工具可能表现出较大的评定者内和评定者间变异性，这对中药的评估会产生负面影响。因此，建议尽可能避免、消除或控制评定者内和评定者间的变异，以便准确和可靠地评估正在研究的中药。

5.7 平行评估

在实际工作中，评价中药的类生命质量量表可由中医师和西医师进行平行评估。评级的变异性预计会因中医师和西医师而异。尽管该评级可以根据个体评级单独分析评分，但可能得出不同的结论。在这种情况下，确定应该使用哪种评级来评估治疗效果已成为一个有争议的问题。有一些人认为，建议将中医师的评级作为主要分析，因为他们更熟悉所研究的中药。另一些人认为，应该考虑西医师的评估，因为他们的评估被其他人认为更为客观和循证。

在实践中，一个典型的方法是分别分析每个评级，然而这种方法可能会造成由于不同角度的应答引起的一些重要信息的丢失。此外，仅基于每个评级的评估可能得出完全不同的结论。为了充分利用这两个评级所包含的信息，建议考虑将两个平行评级结合起来的综合指数作为替代指标。在这种情况下，“单个评级是否应具有与平行评级相同的权重”已经成为一个有趣的问题。如果认为中医师评级比其他人更可靠，那么在被研究的中药的评估中应该被赋予更高的权重；否则，它在分析中应占的权重较小。沿着此线，Ki 和 Chow(1994)考虑了以下加权评分函数

$$Z = aX + bY$$

式中：X 和 Y 分别表示中医师和西医师的评级；a 和 b 是分配给 X 和 Y 的相应权重。如果 $a=1$ 且 $b=0$，则评分的函数缩减至中医师的评级；而当 $a=0$ 且 $b=1$ 时，评分函数表示西医师的评级。当 $a=b=1/2$ 时，得分函数为两次评级的均值，即中医师的评级和西医师的评级被认为同等重要。

如果有人认为一个评级比另一个评级更可靠，那么更可靠的评级应该对所研究中药的评估占有更大的权重。在上述评分函数中，a 和 b 的选择确定了评价等级在所研究中药评价中的相对重要性。Ki 和 Chow(1994)提出根据观测数据使用主成分技术来确定 a 和 b。其思想是推导出两个评级的一维函数，与二维向量 $W=(X, Y)'$ 相比，它可以保留尽可能多的信息，假设 W 服从双变量联合分布，均值 $\mu=(\mu_X, \mu_Y)'$ 和协方差矩阵

$$\sum=\begin{pmatrix}\sigma_X^2 & \rho\sigma_X\sigma_Y \\ \rho\sigma_X\sigma_Y & \sigma_Y^2\end{pmatrix}$$

式中：σ_X 和 σ_Y 分别表示 X 和 Y 的标准差；ρ 为 X 和 Y 之间的线性相关系数。

则 W 的均值和协方差矩阵可根据观察到的评级 $W_i=(X_i, Y_i)'$，$i=1, \cdots, N$ 进行估计，即

$$\hat{\mu}=\bar{W}=(\bar{X}, \bar{Y})$$

其中

$$\bar{X}=\frac{1}{N}\sum_{i=1}^{N}X_i,\ \bar{Y}=\frac{1}{N}\sum_{i=1}^{N}Y_i$$

以及

$$\hat{\sum}=S=\frac{1}{N-1}\sum_{i=1}^{N}(W_i-\bar{W})(W_i-\bar{W})'=\begin{pmatrix}S_X^2 & rS_XS_Y \\ rS_XS_Y & S_Y^2\end{pmatrix}$$

上述样本的协方差矩阵不仅包含了中医师和西医师评级的变化信息，还包含了两个评级之间的相关性。为了确定 a 和 b，一种方法是在两个评级的基础上采用主成分技术。观测数据的第一主成分 $\{W_i, i=1, \cdots, N\}$ 具有最大的样本方差，即

$$A'SA=a^2S_X^2+b^2S_Y^2+2abrS_XS_Y$$

所有的系数向量满足以下条件

$$A'A=a^2+b^2=1$$

可以看出，与 S 的最大特征根相关联的特征向量中的数 A 是第一主成分的系数。S 的特征根可从特征方程中获得

$$|S-\lambda I|=0$$

从而导致

$$\begin{vmatrix}S_X^2-\lambda & rS_XS_Y \\ rS_XS_Y & S_Y^2-\lambda\end{vmatrix}=0$$

因此

$$\lambda=\frac{1}{2}(S_X^2+S_Y^2)\pm\frac{1}{2}\Delta_{XY}$$

其中

$$\Delta_{XY}=\sqrt{(S_X^2+S_Y^2)^2-4S_X^2S_Y^2(1-r^2)}$$

最大的根由以下公式得出

$$\lambda_1 = \frac{1}{2}(S_X^2 + S_Y^2) + \frac{1}{2}\Delta_{XY}$$

第一主成分可通过求解以下方程获得

$$(S_X^2 - \lambda_1)a + brS_XS_Y = 0$$
$$a^2 + b^2 = 1$$

从而导致

$$a = \left[1 + \frac{(\lambda_1 - S_X^2)^2}{r^2 S_X^2 S_Y^2}\right]^{-1/2}$$

$$b = \frac{(\lambda_1 - S_X^2)a}{rS_XS_Y}$$

第一主成分 $y = A'W$ 的样本协方差是 $\lambda_1 = A'SA$ 的最大特征根，这个组分表示的变异百分比是

$$\frac{\lambda_1}{\mathrm{tr}(S)}$$

式中：$\mathrm{tr}(S)$ 是 S 的痕迹，由以下公式得出

$$\mathrm{tr}(S) = S_X^2 + S_Y^2$$

注意，如果样本协方差矩阵 S 是单一的，则只有一个非零特征根。第一主成分解释了观察中的所有变化。第一主成分预测的样本变异百分比反映了第一主成分保留了多少来自观察结果的信息，以及该成分在一维环境中代表观察结果的有用性。如果观测值的大部分变化可以用一个主成分来解释，那么二维空间中观测值产生的大部分变化可以用一维矢量来表示。这要求数据降维，系数 (a, b) 表示各评级对中医药评估的方向和相对重要性。

例如，假设样本协方差矩阵 X 和 Y 为

$$S = \begin{pmatrix} 1 & r \\ r & 1 \end{pmatrix}$$

其中 $r > 0$，最大特征根 $S = 1 + r$，而其对应的特征向量 $A = (\sqrt{2}/2, \sqrt{2}/2)$，然后，通过以下公式给出评分函数

$$Z = \frac{\sqrt{2}}{2}X + \frac{\sqrt{2}}{2}Y$$

两个评级的权重相同。Z 保留的变异百分比为 $100 \times (1 + r)/2$，Z 表示的变异量对于线性相关系数的不同值 r 总结见表 5-3。

表 5-3　各个 r 的变异百分比(用 Z 表示)

r	变异百分比 Z	r	变异百分比 Z
0.9	95%	0.5	75%
0.7	85%	0.0	50%

当两个评级 X 和 Y 高度相关时，得分函数保留了非常高的变异百分比。当相关系数为 0.7 时，得分函数仍可保留 85%的变异数据。由表 5-3 可知，本节提出的评分函数简便易行，它将二维问题简化为单变量问题。它使用了来自两个评级的信息，并为统计检验提供了更好的把握度。

假设中医师和西医师在药物治疗前(基线)和治疗结束时(终点)对工具进行评估。关注的假设之一是无药物效应。用 X 表示中医师评级较基线的终点变化，用 Y 表示西医师的评级。当 X 和 Y 单独分析时，所有可能结论的概率总结见表 5-4。从表 5-4 可以看出，观察到不一致结论的概率由 $P=P_{AR}+P_{RA}$ 得出。对于特定情况，当 X 和 Y 随着线性相关系数 ρ 呈双变量正态分布，可计算观察到不一致结论的概率，见表 5-5。可对评分函数 Z 进行治疗效果分析，来避免当单独分析评级时可能出现的结果不一致的潜在问题。

表 5-4　所有可能结论的概率

	接受 H_0	拒绝 H_0
X	P_{RA}	P_{RR}
Y	P_{AA}	P_{AR}

表 5-5　结论不一致的概率

P	$P=P_{AR}+P_{RA}$	P	$P=P_{AR}+P_{RA}$
−0.9	0.040 7	0.1	0.094 5
−0.8	0.056 1	0.2	0.092 9
−0.7	0.066 9	0.3	0.090 2
−0.6	0.075 1	0.4	0.086 5
−0.5	0.081 5	0.5	0.081 5
−0.4	0.086 5	0.6	0.075 1
−0.3	0.090 2	0.7	0.066 9
−0.2	0.092 9	0.8	0.056 1
−0.1	0.094 5	0.9	0.040 7
−0.0	0.095 0		

注：X 和 Y 呈双变量正态分布，相关性为 ρ。

5.8　结语

中医现代化是通过科学记录中医临床实践的经验，将以经验为基础的中医转化为以证据为基础的中医，包括对所研究疾病的诊断、对所诊断疾病的个体化治疗和对所开处方中药的评价。在实践中，中医四诊技术在某一特定疾病的诊断、确诊后疾病的个体化治疗、处方中药的评价等方面一直饱受诟病，但这种批评是主观而非客观的。此外，预测评定者内部(如中医师或西医师)和评定者之间(即中医师之间或西医师之间)存在较大的变异性。因此，收集的数据可能存在偏倚且不可靠。因此，难以准确、可靠地评估治疗效果。

如前所述，如果可以识别、避免或控制评定者内和评定者间的变异性，则类生命质量工具是评价中草药的有效工具。为此，必须进行初探性研究来对那些参与利用开发的量表工具研究的评定者进行培训。

Kondoh 等(2005)建议使用改良的 DLQI 表来评价中草药。此项研究所开发的 DLQI 工具已被证明是评估皮肤病患者中草药疗效的有用工具。但是，建议重新考虑原始问题的内容，以减少评定者内和评定者间的变异性，从而提高治疗效果估计的准确性和可靠性。并且需要更大样本量的进一步研究，以充分确立 DLQI 用于评价皮肤病患者中草药治疗的适用性和可靠性。

6 因子分析和主成分分析

6.1 引言

如前所述,大多数西药含有单一活性成分,用于在研究中治疗特定疾病(如癌症)的患者。在一些明确定义的研究终点(如缓解率、疾病进展时间和中位生存时间)方面,充分建立了活性成分临床评价的统计学方法。与西药不同,大多数中药通常由多种成分(活性和非活性)组成。因此,西药临床评价的标准方法不能直接用于评价中药的安全性和有效性。在实际应用中,中药可以看作是有多种已知或未知成分的复方制剂。在实践中,由于以下原因难以评价中药的安全性和有效性: ① 中药中存在大量成分(如某些中药的成分高达 12～15 种);② 某些单个成分不能定性;③ 不清楚哪些成分有活性,哪些成分无活性;④ 这些成分之间的关系未知;⑤ 联合用药的比例往往未知。

对于多成分制剂,在某些假设下,可考虑进行多变量分析,以评价中药的安全性和有效性。然而,由于上述原因,分析结果可能存在偏倚,因此具有误导性。在实际工作中,由于单个成分的药理活性往往是未知的,建议将成分分为两组: 一组为一级活性成分组;另一组为二级(或以下)活性成分组。因此,因子分析和主成分分析有助于将所有变量分为两组(主要变量和次要变量)。

因子分析是一种统计方法,常用于分析大量相互关联的变量,并根据这些变量的共同点进行分类。该方法涉及找出一种方法来共同表示相关的变量,形成一个新的较小的衍生变量与最小的信息损失集。换言之,因子分析是一种用于描述观察到的相关变量之间变异性的方法,因为未观察到的变量数量可能更少,被称为因子。在实际工作中,如果可能的话,因子分析就是找出能够反映大量相关变量变化的 3～4 个因子。因子分析是一种确定共享方差均值聚类的相关技术,它能发现与其他变量相关性最小的关系或自然联系,并据此对变量进行分组。因此,因子分析有时被称为统计方法的集合,用于将相关数据简化为较少数量的维度或因子。

因子分析主要有两种,即主成分分析和公因子分析。主成分分析提供了一个独特的解决方案,使原始数据可以由结果来重建。因此,这个方法不仅提供了一个解决方案,而且还以相反的方式工作,即提供来自解决方案的数据。生成的解决方案包括的因子与变量一样多。公因子分析使用原始变量之间的共同差异或方差的估计值来生成解决方案。因此,因子的数量将始终少于原始因素的数量。所以,因子分析实际上是指公因子分析。因子分析与主成分分析(PCA)有关,但两者并不相同。因子分析等潜变量模型采用回归建模技术检验产生误差项的假设,主成分分析是一种描述性统计技术。关于这两种技术的等效性或其他方面的问题,该领域一直存在重大争议(参见探索性因子分析与主成分分析)。

6.2 简要概述了因子分析;6.3 介绍了主成分分析;6.4 中给出了一个示例,以说明使用因子分析和主成分分析评价具有多个成分的制剂;6.5 提供了一些结论性意见。

6.2 因子分析

因子分析是多元分析中常用的统计方法。因子分析的目标是将多个测量数据简化为数量较少的不可直接观察的因子(潜在结果)。在实际工作中,通过对观测数据的协方差或相关矩阵进行分解,得到各因子。因子分析的发展可以追溯到 1900 年初,当时研究人员试图研究智力(Spearman, 1904)。因子分析在社会科学和卫生研究中特别流行,如质量评估(Bartholomew, 1981;Gould, 1981;Everitt, 1984;Sammel 和 Ryan, 1996, 2002;Laden 等, 2000;Henley 等, 2004)。

因子分析的实施有探索性和验证性两种方法。探索性方法的目标是识别数据驱动的潜在结构,而验证性因子分析从拟定的结构或模型出发,通过对观察到的数据进行拟合优度测量来评价结构或模型。本节将侧重于介绍探索性因子分析的方法。

6.2.1 统计模型

因子分析的目的是将数据的协方差矩阵分成两个分量:一个是所有变量共有的分量;另一个是每个变量各自的分量。用 $X=(x_1, \cdots, x_p)'$ 来表示均值为 $\mu=(\mu_1, \cdots, \mu_1)'$、协方差矩阵为 $\sum=[\sigma_{ij}]_{p\times p}$ 的"p -变量随机向量"。假设向量 X 是与 m 个随机的、未观测到的公因子 $(f_1, \cdots, f_m)$ 线性相关的。同样,设 $\varepsilon=(\varepsilon_1, \cdots, \varepsilon_p)$ 为残差或特定因子。假设 $E(f)=0$、$\mathrm{Cov}(f)=I$、$E(\varepsilon)=0$、$\mathrm{Cov}(\varepsilon)=\Psi=\mathrm{diag}(\Psi_1, \cdots, \Psi_p)$、$\mathrm{Cov}(f, \varepsilon)=0$。因此,有

$$X-\mu=Lf+\varepsilon$$

式中:$L=[l_{ij}]_{p\times m}$ 是负载或回归权重的矩阵。因此,协方差矩阵为

$$\sum=LL'+\Psi$$

$$\sigma_{ii}^2=\sum_{i=1}^{m} l_{ij}^2+\Psi_i=h_i^2+\Psi_i$$

式中:h_i^2 被称为第 i 个公因子方差,用来解释第 i 个变量的方差;Ψ_i 称为唯一或特定方差。上述模型可以推广到公因子相互关联的情况,假设 $\mathrm{Cov}(f)=\Phi$ 而不是 $\mathrm{Cov}(f)=I$ (在这种情况下,这些因子相互正交)。

6.2.2 参数估计

用 $x_1, \cdots, x_n$ 表示样本量为 n 的随机向量 X 的观测结果。因子和载荷可从样本方差/协方差矩阵 S 中导出,这是真实方差/协方差矩阵 $\sum$ 的一个估计值。因为解可能不是唯一的,通常通过施加进一步的约束获得初始解。获得初始解的常用方法有主成分法、主因子法和最大似然法。解决方案通常是旋转的,以便于数据的交互。最常考虑的旋转方法可能是 Kaiser(1958、1959)提出的方差极大旋转(varimax rotation),它选择正交矩阵 T 使每个因子的平方载荷的方差之和最大化。

如 Sammel 等(2010)所述,也可使用其他有用的正交旋转,包括四次方旋转和平均正交旋转。如前所述,在很多情况下,$\mathrm{Cov}(f)=\Phi\neq I$,即因子是互不正交的。在这种情况下,可以利用 Hendrickson 和 White (1964)提出的 promax 斜交旋转法再次考虑旋转斜因子以达到正交性。令

$$QQ=[q_{ij}]_{p\times m}$$

结构化,并确保

$$q_{ij}=|l_{ij}^{r-1}|l_{ij}$$

式中:$r>1$ 为旋转的效能。在这种情况下,已经证明斜向因素比正交方法的可复制性更好(Coste 等,1995)。

6.2.3 因子数量

如前所述,中药通常由大量成分或变量组成,因子分析的目的是减少变量的数量。因此,关键问题之一是模型中应包含多少因子,因为不同的 m 将导致不同的解决办法和解释。参数估计是以预先规定的因子数量为条件的。在统计学上,当总体呈正态分布时,可以使用似然比检验来检验因子数量选择的充分性(Bartlett, 1954)。但是,该测试可能导致 m 的选择,因此,对数据没有附加价值或见解的最终因子是非常重要的。

对于因子数目的选择,有几种方法:① 未旋转的特征值大于 1 的因子;② 占数据原始变异的 70%~80%的因子;③ 在 $S-\psi$ 可用时,在样本特征值的折线图上有"大"值的因子。尽管有这几种方法,但没有一个方法能给出正确的答案。因此,在实践中,尝试一些 m 的建议值,最终选择由主题和解决方案的可解释性决定。

6.2.4 举例

为了说明,以从间质性膀胱炎数据库(ICDB)研究中收集的数据为例,其中测量的变量是名义、二元和有序变量的混合类型(Sammel 等,2010)。如 Simon 等(1997)所述,间质性膀胱炎(IC)是一种慢性综合征,其特征为无任何可识别原因的尿频、尿急和(或)尿痛。ICDB 队列研究旨在随访接受治疗患者的 IC 自然病史。该研究的目的之一是探讨 IC 症状与病理性膀胱特征的关系。设计了一种包含 39 个项目的量表,以采集影响 IC 相关症状发展的广泛潜在过程(Tomaszewski 等,2001)。

Sammel 等(2010)选择了 24 个项目的子集,这些项目具有较低的缺失数据百分比,并且应答之间至少存在一些变异性,以分析活检特征之间的相关性,从而识别 IC 的一些生物学过程和受这些过程影响的关键特征。数据集包含 1 个连续变量,16 个二元变量,7 个有序变量。在接受膀胱活检的 211 例受试者中,203 例具有选定项目的完整数据,并纳入这些分析中,进行了两个因子分析。第一种假设所有的变量都服从正态分布,而第二种假设解释了分布是不同类型的。使用普通未加权最小二乘法估计模型参数,采用折线图的方法确定因子数量。在两项分析中,建议使用三因子模型,因为图的斜率在第三个因子中最陡(图 6-1 和图 6-2)。

表 6-1(正态假设下)和表 6-2(不同数据类型的分布假设下)给出了基于各自因子载荷的因子载荷和变量分组。

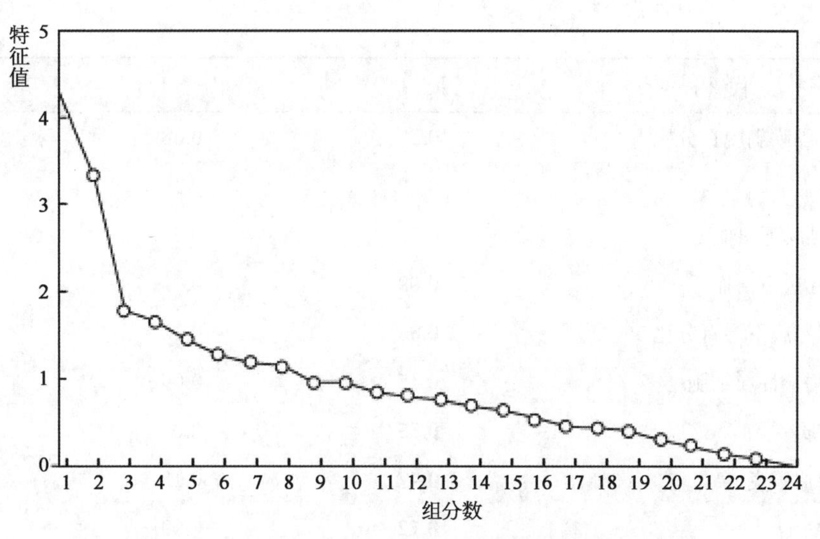

图 6-1 特征值的折线图(假设所有观测变量呈正态分布)

来源：Sammel，M.D.等,因子分析.选自生物制药统计百科全书第 3 版. Chow，S.C.，Taylor & Francis,纽约,2010。

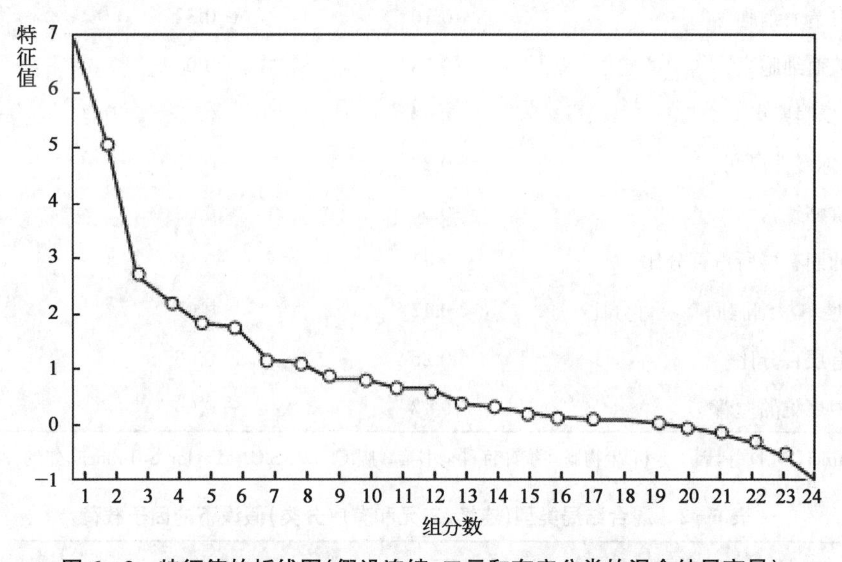

图 6-2 特征值的折线图(假设连续、二元和有序分类的混合结局变量)

来源：Sammel，M.D.等,因子分析.选自生物制药统计百科全书第 3 版.Chow，S.C.，Taylor & Francis,纽约,2010。

表 6-1 所有观测变量都服从正态分布假设下的因子载荷

变 量 代 码	因子 1	因子 2	因子 3
5：肥大细胞计数	0.15	−0.07	**0.24**
9a：尿路上皮完全剥脱	0.10	**0.98**	0.11
9b：尿路上皮不连续	−0.10	**−0.93**	−0.11
10：肉芽组织固有层	**0.76**	0.07	−0.07

（续表）

变 量 代 码	因子 1	因子 2	因子 3
11：尿路上皮黏膜剥脱百分比	0.22	**0.68**	−0.07
12：黏膜下出血	−0.09	0.16	**0.92**
13a：局限性黏膜下出血	−0.07	0.01	**0.70**
13d：弥漫性黏膜下出血	−0.09	0.07	**0.60**
14：肉芽组织黏膜下层百分比	**0.86**	0.15	−0.01
16b：固有层嗜酸性粒细胞增多	**0.15**	0.06	0.14
17：单核内皮炎	**0.55**	0.07	−0.21
18：透壁单核血管炎	**0.47**	−0.13	−0.21
20：黏膜水肿	**0.12**	−0.09	0.12
22：反应性尿路上皮变化	0.18	**−0.35**	−0.03
23：尿路上皮增生	**−0.10**	−0.08	0.04
25：尿路上皮造血细胞	0.10	**−0.32**	0.24
26：固有层造血细胞	**0.56**	−0.08	0.27
27a：固有层浸润聚集	**0.64**	0.08	−0.02
27d：固有层弥漫性浸润	0.23	−0.17	**0.28**
30：固有层拼贴致密	−0.06	0.03	**0.11**
32：含神经的固有层所占百分比	**0.41**	−0.02	0.15
34：S100 阳性单核细胞固有层百分比	**0.12**	−0.07	0
36：血管固有层百分比	0.25	0.06	**0.26**
37：固有层中聚集的血管	0.13	−0.06	**0.26**

来源：Sammel，M.D.等，因子分析.生物制药统计百科全书第 3 版.Chow，S.C.，Taylor & Francis，纽约，2010。

表 6－2　混合结局类型（连续、二元和有序分类）假设下的因子载荷

变 量 代 码	因子 1	因子 2	因子 3
5：肥大细胞计数（连续）	**0.28**	−0.16	−0.03
9a：尿路上皮完全剥脱（0.1）	0.33	**1.04**	−0.10
9b：尿路上皮不连续（0，1）	−0.30	**−0.90**	0.12
10：肉芽组织固有层（0.1）	**0.84**	0.3	0.05
11：尿路上皮黏膜剥脱百分比（0～4）	0.38	**0.88**	0.07
12：黏膜下出血（0～3）	**0.47**	−0.29	0.17
13a：局限性黏膜下出血（0，1）	**0.42**	−0.34	0.26
13d：弥漫性黏膜下出血（0，1）	**0.38**	−0.28	0.17

(续表)

变量代码	因子1	因子2	因子3
14：肉芽组织黏膜下层百分比(0～3)	**1.04**	0.39	0.2
16b：固有层嗜酸性粒细胞增多(0.1)	**0.55**	−0.01	−0.41
17：单核内皮炎(0,1)	**0.77**	0.44	−0.58
18：透壁单核血管炎(0.1)	0.62	0.11	**−0.74**
20：黏膜水肿(0.1)	0.48	−0.04	**0.75**
22：反应性尿路上皮变化(0.1)	0.14	**−0.47**	−0.08
23：尿路上皮增生(0.1)	−0.09	−0.18	**−0.37**
25：尿路上皮造血细胞(0～3)	0.13	**−0.83**	−0.12
26：固有层造血细胞(0～3)	**0.76**	−0.23	−0.32
27a：固有层浸润聚集(0,1)	**0.77**	0.2	−0.22
27d：固有层弥漫性浸润(0,1)	0.39	**−0.44**	0.01
30：固有层拼贴致密(0,1)	0.04	0.03	**0.43**
32：含神经的固有层所占百分比(0～3)	**0.57**	−0.03	−0.09
34：S100 阳性单核细胞固有层百分比(0,1)	0.27	−0.15	**−0.65**
36：血管固有层百分比(0～2)	**0.56**	0.05	0.05
37：固有层中聚集的血管(0.1)	**0.33**	−0.19	0.03

来源：Sammel，M.D.等，因子分析.生物制药统计百科全书第3版.Chow，S.C.，Taylor & Francis，纽约，2010。

每个变量以绝对值加载的最大因子用黑体字标记，表示该变量与之关系最密切的因子。如表6-1和表6-2所示，两项分析均明确定义了因子2，并与项目9a、9b、11、22和25相关，这些项目记录了尿路上皮丢失量和尿路上皮再生能力。其余项目与因子1和3的相关性最强，尽管两种分析之间的变量分组略有不同。这些因子代表了肥大细胞增多症和细胞炎症在IC发生中的作用。正态假设下获得的因子载荷小于不同数据类型分布假设下获得的因子载荷，而因子间的相关性较大(表6-3)。这导致对可变分组和不太明确的因子的确定性降低。

表6-3　分析1和分析2的因子相关性

	分析1		分析2	
	因子1	因子2	因子1	因子2
因子2	0.021		−0.211	
因子3	0.383	−0.331	−0.030	−0.142

来源：Sammel，M.D.等，因子分析.生物制药统计百科全书第3版.Chow，S.C.，Taylor & Francis，纽约，2010。

SAS、S-PLUS、SPSS等大多数标准统计软件包都有执行因子分析的功能或程序。所有软件包都有最常用的初始估计和转换方法。每个软件包也有各种其他技术可用。有时候不可观察因素的估计也是一个目标，可以通过这些软件包获得(Johnson 和 Wichern，1992)。

6.3 主成分分析

主成分分析是一种多变量技术，它分析一个数据表，其中观测由几个相互关联的因变量描述。

主成分分析与因子分析相关，但两者不完全相同。正如 Abdi 和 Williams(2010)所指出的，主成分分析的目标是多方面的。首先，从数据表中提取最重要的信息；其次，通过只保留这些重要信息来压缩数据集的大小；再者，简化数据集的描述；最后，分析了观测数据的结构和变量。

6.3.1 奇异值分解

用 $X=[x_{ij}]_{I\times J}$ 表示要分析的数据表，其中 x_{ij} 是从 j 个变量观察到的第 i 个观测值，其中 $i=1, \cdots, I$，$j=1, \cdots, J$。另外，用 L 来表示矩阵 X 的秩，有 $L\leqslant \min(I, J)$。实际上，数据表 X 通常是预处理过的，如此，每列的 X 将居中，并且每列的均值等于 0(即 $X'1=0$，其中 0 是 1 个零向量的 J，1 是 1 个一向量的 I)。此外，如果每个元素 X 被 $\sqrt{I}$ (或 $\sqrt{I-1}$) 相除，之后 $X'X$ 成为协方差矩阵。在这种情况下，这种分析通常被称为协方差主成分分析。如果每个变量都是标准化的，则该分析称为相关主成分分析，因为矩阵 $X'X$ 已成为关联矩阵。

正如 Takane(2002)和 Abdi(2007a、b)所指出的，矩阵 X 具有奇异值分解(SVD)，它是特征分解的推广。奇异值分解将矩形矩阵分解成三个简单的矩阵：两个正交矩阵和一个对角矩阵。换言之，如果 A 表示一个矩形矩阵，它的 SVD 为

$$A=P\Delta Q'$$

式中：P 是矩阵AA'的(归一化)特征向量(即 $P'P=I$)；Q 是矩阵 $A'A$ 的(归一化)特征向量(即 $Q'Q=I$)，并且 Δ 是奇异值的对角矩阵，$\Delta=\Lambda^{1/2}$(含 Λ)为矩阵 AA' 和 $A'A$ 的特征值对角线矩阵(情况如上所述)。应注意，P 的列被称为左奇异向量 A，而 Q 的列被称为 A 的正确奇异向量。SVD 为半正定矩阵特征分解的一个直接结果(Abdi 和 Williams, 2010)。因此，有

$$X=P\Delta Q'$$

式中：P 是左奇异向量的 $I\times L$ 矩阵；Q 是右奇异向量的 $J\times L$ 矩阵；Δ 是奇异值的对角矩阵。请注意，当 Λ 是(非零)特征值 $X'X$ 和 XX'的对角矩阵时，Δ^2 等于 Λ。

6.3.2 主成分

一般而言，主成分分析计算的新变量称为主成分，这些变量是由原始变量的线性组合获得的。第一主成分需要具有最大的可能方差(即该成分将解释数据表惯性的最大部分)；第二分量在第一分量正交的约束下进行计算，并且具有最大的可能惯性。其他成分也可进行类似计算。这些新的观测变量值称为因子得分，这些因子得分可以被几何解释为观测值在主成分上的投影。在主成分分析中，成分是从数据表 X 的 SVD 中获得的。具体而言，由 $X=P\Delta Q'$，即 $I\times L$ 因子得分矩阵表示为 F，可作为

$$F=P\Delta$$

矩阵 Q 给出用于计算因子得分的线性组合的系数。此矩阵也可解释为投影矩阵，因为 X 乘以 Q 给出了主成分观测值的投影值，可以表示为

$$F = P\Delta = P\Delta Q'Q = XQ$$

上述表达式显示，矩阵 Q 是一个投影矩阵，将原始数据矩阵转换为因子分数。该矩阵可用于计算未纳入主成分分析的观察结果的因子评分。注意，矩阵 X 也可解释为因子评分矩阵与载荷矩阵的乘积，即

$$X = FQ'$$

$$F'F = \Delta^2,\ Q'Q = I$$

6.3.3 主成分的解释

一个成分的重要性反映在它的惯性上，或者这个因子所解释的总惯性的比例上。在主成分分析中，与某一成分相关的特征值等于该成分的平方因子得分之和。因此，一个成分的观测值的重要性可以通过该观测值的平方因子得分与该成分相关特征值的比值来获得，这个比值称为观测值对分量的贡献。

将观测 i 对成分 l 的贡献用 $C_{i,l}$ 来表示，$C_{i,l}$ 可从以下公式中获得

$$C_{i,l} = \frac{f_{i,l}^2}{\sum_i f_{i,l}^2} = \frac{f_{i,l}^2}{\lambda_l}$$

式中：λ_l 是第 l 个成分的特征值。对于一个给定的成分，贡献值介于 0 和 1 之间，所有观察结果的贡献之和等于 1。贡献值越大，观察结果对成分的贡献越大。在实践中，通过将某一成分的贡献与平均贡献相比较来说明给定成分的贡献的方法是有用的(即 l/I)。然后可以反对具有高贡献和不同特征的观察结果，以帮助解释该成分，因为这些观察结果代表该成分的两个终点。补充观测值的因子分数不用于计算特征值，因此其贡献一般不计算。

注意，平方余弦表示余弦的重要性，表示一个成分对观测值与原点的平方距离的贡献。其对应于直角三角形夹角余弦与原点、观察值及其在成分上的投影的平方，计算如下(Abdi 和 Williams，2010)

$$\text{Cos}_{i,l}^2 = \frac{f_{i,l}^2}{\sum_l f_{i,l}^2} = \frac{f_{i,l}^2}{d_{i,g}^2}$$

式中：$d_{i,g}^2$ 是给定观测值与原点的平方距离。平方距离 $d_{i,g}^2$ 可计算为该观察结果所有因子评分的平方和。$\text{Cos}_{i,l}^2$ 值较大的成分对总距离的贡献相对较大，因此这些成分对该观测值很重要。$\text{Cos}_{i,l}^2$ 的值有助于找到对解释主要的和补充的观测都很重要的成分。

在主成分分析中，一个成分和一个变量之间的相关性(即载荷)可以估计它们共有的信息。变量与所有成分的相关系数的平方和等于 1。因此，平方载荷比载荷更容易解释(因为平方载荷给出了由成分解释的变量方差的比例)。应注意，一般而言，载荷的不同含义会导致成分的等效解释。之所以会出现这种情况，是因为不同类型的载荷在很大程度上取决于它们的规范化类型。在实际工作中，变量通常在成分空间中以载荷为坐标绘制成点。这种表示与观察结果图不同：观察结果由其投影表示，但变量由其相关性表示。变量的平方载荷之和等于 1，因此，当数据完全仅由两个成分表示时，其平方和等于 1。

6.4 生命质量量表在高血压患者中的应用

6.4.1 背景

生命质量通常由生命质量评价工具进行评估,该工具包括许多问题(或项目)。为了收集有关生命质量各个方面的信息,使用包含许多问题的生命质量评价量表是必要且有用的。为了进行简单的分析和简明的解释,这些问题或项目通常分组形成子量表、复合评分或总量表。每个子量表(或复合评分)中的项目(或子量表)相关。因此,对生命质量评价工具的应答结构是多维的、复杂的和相关的。此外,在分析子量表和(或)复合评分以评估生命质量时,以下问题尤其值得关注:第一,应该形成多少个子量表或复合评分?第二,哪些项目(子量表)应该在每个子量表(复合评分)中分组?第三,获得子量表(复合评分)的适当权重是什么?这些问题很重要,因为生命质量评价量表的组成部分和(或)评价维度可能因药物疗法的不同而不同。例如,为了评估抗高血压治疗对生命质量的影响,从以下方面量化患者的生命质量可能是有意义的:身体状态、情绪状态、社会角色的表现、智力功能和生活满意度(Testa, 1987;Hollenberg 等,1991)。对于乳腺癌的治疗,通常会考虑生命质量的四个方面,即活动性、副作用、疼痛和心理压力(Zwinderman, 1990)。Olschewski 和 Schumacher(1990)提出使用因子分析中的标准化评分系数作为选择子量表的标准,以进行组合评分。作者的想法是去掉那些系数小的子量表。这种分组方法很有吸引力,因为它是一种基于面向数据权重的选择过程。然而,这种方法的缺点是:① 相关矩阵的分解并不唯一;② 组合子量表时使用的标准化评分系数在因子系统的不同旋转之间变化;③ 每个复合评分是所有子量表的线性组合(除非一些小系数的子量表被舍弃);④ 产生的复合评分不具有最优性质。为了克服这些缺点,Ki 和 Chow(1995)提出了一种对子量表进行分组的客观方法,目的是应用主成分分析和因子分析确定:① 适当数量的复合评分;② 每个复合评分中的子量表分组;③ 形成每组复合评分的最佳权重。

6.4.2 生命质量量表的研制

为了说明上述分组的方法,下面介绍 Testa 等发表的研究(1993)。在 341 例药物治疗前的高血压患者中使用生命质量工具,该工具包括 11 个子量表,见表 6-4。表 6-5 列出了 Testa 等(1993)使用的由心理学家和健康专家确定的三个复合评分。这 11 个子量表的样本协方差矩阵和相关矩阵分别见表 6-6 和表 6-7。为了便于分析和解释,最好结合一些子量表。结合所有子量表的信息,可以使用总体生命质量评分对结果进行全面总结。

表 6-4 生命质量子量表

子量表	组分	项目编号
1	GHS:一般健康状况	3
2	VIT:活力	4
3	SLP:睡眠	4
4	EMO:情感纽带	2
5	GPA:一般积极情绪	12

（续表）

子量表	组　分	项目编号
6	LIF：生活满意度	1
7	ANX：焦虑	11
8	BEC：行为/情绪控制	3
9	DEP：抑郁	10
10	SEX：性功能	5
11	WRX：工作幸福感	11

表 6-5　生命质量复合评分

复合评分	维　度	子量表
Ⅰ(PSD)	心理困扰	7,8,9
Ⅱ(GPH)	总体感知健康	1,2,3
Ⅲ(PWB)	心理健康	4,5,6

表 6-6　11 个生命质量子量表的协方差矩阵

维　度	GHS	VIT	SLP	EMO	GPA	LIF	ANX	BEC	DEP	SEX	WRX
GHS	7 133										
VIT	3 790	6 272									
SLP	3 338	5 205	8 667								
EMO	2 744	3 736	3 503	13 333							
GPA	2 801	4 299	4 169	6 340	6 566						
LIF	2 201	2 843	2 415	3 976	3 672	5 025					
ANX	2 865	3 615	3 972	3 828	4 360	2 418	5 698				
BEC	1 877	2 397	2 544	3 334	3 140	1 931	3 032	2 608			
DEP	2 767	3 558	3 551	4 512	4 370	2 755	4 198	2 931	5 031		
SEX	1 364	2 063	1 231	1 208	1 148	1 046	675	664	1 190	23 379	
WRX	2 727	3 777	3 469	2 949	3 530	2 592	2 751	2 006	2 949	966	3 875

表 6-7　11 个生命质量子量表的相关矩阵

维　度	GHS	VIT	SLP	EMO	GPA	LIF	ANX	BEC	DEP	SEX	WRX
GHS	1.00*										
VIT	0.57*	1.00*									
SLP	0.42	0.71*	1.00*								
EMO	0.28	0.41	0.33	1.00*							
GPA	0.41	0.67*	0.55*	0.68*	1.00*						

（续表）

维　度	GHS	VIT	SLP	EMO	GPA	LIF	ANX	BEC	DEP	SEX	WRX
LIF	0.37	0.51*	0.37	0.49	0.64*	1.00*					
ANX	0.45	0.60*	0.57*	0.44	0.71*	0.45	1.00*				
BEC	0.44	0.59*	0.54*	0.57*	0.76*	0.53*	0.79*	1.00*			
DEP	0.46	0.63*	0.54*	0.55*	0.76*	0.55*	0.78*	0.81*	1.00*		
SEX	0.11	0.17	0.09	0.07	0.09	0.1	0.06	0.09	0.11	1.00*	
WRX	0.52*	0.77*	0.60*	0.41	0.70*	0.59*	0.59*	0.63*	0.67*	0.1	1.00*

注：* 显著性水平 5%。

6.4.2.1　主成分分析　对数据进行了主成分分析。主成分系数和每个主成分解释的变异百分比见表 6－8。从表 6－8 可以看出，三个成分可以保留数据总变异的 80%。大多数数据的变化都可以通过三维空间来捕捉，并且不会丢失太多的信息。如果使用一维汇总评分，第一主成分将提供最优权重，用于合并子量表，该权重接近通常的统一权重。因此，为了简便起见，可以使用子量表的简单均值来归纳信息。

表 6－8　11 个生命质量子量表的协方差矩阵的主成分分析

总方差＝87 587			
主组分	特征根	解释方差的比例	累积的比例
第 1	38 558.2	0.440 227	0.440 23
第 2	22 565.1	0.257 63	0.697 86
第 3	9 064	0.103 486	0.801 34
第 4	3 954.2	0.052 414	0.853 76
⋮	⋮	⋮	⋮
第 11	573.1	0.006 544	1.000 00
	第 1	第 2	第 3
GHS	0.259 955	−0.036 307	0.312 788
VIT	0.329 832	−0.034 736	0.277 338
SLP	0.337 983	−0.078 279	0.416 114
EMO	0.420 902	−0.132 316	−0.770 326
GPA	0.361 128	−0.100 137	−0.109 206
LIF	0.243 912	−0.053 006	−0.073 678
ANX	0.298 467	−0.094 213	0.119 421
BEC	0.211 205	−0.058 717	−0.006 907
DEP	0.302 104	−0.071 833	0.016 791
SEX	0.235 259	0.969 77	−0.043 750
WRX	0.249 063	−0.055 368	0.157 592

6.4.2.2 因子分析 因为主成分分析提示数据的变化可以通过三维空间进行适当解释，所以在适当的统计模型中使用3个公因子的因子分析模型解释表6-7中给出的相关矩阵。除SEX外，所有子量表彼此之间高度相关。在表6-9和表6-10中分别总结了3个公因子的初始因子模式和控制的偏相关矩阵。控制这些因素的子量表之间的偏相关非常小，这表明3个共同因素可以合理地解释这些子量表之间的相关性。然而，它们仍难以解释表6-9中给出的初始因子载荷模式。除SEX外，所有子量表均在因子1上有较重的正性载荷，因子2和因子3上有正性和负性的混合载荷。所有3个有关性功能的共同因素的载荷都很小。这是因为SEX子量表和其他子量表之间相关性的差异较小。因此，需要旋转以产生更容易理解的因子模式。表6-11给出了方差极大旋转的结果因子模式。应注意，方差极大旋转是因子轴的正交旋转，以最大化因子(列)对因子矩阵中所有变量(行)的平方载荷的方差，其作用是通过提取因子来区分原始变量。每个因素往往有任何特定变量的或大或小的载荷。表6-11中给出的旋转因素模式表明，ANX、BEC和DEP子量表可以归为一个复合评分，这被称为心理困扰(PSD)；将VIT、WRX、SLP和GHS子量表进行分组，形成总体感知健康(GPH)的复合量表，将EMO、GPA和LIF子量表作为心理健康(PWB)的复合评分。每个子量表根据其具有最高相关性的因子分组。然而，SEX子量表可以作为一个单独的量表保留，因为它与任何因素都没有高度相关。

表6-9 初始因子模式

	因子模式载荷		
	因子1	因子2	因子3
GPA	0.88*	−0.20	0.14
DEP	0.86*	−0.15	−0.14
BEC	0.85*	−0.21	−0.17
VIT	0.81*	0.36	0.06
WRX	0.81*	0.22	0.12
ANX	0.81*	−0.09	−0.31
SLP	0.68*	0.28	−0.09
LIF	0.65*	−0.09	0.26
EMO	0.62*	−0.32	0.21
GHS	0.57*	0.24	0.00
SEX	0.13	0.09	0.07

注：* 显著性水平5%。

表6-10 控制3个因子的子量表之间的部分相关

子 量 表	GHS	VIT	SLP	EMO	GPA	LIF	ANX	BEC	DEP	SEX	WRX
GHS	1.00*										
VIT	0.06	1.00*									
SLP	−0.05	0.18	1.00*								

（续表）

子量表	GHS	VIT	SLP	EMO	GPA	LIF	ANX	BEC	DEP	SEX	WRX
EMO	0.02	0.03	0.03	1.00*							
GPA	−0.13	0.08	0.07	0.15	1.00*						
LIF	0.03	−0.04	−0.07	0.00	0.04	1.00*					
ANX	0.03	−0.01	0.03	−0.07	0.11	−0.02	1.00*				
BEC	0.01	−0.07	0.00	0.04	−0.04	0.01	0.11	1.00*			
DEP	0.03	−0.03	−0.07	0.00	−0.06	0.02	0.10	0.09	1.00*		
SEX	0.02	0.07	−0.03	0.00	−0.03	0.00	−0.03	0.02	0.05	1.00*	
WRX	0.01	0.07	−0.03	−0.12	0.06	0.12	−0.06	0.03	0.07	−0.06	1.00*

注：* 显著性水平 5%。

表 6-11　因子载荷的最大方差旋转结果

	正交变换矩阵 R		
	1	2	3
1	0.613 35	0.569 75	0.546 97
2	−0.166 70	0.770 32	−0.615 48
3	−0.772 02	0.286 32	0.567 46
	旋转因子模式载荷		
	因子 1	因子 2	因子 3
ANX	0.76 A	0.30	0.32
BEC	0.69 A	0.28	0.50
DEP	0.67 A	0.33	0.48
VIT	0.39	0.76 B	0.26
WRX	0.37	0.67 B	0.38
SLP	0.44	0.58 B	0.16
GHS	0.31	0.50 B	0.17
SEX	0.01	0.16	0.06
GPA	0.47	0.39	0.68 C
EMO	0.27	0.16	0.66 C
LIF	0.22	0.38	0.56 C

注：A—PSD(心理困扰)；B—GPH(总体感知健康)；C—PWB(心理健康)。

6.4.3　分析结果

对每组子量表进行主成分分析，以确定形成能够保留尽可能多信息的复合评分的最佳权重。

主要比较分析的结果总结在表 6 - 11 中。

第一主成分中的子量表组合的权重需要进行标准化，如使权重之和等于 1，复合评分为

$$PSD = 0.39(ANX) + 0.25(BEC) + 0.36(DEP)$$

$$GPH = 0.27(VIT) + 0.19(WRX) + 0.30(SLP) + 0.23(GHS)$$

$$PWB = 0.48(EMO) + 0.31(GPA) + 0.21(LIF)$$

这三个复合评分解释了 10 个子量表(不包括 SEX 子量表)总变异的 76%。与原始子量表分析结果相比，基于这些复合评分分析的结果更易于解释。这些复合评分与 Testa 等(1993)使用的评分相似。上述分析为心理学家在研究人群中使用复合评分提供了客观依据。

6.5 结语

公因子分析和主成分分析的共同目标是减少在组 p 内观察到的变量到组 m 的新变量($m<p$)。观察变量的缩减有两个目的。首先，模式矩阵可以用来描述原始变量和新变量之间的关系；其次，评分 m 可以使用新的变量来替代最初观察到的评分，这些评分预期用于后续分析。由于公因子分析和主成分分析是具有共同目标和许多重要数学特征的两大类程序，所以何种分析应该用于实践是很显然的。Velicer 和 Jackson(1990)研究了这两种方法之间在样本水平上的一些代数异同。具体而言，这项研究讨论了应保留的成分(因子)数量问题。如 Velicer 和 Jackson(1990)所述，如果选择因子分析，则假定至少存在下列一种情况：① 先验的因子数量已知；② 渐近卡方统计量将准确地确定保留多少因子；③ 问题是微不足道的，没有意义。对于因子数的确定，应用最广泛的标准，即所谓的 Kaiser 准则，它是指特征值大于单位规则(Kaiser，1960)，该准则因保留了太多因子而饱受诟病。通常，保留的因子数等于由 Kaiser 规则确定的原始变量数的 1/3。Dziuban 和 Harris(1973)指出，因子的数量可能与公因子分析和主成分分析解决方案的相似性-差异性的冲突有关。

公因子分析和(或)主成分分析是多变量分析的有效方法，例如癌症试验中的生命质量评估和(或)含有多种成分药品的安全性和有效性评价。虽然因子分析和主成分分析可能有助于中药安全性和有效性的评估，但仍有一些问题限制了因子分析和主成分分析的应用。例如，某些成分的药理学活性未知，并且无法表征或完全理解。成分之间的关系(或可能的药物成分间或药物间相互作用)也未知。如果将中药视为复方制剂，其成分间的相对比例往往是未知的。在许多情况下，特定成分的微小变化或变异可能导致临床结果的剧烈变化。

7 中医诊断程序的统计学检验

7.1 引言

近年来，寻找治疗危及生命的疾病（如癌症）的新药成为药剂研究和开发的焦点。因此，许多制药公司开始关注中药现代化。中药现代化的基础是通过人体临床试验，根据西方适应证的既定临床终点，对中药的疗效和安全性进行科学评价。然而应该认识到，即使西药和中药用于相同的适应证，与典型西药（western medicine，WM）相比，中药的疗效和安全性的科学评价仍存在根本差异（Chow 等，2006；Tse 等，2006）。例如，大多数西药含有单一活性成分，而大多数中药由多种成分或成分的混合物组成，这些成分可能具有药理学活性，也可能不具有药理学活性。此外，中医的传统诊断程序（Chinese diagnostic procedure，CDP）与西医有很大不同。通常，CDP 包括四种主要的检查，即望、闻、问、切。基本上，每个类别实际上都可以被视为一种工具（或问卷），由许多问题组成，用于收集有关患者功能、疾病状态和（或）疾病严重程度的不同信息。例如，中医对中风的诊断称为卒中，中风的 CDP 包括风证（6 类）、火热证（9 类）、痰证（7 类）、瘀证（5 类）、虚证（8 类）和实证（9 类）。另外，西药使用美国国立神经疾病和卒中研究所（NINDS）开发的 NIH 卒中量表（NIHSS）（根据辛辛那提大学设计的原始量表而来）来测量卒中的神经影响（Lyden 等，1999）。

一位有经验的中医师通常会根据四诊获得的综合信息和他（她）的最佳判断为患者开具中药方。因此，即使在个体患者中，成分的相对比例也可能不同。在实践中，CDP 的使用出现了以下问题。首先，对于评估有着特定疾病的患者来说，确定这种主观诊断程序的准确程度和可靠程度是有意义的；其次，还需要确定如何将 CDP 中观察到的单位变化转化为西方适应证的临床终点变化。

在本章中，针对中医确定临床终点以及西医的评估这两个问题，通过研究 CDP 的校准和验证来检查。在 7.2 中，将简要介绍 CDP。拟定的临床试验研究设计见 7.3。根据研究设计，在 7.4 中检验了 CDP 关于确立的临床终点的校准。在 7.5 中，根据既定校准模型下的既定临床终点对 CDP 进行验证。7.6 给出了数据示例，以说明拟定方法。一些总结见 7.7。

7.2 中医诊断程序

中医是有着几千年历史、围绕人类全部经验范围的一个整体医疗体系。它将中草药、针灸、推拿和治疗性运动，如气功（内部“气”的练习）和太极，结合使用于治疗和预防疾病。中医学由中国文化和哲学、临床实践经验和包括许多医学方药使用经验在内的资料组成，有着其独特的病因理论、诊断体系和丰富的历史文献。

中药通常是由几个组成部分配伍而成的复杂处方。药物配伍基于 CDP 推导。中医诊断包括望诊、闻诊(听诊和嗅诊)、问诊、切脉(包含触诊)四大技术。所有这些诊断技术的主要目的是通过收集患者的症状和体征来为辨证提供客观依据。望诊包括观察患者的一般外貌(强壮或虚弱、胖或瘦)、神志、面色(肤色)、五官(眼、耳、鼻、唇、舌)、分泌物、排泄物等;听诊包括听嗓音、声调、呼吸、呕吐和咳嗽,嗅诊包括闻呼吸的气味和体味;问诊包括询问有关特定症状的问题和一般情况,包括现病史、既往史、个人生活史和家族史;切脉有助于根据脉象的变化判断疾病的部位和性质。最小的细节也可能对治疗方案以及预后产生强烈的影响。虽然脉诊和舌诊由于经常被提及而备受关注,但诊断的其他方面也不容忽视。

这四项诊断技术实施后,中医师要配置一个证候诊断,根据八纲、五行学说、五脏六腑以及有关经络的信息,来描述身体的基本物质及其在机体内如何发挥作用。八纲包括阴和阳(即阴性和阳性)、寒和热、表和里,以及虚和实。八纲辨证可帮助中医辨证,例如,辨证为阴的人群会以消极、被动和冷静的方式发病(如腹泻和背痛),而辨证为阳的人群会以一种激进、积极、渐进和温暖的方式发病(如眼干、耳鸣和盗汗)。五行(金、木、水、火、土)对应人体特定的脏腑,五行中每个元素都与其他元素协调运作。

五脏(或被称为阴性器官)包括心(包括心包络)、肺、脾、肝和肾,而六腑(或被称为阳性器官)包括胆、胃、大肠、小肠、膀胱和三焦(即胸部、上腹部和下腹部)。五脏可以制造和储存基本物质,然后这些物质通过六腑进行转换和传输。中医治疗需要对脏腑失衡的临床表现有全面了解,需要掌握一定的穴位知识和中草药疗法的知识等,来重新调整脏腑平衡。经络是身体脏腑的表象,它们负责传导能量和全身血液的流动。

中医的这些要素除了提供诊断信息外,还可以帮助描述包括外感六淫(即风、寒、暑、湿、燥、火)、七情(即喜、怒、忧、思、悲、恐、惊)及其他致病因素在内的疾病病因。一旦收集到所有相关信息并处理成一个逻辑可行的诊断,传统的中医就可以确定治疗方法。

例如,风、火、痰、瘀是中医理论公认的中风的四个主要病理因素,这些因素可以削弱内脏,包括肾和脾,从而导致气、血、阴不足。中风病因气、血、阴不足而出现肝阳上亢、瘀血阻络、痰火扰心、肝风内动等症状。实践中,中医可以辨别中风的两种大体类型:最严重的类型为侵袭内脏以及能量通路;温和型只破坏能量通路。对重症型患者采用针刺配合中药配方,以解痉、息风、开窍、化痰、降血压;在治疗较温和的中风类型时,针灸主要用于打开能量通路,促进气血流动(Liu 和 Gong, 1997)。

7.3 拟定研究设计

在准备设计一个临床试验时,建议在研究方案中明确说明研究目的。一旦确定研究目的,即可选择有效的研究设计,并据此确定主要临床终点。根据主要临床终点,可计算达到预期功效所需的样本量。然而,对于中药治疗效果的评价,由于 7.2 节所述的 CDP 性质,常用的临床终点通常不适用。事实上,CDP 是一种工具(或调查问卷),由许多问题组成,以获取关于患者活动、功能、疾病状态和疾病严重程度的信息。按照大多数监管机构的要求,这种主观工具必须经过验证才能用于临床试验中的治疗效果评估。然而,如果没有一个参考标记物,不仅 CDP 无法被验证,而且也不知道在临床试验结束时中药是否达到了临床显著疗效。因此,在针对用于评价西药的成熟临床终点验证用于评价中药的 CDP 之前,有必要再从 CDP 获得的量表与成熟临床终点之间进行校准。类似于分析方法的校准,可以参考美国 FDA 建议的校准模型(Chow 和 Liu, 1995; Tse

和 Chow，1995）。根据校准模型，CDP 检测到的差异可转化为确立的临床终点。此外，还可根据已确立的临床终点验证 CDP。

在实践中，中医的诊断程序可能因中医师的不同而异。虽然它可能减少患者内变异性，但可能增加评价者间变异性，这可能使中药的有效性和安全性评价研究中的偏倚变得显著。为了解决这个问题，通常在进行临床试验前制定标准化的诊断程序。标准化的诊断程序通常包含四类，而这四类又由中国医师群体公认的一些问题组成。这些问题旨在定量采集患者的相关信息，包括功能、疾病状态和疾病严重程度。对于此类工具的效能验证，类似于典型生命质量工具的校验，考虑以下方面来确认性能特征：有效性（或准确度）、可靠性（或精密度）和稳健性（或评价者间变异性）（Chow 和 Ki，1994，1996）。

为了解决上述问题，Hsiao 等（2009）提出了一项研究设计，该研究设计允许针对西药（作为参考标志物）的临床终点对 CDP 进行校准和验证。这种方法根据西医适应证标准筛选受试者。合格受试者将通过中医诊断程序进行诊断，以建立基线。合格的受试者将被随机分配接受受试中药或活性对照（一种成熟的西药）。包括中医师和西医师在内的参与研究的医师也将被随机分配到中医组或西医组。因此，本研究设计将分为三组。

第 1 组：接受西药治疗，但由中医师和西医师共同评价的受试者。

第 2 组：接受中药治疗，并由中医师 A 评价的受试者。

第 3 组：接受中药治疗，并由中医师 B 评价的受试者。

拟定的研究设计图示如图 7－1 所示。第 1 组可用于根据已确立的临床终点校准中医诊断程序，而第 2 组和第 3 组可用于根据已建立的校准标准曲线验证中医诊断程序。

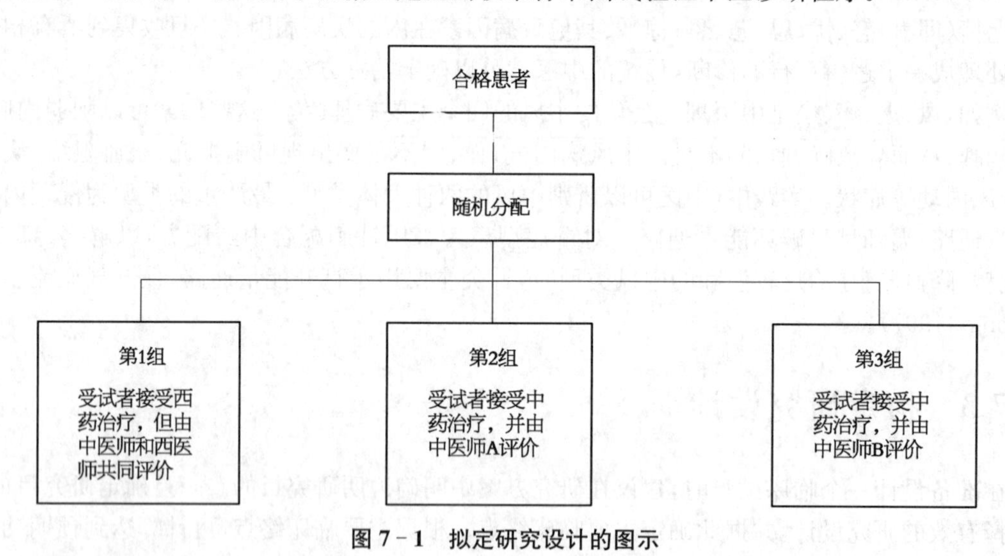

图 7－1　拟定研究设计的图示

7.4　中医诊断程序校准

用 N 表示第 1 组中收集的患者数量。对于第 1 组中的数据，用 x_j 表示接受西药治疗的已确立临床终点的第 j 位患者的测量结果。为简单起见，假设西药的成熟临床终点的测量是连续的。假设中医诊断程序包括 K 个项目，用 z_{ij} 表示第 j 位患者第 i 项的中医诊断得分，$i=1, \cdots, K$，

$j=1, \cdots, N$。用 y_j 表示第 j 位患者 K 个中医诊断项目的得分。为了简单起见,假设

$$y_j = \sum_{i=1}^{K} z_{ij}$$

这里使用基线测量进行校准,因为 y 和 x 的关系可能会和药物的效果混淆。根据这些西药治疗临床终点(标准)及其相应的中药评分测量值,通过拟合这些标准与其相应的中药治疗评分之间的适当统计模型,可获得估计的校准曲线,也称标准曲线。与分析方法的校准相似(Chow 和 Liu, 1995),考虑以下四种候选模型:

模型 1:$y_j = \alpha + \beta x_j + e_j$

模型 2:$y_j = \beta x_j + e_j$

模型 3:$y_j = \alpha x_j^{\beta} e_j$

模型 4:$y_j = \alpha e^{\beta x_j} e_j$

式中:α、β 是未知参数,$e's$ 是独立随机误差,$E(e_j)=0$、有限 $\text{var}(e_j)$ 在模型 1、2 中,$E(\log(e_j))=0$、有限 $\text{var}(\log(e_j))$ 在模型 3、4 中。

模型 1 是一个简单的线性回归模型,可能是建立校准用标准曲线最常用的统计模型。当标准曲线通过原点时,模型 1 简化为模型 2。当 y 和 x 两者之间存在非线性关系时,模型 3 和模型 4 很有用。请注意,模型 3 和模型 4 在对数转换后与简单线性回归模型等价。对于第 1 组中观察到的给定数据集,通过最小二乘法估计相应参数,可获得各模型下的标准曲线。然后,选择的标准曲线用于评价未知西药治疗临床终点 x_0 对于给定的中药治疗评分 y_0。假定参数估计值为参数的真实值,未知西药治疗临床终点通过标准曲线求解 x 确定。然而,由于向后变换,这会给西药治疗结果带来偏差和可变性。因此,可以开发一个程序,以确定估计 x_0 的最佳模型,详情概述如下。

步骤 1:可通过"失拟"检验和参数显著性评估模型的"适当性"(Draper 和 Smith, 1980)。删除那些未通过"失拟"检验或"显著性"检验的模型。

步骤 2:对于剩余的每个模型,计算相应的 R^2 值。用 $R^2_{\max}$ 表示剩余模型中 R^2 的最大值。对于每种模型,定义 $r = R^2/R^2_{\max}$。排除 r 值小于 r_0 的模型,其中 r_0 是一个预定的临界值。总的来说,建议 r_0 取为 0.8。

步骤 3:对于其余模型,通过比较 x_0 估计值的均方误差(MSE)确定"最佳"模型,MSE 最小的模型被认为是"最佳"模型。Tse 和 Chow(1995)给出了更详细的讨论。

7.5 中医诊断程序验证

如前所述,标准化的中医诊断工具通常包含四个类别或领域,而这四个类别或领域又由中医群体商定的若干问题组成。对于此类工具的确认,考虑以下性能特征(参数):效度(或准确性)、信度(或可靠性)和耐用性(评价者间变异性)。在这几个方面,与 Chow 和 Ki(1994、1996)研究的相似,因此省略了一些细节。

7.5.1 效度

中药工具的效度是指中药工具可以达到其测量目标的程度,即衡量中医工具的偏倚性。而

偏倚性能反映出中医工具的准确性。如前所述，中医工具通常由中医群体公认的一些问题组成。非常令人担忧的是，这些问题可能不是采集患者活动、功能、疾病状况和疾病严重程度相关信息的正确问题，将根据先前建立的校准标准曲线使用组 2 对 CDP 进行验证。用 X 表示可以通过中医项目 $Z_i(i=1, \cdots, K)$ 量化的已确立的西医临床终点的不可观察指标，基于 7.4 节中的估计标准曲线。由于 7.4 节中的模型 3 和模型 4 均可通过对数转换转换为线性模型，因此，为起到规定作用，仅选择线性模型来说明 CDP 验证的拟定方法。也就是说，假设

$$X=(Y-\alpha)/\beta$$

式中：$Y=\sum_{i=1}^{K} Z_i$，即使用 7.4 节中的模型 1 进行校准。假设 X 呈正态分布，均值为 θ，方差为 τ^2。令 $Z=(Z_1, \cdots, Z_K)'$，同样，假设 Z 服从均值 $\mu=(\mu_1, \cdots, \mu_K)'$ 和方差 Σ 的分布。为了评估有效性，希望知道 Z_i 的均值 $(i=1, \cdots, K)$ 是否接近 $(\alpha+\beta\theta)/K$。令 $\bar{\mu}=\frac{1}{K}\sum_{i=1}^{K}\mu_i$，则 $\theta=(\bar{\mu}-\alpha)/\beta$。因此，就其有效性而言，如果满足以下等式，可以声称该工具有效

$$|\mu_i-\bar{\mu}|<\delta \ \forall i=1, \cdots, K \tag{7-1}$$

对于一些小的预先规定的 δ。实际上，可以写作

$$\mu_i-\bar{\mu}=a'_i\mu \quad i=1, \cdots, K$$

其中

$$a_i=\begin{pmatrix} -\frac{1}{K}1_{i-1} \\ 1-\frac{1}{K} \\ -\frac{1}{K}1_{K-i} \end{pmatrix}, \ 1_i=\begin{pmatrix} 1 \\ \vdots \\ 1 \end{pmatrix}_{(i-1)\times 1}, \ 1_{K-i}=\begin{pmatrix} 1 \\ \vdots \\ 1 \end{pmatrix}_{(K-i)\times 1}$$

假设中医工具用于来自第 2 组的 N 位患者。令 $\hat{\mu}=\frac{1}{N}\sum_{j=1}^{N} Z_j=\bar{Z}$。为验证式(7-1)，需要测试以下零假设

$$H_0: |\mu_i-\bar{\mu}|\geqslant\delta \quad \text{至少一个 } i \tag{7-2}$$

在这种情况下，可以采用两个单侧检验的方法。对于每个固定的 i，当且仅当 (η_{i-}, η_{i+}) 在 $(-\delta, \delta)$ 以内时，基于两个单侧检验方法的尺度为 α 的检验拒绝 $|a'_i\mu|>\delta$，其中

$$\eta_{i\pm}=a'_i\hat{\mu}\pm t_{1-\alpha;\, N-1}\sqrt{\frac{1}{N}a'_i S a_i}$$

式中：$t_{1-\alpha;\, N-1}$ 是自由度为 $N-1$ 的分布的第 $(1-\alpha)$ 分位数。然后，使用相交并集的方法，α 检验拒绝无效假设[式(7-2)]，并得出结论：当且仅当所有 i 的 (η_{i-}, η_{i+}) 均在 $(-\delta, \delta)$ 范围内，中医工具才被验证是有效的。

7.5.2 信度

如果 X 的方差小，则认为从估计的标准曲线推导出的经校准的、完善的临床终点是可靠的。

对此，可以对一个固定的 Δ 检验假设

$$\mathrm{H_0}: \tau^2 \geqslant \Delta, 而\ \mathrm{H_a}: \tau^2 < \Delta \tag{7-3}$$

验证通过 X 估计 θ 的信度。根据先前建立的校准标准曲线使用第 2 组验证信度。根据估计的标准曲线，可以得出

$$\tau^2 = \frac{1}{\beta^2}\mathrm{var}\left(\sum_{i=1}^{K} Z_i\right) = \frac{1}{\beta^2} 1' \sum 1$$

需要注意的是，其样本分布

$$\sum_{j=1}^{N} (X_j - \bar{X})^2 / \tau^2$$

服从自由度为 $N-1$ 的卡方分布。根据 Lehmann(1986)，可以在 α 显著性水平拒绝式(7-3)的无效假设，当

$$Q = \frac{\sum_{j=1}^{N} (X_j - \bar{X})^2}{\Delta} < \chi^2(1-\alpha, N-1)$$

式中：$\chi^2(1-\alpha, N-1)$ 是自由度为 $N-1$ 的中心卡方分布的第 $(1-\alpha)$ 上分位数。

7.5.3 耐用性

除了效度和信度，一个可接受的中医诊断工具应该在不同的评价者身上产生相似的结果，换言之，最好量化评定者导致的变异以及评定者间变异占总变异的比例。将使用单向随机模型来评估工具的耐用性(Chow 和 Liu, 1995)。描述单向随机模型的模型是

$$x_{ij} = \nu + A_i + e_{ij} \quad i = 1(\text{第 2 组})、2(\text{第 3 组})；j = 1, \cdots, N$$

式中：x_{ij} 是来源于估计的标准曲线的第 i 位评定者的第 j 位患者的已校准的临床终点，ν 是总体均值；A_i 表示第 i 位评定者的效应，且假定其分布为独立同分布 i.i.d.N$(0, \sigma_A^2)$；e_{ij} 表示来自第 j 位评分者的第 j 位患者的量表的随机误差[假定服从 i.i.d.N$(0, \sigma^2)$分布]。还假设 A_i 和 e_{ij} 是独立变量(Searle 等，1992)，组内离差平方和 SSE 和组间离差平方和 SSA 为

$$\mathrm{SSE} = \sum_{i=1}^{2} \sum_{j=1}^{N} (x_{ij} - \bar{x}_{i\cdot})^2$$

$$\mathrm{SSA} = N \sum_{i=1}^{2} (\bar{x}_{i\cdot} - \bar{x}_{\cdot\cdot})^2$$

其中

$$\bar{x}_{i\cdot} = \frac{1}{N} \sum_{j=1}^{N} x_{ij}$$

$$\bar{x}_{\cdot\cdot} = \frac{1}{2N} \sum_{i=1}^{2} \sum_{j=1}^{N} x_{ij} = \frac{1}{2} \sum_{i=1}^{2} \bar{x}_{i\cdot}$$

令 MSA 和 MSE 表示因子 A 的均方值和均方误差，则有

$$\mathrm{MSA} = \mathrm{SSA}$$

$$MSE = SSE/[2(N-1)]$$

因此，方差分析估计量 σ^2 和 σ_A^2 如下

$$\hat{\sigma}^2 = MSE$$

$$\hat{\sigma}_A^2 = \frac{MSA - MSE}{N}$$

为了证明评价者间变异性在可接受限度 ω 内，可以检验假设

$$H_0: \sigma_A^2 \geqslant \omega,\ H_1: \sigma_A^2 < \omega \quad (7-4)$$

因为不存在精确的 $(1-\alpha)\times 100\%$ 置信区间 σ_A^2，可以推导出 Williams - Tukey 区间(Williams, 1962)(L_A, U_A)，对于 σ_A^2，置信水平在 $(1-2\alpha)\times 100\%$ 和 $(1-\alpha)\times 100\%$ 之间。这里

$$L_A = \frac{SSA(1-F_U/F_A)}{N\chi_{UA}^2}$$

$$U_A = \frac{SSA(1-F_L/F_A)}{N\chi_{LA}^2}$$

式中：$F_L = F[1-0.5\alpha, 1, 2(N-1)]$ 和 $F_U = F[0.5\alpha, 1, 2(N-1)]$ 代表自由度为 1 和 2(N－1) 的中心 F 分布的第 $(1-0.5\alpha)$ 个和第(0.5α)个的上限分位数；$\chi_{LA}^2 = \chi^2(1-0.5\alpha, 1)$ 和 $\chi_{UA}^2 = \chi^2(0.5\alpha, 1)$ 是自由度为 1 的中心卡方分布的第 $(1-0.5\alpha)$ 个和第(0.5α)个的上分位数；$F_A = MSA/MSE$。如果满足 $U_A < \omega$，则在 α 显著性水平拒绝无效假设[式(7-4)]。

7.6 数据示例

使用从中国台湾长庚医院获得的改良的数据集来说明本章所讨论的方法。该例是一个随机试验，研究针灸治疗脑卒中患者的效果。急性缺血性卒中 4～10 天的患者分为三组。急性缺血性卒中的诊断标准基于局灶性神经功能缺损急性发作的典型表现，并通过脑计算机断层扫描(CT)和(或)磁共振成像(MRI)排除其他可能的脑器质性病变。本研究中，有 30 例脑卒中患者每天服用阿司匹林 100 mg，并由一位中医师和一位西医师评价(第 1 组)；30 例脑卒中患者接受针灸，并由中医师 A 评价(第 2 组)；30 例脑卒中患者接受针灸，并由中医师 B 评价(第 3 组)。第 2 组和第 3 组的患者采用符合中医理论的头皮和身体穴位组合。12 个穴位包括：① 前顶穴；② 百会穴(头针线，顶中线)；③ 顶颞前斜线上 1/5；④ 顶颞前斜线中 2/5(头针线)；⑤ 肩髃穴；⑥ 曲池穴；⑦ 外关穴；⑧ 合谷穴；⑨ 血海穴；⑩ 足三里穴；⑪ 三阴交穴；⑫ 太冲穴。头皮针使用 TOKKI-Ⅲ型刺激器(NihonRiko 医疗公司，日本长崎)。在麻痹侧，插入 8 根体针。特殊的针感叫得气，在患者全身穴位诱发，并通过手动方式在实刺组刺激动气。然后，针头将保留 30 min。西医师测量使用的是 NIHSS，而在本研究中考虑的中医诊断工具是风火热证，即第 1 组患者同时进行 NIHSS 和 TCM 评分，而第 2 组和第 3 组患者仅共同具有 TCM 评分。在随机化实施时，治疗后 14 天、1 个月、3 个月和 6 个月时记录结局评估。

表 7-1 总结了风火热证的评定量表。风证是 6 类评定量表：发病(0～8)、肢体(0～7)、舌体(0～7)、眼球(0～3)、弦脉(0～3)和头部(0～2)，总得分超过 7 分的患者考虑为风证。火热证包

括9类：舌象(0～6)、舌苔(0～5)、大便(0～4)、神志(0～4)、面部和呼吸(0～3)、发热(0～3)、脉象(0～2)、口(0～2)、小便(0～1)，同样，总得分超过7分的患者预测为火热证。在这两种证候中，量表规模越大，证候越严重。

表7-1 风火热证

风证			火热证		
类别	症状	得分	类别	症状	得分
发病	48 h达到峰值	2	舌象	舌红	5
	24 h达到峰值	4		舌暗红	6
	易变(不足24 h达到峰值)	6	舌苔	苔薄黄	2
	发作时即达到峰值	8		苔黄厚	3
肢体	双手紧握	3		苔燥	4
	牙关紧闭	3		灰黑色干燥舌	5
	四肢抽搐	5		苔黑燥	
	四肢强直	7	大便	大便干燥、排便困难	2
	颈项强直	7		大便干燥、3天未排便	3
舌体	舌颤	5		大便干燥、5天及以上未排便	4
	舌体歪斜震颤	7	神志	心烦易怒	2
眼球	眼球转动	3		躁动不安	3
	眼直	3		神昏、谵语	4
脉象	弦脉	3	面部和呼吸	声高	2
头部症状	头晕	1		气粗	2
	头痛伴牵拉感	1		气促	3
	头晕目眩	2		口臭	3
				嘴唇红干	2
				面红	3
				目赤	3
			发热	发热	3
			脉象	脉数、大、有力	2
				弦数脉	2
				滑数脉	2
			口	口苦	1
				咽干	1
				口渴、喜冷饮	2
			小便	淡红色(茶色)尿	1

在本例中，总结了基于风火热证的中医工具。即 $K=2$，用 y 代表风火热证的总得分，x 代表NIH卒中评分。注意，使用基线测量值进行校准，因为 y 和 x 可能会和药物的效果混淆。对于第1组，拟合了7.4节中讨论的4个模型。此外还计算了 R^2 值，并对所提出的四种模型中的每

一种模型的不适配性进行检验。表 7－2 总结了研究结果，其中的汇总统计表明除模型 2 外，模型的 R^2 值都在 95%及以上。

表 7－2　基于模型 1、2、3、4 的第 1 组数据拟合结果和拟合缺失检验

	模型			
	1	2	3	4
估计值	α：7.357 8 (<0.001) β：1.860 8 (<0.001)	β：2.709 7 (<0.001)	α：7.581 4 (<0.001) β：0.525 1 (<0.001)	α：9.717 2 (<0.001) β：0.096 1 (<0.001)
R^2	0.986 2	0.708 2	0.946 6	0.956 7
Lack－of－fit 检验				
F 比率	0.946 1	43.377 3	1.645 0	2.195 9
p 值	0.529 7	<0.000 1	0.174 3	0.071 4

参数估计值也具有统计学显著性。但是，模型 2 未通过失拟检验，将被排除，以供进一步考虑。在表 7－3 中，给出了西医临床终点 x_0 估计值的偏倚和均方差 MSE，基于模型 1、2、3 和 4 给出中医得分 y_0。尽管模型 2 如前文所述应被删除，但出于比较目的，也列出了相应的结果。考虑了 y 的几个值，基于 x_0 估计值的均方差，模型 1 给出了 x_0 的总体"良好"估计值。

表 7－3　基于模型 1、2、3、4 给出中医得分 y_0 的西医临床终点 x_0 估计值的偏倚和均方差 MSE

y_0		模型			
		1	2	3	4
10	估计值	1.4	3.7	1.7	0.3
	偏倚	−0.005 0	0.009 3	0.124 8	−0.019 7
	均方差	0.017 1	0.021 8	1.126	0.073 8
12	估计值	2.5	4.4	2.4	2.2
	偏倚	−0.003 9	0.011 1	0.249 4	−0.013 6
	均方差	0.012 9	0.030 2	3.617 3	0.045 3
16	估计值	4.6	5.9	4.1	5.2
	偏倚	−0.001 7	0.014 9	0.721 1	−0.003 9
	均方差	0.007 9	0.051 3	21.975 8	0.023 9
21	估计值	7.3	7.7	7.0	8.0
	偏倚	0.000 9	0.019 5	1.905 8	0.005 2
	均方差	0.008 1	0.085 3	117.095 7	0.030 3
27	估计值	10.6	10.0	11.2	10.6
	偏倚	0.004 1	0.025 1	4.574	0.013 7
	均方差	0.017 9	0.137 5	538.248 8	0.059 3

(续表)

y_0		模型			
		1	2	3	4
34	估计值	14.3	12.5	17.4	13.0
	偏倚	0.007 9	0.031 6	10.050 3	0.021 4
	均方差	0.042 4	0.213 9	2 151.748 1	0.105 3

基于模型 1 的估计标准曲线如下

$$y = 7.358 + 1.861x$$

为了方便理解，估计的回归线以及原始数据如图 7-2 所示，NIH 卒中评分与中医治疗之间的相关性非常强，因此可以推导出精确的校准曲线。然而，中医评分与确立的西医临床终点之间的关系可能因疾病而异。在某些情况下，相关性可能不足以建立标准曲线。另外，如果出现较大的变异，普通的最小二乘估计可能无效。

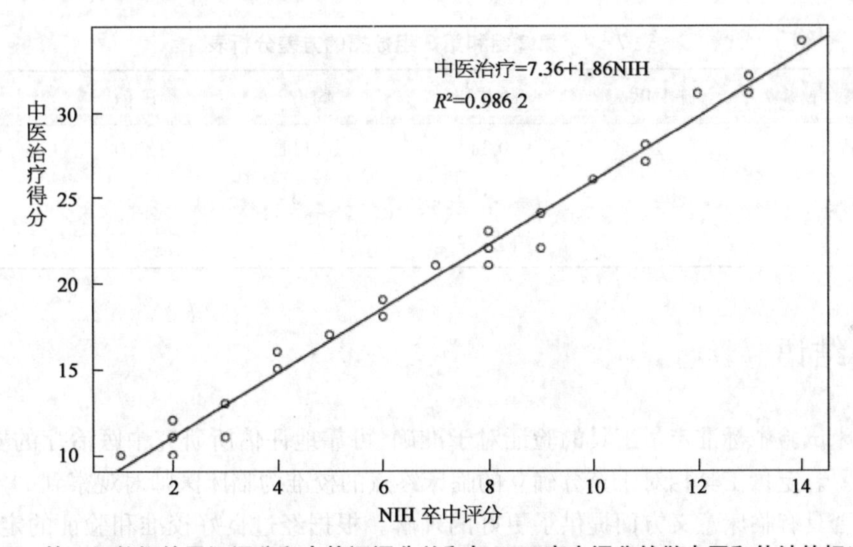

图 7-2　第 1 组数据的风证评分和火热证评分总和与 NIH 卒中评分的散点图和估计的标准曲线

或者，可以考虑使用加权最小二乘法对变异性的异质性进行校正。

根据先前建立的标准曲线，使用第 2 组验证 CDP。也就是说，如果满足下列条件，便称风火热证的工具有效

$$|\mu_i - \bar{\mu}| < \delta \ \forall i = 1, 2$$

对于一些小的预先规定的 δ，从第 2 组可以看出

$$\hat{\mu}_1 = 8.633, \ \hat{\mu}_2 = 4.300$$

根据 7.5 节，(η_{1-}, η_{1+}) 和 (η_{2-}, η_{2+}) 分别由 (1.507, 2.826) 和 (−2.826, −1.507) 给出。在这种情况下，如果 $\delta = 3$，可以拒绝零假设[式(7-2)]。

第 2 组还用于评价中医(测量)工具中各项目的信度。也就是说，如果来源于先前建立的标准曲线的方差 X 较小，则认为由中医工具测量的风热证和火热证是可信的。假设 $\Delta = 15$，则

$$Q \geqslant \frac{\sum_{j=1}^{30}(X_j - \bar{X})^2}{\Delta} = 27.13/15 = 1.81$$

第2组中Δ小于$\chi^2(0.95, 29) = 17.71$，因此可以在5%的显著性水平拒绝无效假设[式(7-3)]，并得出结论，该中医工具在其精密度方面得到了验证。Δ的选择应反映既往研究中存在的大量信息，它也因疾病而异。

第2组和第3组用于量化由评定者导致的变化。对响应变量进行对数转换，使其分布标准化。方差分析(ANOVA)表见表7-4。根据表7-4，SSA=10.111，SSE=4.886。因此，σ_A^2和σ^2的估计值分别由$\hat{\sigma}_A^2 = 0.334$和$\hat{\sigma}^2 = 0.084$给出。因$F = 120.02$，p值$< 0.000\,1$，可以拒绝零假设$H_0: \sigma_A^2 = 0$，显著性水平为5%。σ_A^2在$(1-2\alpha) \times 100\%$和$(1-\alpha) \times 100\%$之间的Williams-Tukey置信区间为(0.064, 343.184)，表明评分者之间的差异较大。由于评分者的差异较大，意味着CDP工具存在缺陷或中医师可能有不同水平的中医临床实践经验。对于前一种情况，需要对CDP工具进行完善。对于后一种情况，评定者应重新审视既定的中医诊断标准，以确保保持一致。

表7-4　第2组和第3组数据的方差分析表

变异来源	自由度	平方和	均方	F值	p值
评定者	1	10.111	10.111	120.02	$< 0.000\,1$
误差	58	4.886	0.084		
总计	59	14.997			

7.7　结语

中医临床试验中标准定量工具的验证对于准确、可靠地评估所研究中医治疗的安全性和有效性至关重要。定量工具相对于充分确立的临床终点的校准为临床医师对观察到的定量工具的显著差异是否具有临床意义方面提供了更好的理解。根据经过良好校准和验证的定量工具，可准确估计达到检测具有临床意义的差异所需把握度所需的样本量。

在临床开发某些中药时，可能无法获得针对所研究疾病的经过验证的定量工具。在这种情况下，建议进行小规模验证预备研究，以检验拟在临床试验中使用的有效评估所研究中药安全性和有效性的定量工具。如果这样的小规模预备研究不可行，使用与先前所述相似的研究设计进行并行验证可能是有用的。在许多情况下，也可以考虑回顾性验证。

在本研究中，介绍了用于校准CDP的四个通用统计模型(关于确立的临床终点)。CDP(y)和成熟的西医临床终点(x)的关系可能因疾病而异。对于一些疾病，其y和x的关系可用线性回归模型描述。在某些情况下，非线性模型可能更适合描述y和x的关系。因此，要使用校准来解释CDP和西医之间的关系，可能有必要对设计和分析方法进行深入研究。中医得分和西医临床终点之间的关系可能不是四个候选模型之一。在这种情况下，可能需要更复杂的校准功能或转换。人们可能希望中医得分与西医治疗终点呈正相关，但相关性可能不足以给出精确的校准曲线。

在本研究中，假设中医项目的得分分布为多元正态分布。只要有足够的数据，中心极限定理指出，无论中医项目的原始分布如何，数据大致是正态分布的。如果为严重的非正态性，则可能会鼓励使用转换或其他复杂的方法。应注意，本研究的设计可能在评估评定者间信度方面存在局限性。对于评定者间信度的评估，可以采用重测技术。同一名患者由两位不同的中医师进行评价，然后研究两次重复结果的 Pearson 积矩相关系数。在实践中，80%或更高的重测相关性被认为是可以接受的。在设计阶段，也可以让来自第 3 组的中医师 B 参与评价第 2 组的患者。第 2 组可用于评定者间信度的评定。

在实际工作中，NIHSS 和 CDP 分别是由有资质的神经科医师和中医师的主观判断为依据的评定量表。也就是说，西医临床终点和 CDP 均存在测量误差。虽然测量误差可能是难以检测和(或)控制的最重要的变量，但可以通过在方案中规定测量 NIHSS 和 CDP 的标准程序来减少测量误差。在这种情况下，由同一机构的西医师和中医师以及不同机构的研究者进行标准化方案中的 NIHSS 和 CDP 评分程序，对于减少测量误差和产生可靠、一致和可重现的结果至关重要。要解决的另一个问题是 CDP 的医学决策点，比如，如果缺血性卒中患者的 NIH 卒中评分较基线降低超过 4 分，则定义为健康改善。了解 CDP 的相应决策点及其相关系统误差将是有意义的，这可能需要进一步研究系统误差模型的统计方法。

8　一致性统计检验

8.1　引言

与大多数通常含有单一活性成分的西药不同，中药通常含有多种成分，这些成分的药理学活性、相互作用和相对比例通常未知。在实际工作中，中药通常由经验丰富的中医师开具处方，不同的中医师经验不同，对体征和症状的感知也不相同。因此，每个人实际接受的剂量也是不同的。尽管本章的目的是减少受试者内(或受试者之间的)变异性，但也可能引入不可忽略的变异，例如不同成分之间以及中医师之间的差异，故临床结果的再现性或一致性的能力有待确认。因此，如何确保观察到的临床结果的再现性或一致性已成为监管机构在审批过程中关注的问题(DOH，2004a、b；FDA，2004)。此外，为了确保原材料、在制品和最终产品的一致性，申请方非常关注生产工艺。

为解决再现性或一致性问题，建议对原材料、在制品和最终产品实施有效的统计质量控制过程(Chow 和 Liu，1995)。实际上，原材料通常来自不同的资源，最终产品可能在不同的地点生产。因此，不同产地(如站点间、站点内成分间)的可变性是无法避免的。在中药研究和开发的质量控制过程中，原材料、在制品和(或)最终产品的一致性检测已成为一个重要步骤。

Tse 等(2006)提出了用于评估原材料和(或)成品一致性的统计质量控制方法。在抽样计划提议的一致性指数下，构建一个 95%的置信区间。如果构建的 95%置信下限大于预先规定的质量控制下限，则认为原材料或最终产品通过质量控制，因此可放行用于进一步加工或使用；否则，应拒收原材料和(或)最终产品。对于给定的成分(最好是最活跃的成分)，制订抽样计划，以确保当各研究中心之间的原材料或最终产品确实没有差异时，存在建立研究中心之间一致性的可能性。

8.2 中，介绍了工厂或实验室间原材料或最终产品一致性的概念，并且还研究了估计拟定一致性指数的统计方法。8.3 中，在各种质量标准和(或)用户参数下制订了原材料和(或)成品统计质量控制的取样计划，并对一致性指标进行了假设检验。8.4 给出了两个不同原材料产地统计质量控制的示例。将结果扩展至多个活性成分的讨论将在 8.5 进行。

8.2　一致性指数

设 U 和 W 表示来自两个不同研究中心中药的多种成分中活性最强成分的特征，其中 $X=\log U$ 和 $Y=\log W$ 分别遵循均值为 μ_X、μ_Y 和方差为 V_X、V_Y 的正态分布。与使用 $P(X<Y)$ 以评估统计质量控制的想法(Enis 和 Geisser，1971；Church 和 Harris，1970)相类似，建议用概率 p 作为评估两个不同产地的原材料和(或)最终产品一致性的指标，有

$$p=P\left(1-\delta<\frac{U}{W}<\frac{1}{1-\delta}\right) \tag{8-1}$$

式中：$0<\delta<1$ 被定义为允许一致性的限度，p 作为一致性指标。因此当 δ 趋于1时，p 趋向于1。对于给定的 δ，如果 p 接近1，原材料 U 和 W 被认为是相同的。应当注意的是，较小的 δ 意味着要求材料 U 和 W 之间具有高度的一致性，实际情况则可能很难满足这种狭义的一致性质量标准。在正态性假设 $X=\log U$ 和 $Y=\log W$ 下，式(8-1)可改写为

$$\begin{aligned} p &= P[\log(1-\delta) < \log U - \log W < -\log(1-\delta)] \\ &= \Phi\left[\frac{-\log(1-\delta)-(\mu_X-\mu_Y)}{\sqrt{V_X+V_Y}}\right] - \Phi\left[\frac{\log(1-\delta)-(\mu_X-\mu_Y)}{\sqrt{V_X+V_Y}}\right] \end{aligned}$$

式中：$\Phi(z_0)=P(Z<z_0)$，Z 为标准正态随机变量。因此，一致性指数 p 是参数 $\theta=(\mu_X, \mu_Y, V_X, V_Y)$，即 $p=h(\theta)$。假设观察结果 $X_i=\log U_i$，$i=1, \cdots, n_X$ 和 $Y_i=\log W_i$，$i=1, \cdots, n_Y$ 在试验研究中收集。然后，利用不变性原理，给出了极大似然估计。p 可由以下公式获得

$$\hat{p} = \Phi\left[\frac{-\log(1-\delta)-(\bar{X}-\bar{Y})}{\sqrt{\hat{V}_X+\hat{V}_Y}}\right] - \Phi\left[\frac{\log(1-\delta)-(\bar{X}-\bar{Y})}{\sqrt{\hat{V}_X+\hat{V}_Y}}\right] \tag{8-2}$$

其中 $\bar{X}=\frac{1}{n_X}\sum_{i=1}^{n_X}X_i$，$\bar{Y}=\frac{1}{n_Y}\sum_{i=1}^{n_Y}Y_i$，$\hat{V}_X=\frac{1}{n_X}\sum_{i=1}^{n_X}(X_i-\bar{X})^2$，$\hat{V}_Y=\frac{1}{n_Y}\sum_{i=1}^{n_Y}(Y_i-\bar{Y})^2$

或者表示为

$$\hat{p}=h(\hat{\theta})=h(\bar{X}, \bar{Y}, \hat{V}_X, \hat{V}_Y)$$

此外，可以很容易地证实以下渐近结果成立。

定理 8.1 如式(8-2)所示 $\hat{p}$，是平均值 $E(\hat{p})$ 和方差 $\mathrm{var}(\hat{p})$ 的渐近正态，或者表示为

$$\frac{\hat{p}-E(\hat{p})}{\sqrt{\mathrm{var}(\hat{p})}} \to N(0, 1) \tag{8-3}$$

其中 $E(\hat{p})=p+B(p)+O\left(\frac{1}{n}\right)$ 且 $\mathrm{var}(\hat{p})=C(p)+O\left(\frac{1}{n}\right)$

$B(p)$ 和 $C(p)$ 的详细介绍在附录中给出。

证明 根据 $\bar{X}$ 和 $\hat{V}_X$ 的定义，很容易证明 $E(\bar{X})=\mu_X$，$E(\hat{V}_X)=\frac{n_X-1}{n_X}V_X$，$\mathrm{var}(\bar{X})=\frac{V_X}{n_X}$，$\mathrm{var}(\hat{V}_X)=\frac{2(n_X-1)}{n_X^2}v_X^2$。类似地，$E(\bar{Y})=\mu_Y$，$E(\hat{V}_Y)=\frac{n_Y-1}{n_Y}V_Y$，$\mathrm{var}(\bar{Y})=\frac{V_Y}{n_Y}$，$\mathrm{var}(\hat{V}_Y)=\frac{2(n_Y-1)}{n_Y^2}V_Y^2$。在 p 处应用 $\hat{p}$ 的扩展，有

$$\begin{aligned} \hat{p} &= p+\frac{\partial\hat{p}}{\partial\mu_X}(\bar{X}-\mu_X)+\frac{\partial\hat{p}}{\partial\mu_Y}(\bar{Y}-\mu_Y)+\frac{\partial\hat{p}}{\partial V_X}(\hat{V}_X-V_X)+\frac{\partial\hat{p}}{\partial V_Y}(\hat{V}_Y-V_Y) \\ &\quad +\frac{1}{2}\left[\frac{\partial^2\hat{p}}{\partial\mu_X^2}(\bar{X}-\mu_X)^2+\frac{\partial^2\hat{p}}{\partial\mu_Y^2}(\bar{Y}-\mu_Y)^2+\frac{\partial^2\hat{p}}{\partial V_X^2}(\hat{V}_X-V_X)^2+\frac{\partial^2\hat{p}}{\partial V_Y^2}(\hat{V}_Y-V_Y)^2\right]+\cdots \end{aligned}$$

不考虑其他二阶偏导数，因为它们将导致 $O(n^{-2})$ 或更高的期望值。在期望情况下

$$E(\hat{p})=p+\frac{1}{2}\left[\frac{\partial^2\hat{p}}{\partial\mu_X^2}\frac{V_X}{n_X}+\frac{\partial^2\hat{p}}{\partial\mu_Y^2}\frac{V_Y}{n_Y}+\frac{\partial^2\hat{p}}{\partial V_X^2}\left(\frac{2V_X^2}{n_X}\right)+\frac{\partial^2\hat{p}}{\partial V_Y^2}\left(\frac{2V_Y^2}{n_Y}\right)\right]+O(n^{-2})$$

且

$$\mathrm{var}(\hat{p})=\left[\left(\frac{\partial\hat{p}}{\partial\mu_X}\right)^2\frac{V_X}{n_X}+\left(\frac{\partial\hat{p}}{\partial\mu_Y}\right)^2\frac{V_Y}{n_Y}+\left(\frac{\partial\hat{p}}{\partial V_X}\right)^2\left(\frac{2V_X^2}{n_X}\right)+\left(\frac{\partial\hat{p}}{\partial V_Y}\right)^2\left(\frac{2V_Y^2}{n_Y}\right)\right]+O(n^{-2})$$

因此

$$B(p)=\frac{1}{2}\left[\frac{\partial^2\hat{p}}{\partial\mu_X^2}\frac{V_X}{n_X}+\frac{\partial^2\hat{p}}{\partial\mu_Y^2}\frac{V_Y}{n_Y}+\frac{\partial^2\hat{p}}{\partial V_X^2}\left(\frac{2V_X^2}{n_X}\right)+\frac{\partial^2\hat{p}}{\partial V_Y^2}\left(\frac{2V_Y^2}{n_Y}\right)\right] \tag{8-4}$$

$$C(p)=\left[\left(\frac{\partial\hat{p}}{\partial\mu_X}\right)^2\frac{V_X}{n_X}+\left(\frac{\partial\hat{p}}{\partial\mu_Y}\right)^2\frac{V_Y}{n_Y}+\left(\frac{\partial\hat{p}}{\partial V_X}\right)^2\left(\frac{2V_X^2}{n_X}\right)+\left(\frac{\partial\hat{p}}{\partial V_Y}\right)^2\left(\frac{2V_Y^2}{n_Y}\right)\right] \tag{8-5}$$

为了简化描述,令 $z_1=\dfrac{\log(1-\delta)-(\mu_X-\mu_Y)}{\sqrt{V_X+V_Y}}$, $z_2=\dfrac{-\log(1-\delta)-(\mu_X-\mu_Y)}{\sqrt{V_X+V_Y}}$, $\Phi(z)=\dfrac{1}{\sqrt{2\pi}}\exp\left(-\dfrac{z^2}{2}\right)$,然后,经过一系列代数运算后,有

$$\frac{\partial\hat{p}}{\partial\mu_X}=-\frac{\partial\hat{p}}{\partial\mu_Y}=\frac{-1}{\sqrt{V_X+V_Y}}[\Phi(z_2)-\Phi(z_1)]$$

$$\frac{\partial\hat{p}}{\partial V_X}=\frac{\partial\hat{p}}{\partial V_Y}=\frac{-1}{2\sqrt{V_X+V_Y}}[z_2\Phi(z_2)-z_1\Phi(z_1)]$$

$$\frac{\partial^2\hat{p}}{\partial\mu_X^2}=\frac{\partial^2\hat{p}}{\partial\mu_Y^2}=\frac{-1}{V_X+V_Y}[z_2\Phi(z_2)-z_1\Phi(z_1)]$$

且 $$\frac{\partial^2\hat{p}}{\partial V_X^2}=\frac{\partial^2\hat{p}}{\partial V_Y^2}=\frac{1}{4(V_X+V_Y)^{3/2}}[(2z_2-z_2^3)\Phi(z_2)-(2z_1-z_1^3)z_1\Phi(z_1)]$$

证毕。

基于定理 8.1 的结果,可以获得 p 的近似$(1-\alpha)\times100\%$置信区间,即$[LL(\hat{p}),UL(\hat{p})]$。特别是

$$LL(\hat{p})=\hat{p}-B(\hat{p})-z_{\alpha/2}\sqrt{C(\hat{p})},\ UL(\hat{p})=\hat{p}-B(\hat{p})+z_{\alpha/2}\sqrt{C(\hat{p})} \tag{8-6}$$

式中:z_α是标准正态分布的上α百分位数。

8.3 一致性统计质量控制

对于有效的统计质量控制,需要根据抽样计划中的一些预先规定的验收标准执行测试程序。在本节中,提出了一种统计质量控制方法,用于评估中药原材料和(或)最终产品的一致性。根据抽样计划,为一致性指数构建一个 95%的置信区间。如果构建的 95%置信下限大于预先规定的质量控制下限,则原材料或最终产品通过质量控制,因此可放行用于进一步加工或使用;否则,应拒收原材料和(或)成品。对于给定的成分(最好是最活跃的成分),如果各中心之间的原材料或最终产品确实没有差异,则应制订抽样计划,以确保建立各中心之间一致性的期望概率。

8.3.1 可接受标准

在一致性方面,提出以下质量控制标准:如果下限的概率 $LL(p)$所构建的 $(1-\alpha)\times100\%$

置信区间 p 大于或等于预定的质量控制下限,例如,质量控制下限超过预先规定的数量 β(如 $\beta=80\%$),则认为 U 和 W 一致或相似。换言之,如果 $P\{Q_{CL}\leqslant LL(\hat{p})\}\geqslant\beta$,则 U 和 W 一致或相似,其中 β 是预先指定的常量。

8.3.2 取样计划

在实践中,应选择足够的样本量,以确保存在较高概率,如 U 和 W 实际一致时的一致率 β。建议选择样本量,以便有超过 80%的概率为 p 的置信下限大于或等于质量控制下限,即 $\beta=0.8$。换言之,确定样本量时

$$P\{QC_{\mathrm{L}}\leqslant LL(\hat{p})\}\geqslant\beta \tag{8-7}$$

使用式(8-7),可得

$$P\{QC_{\mathrm{L}}\leqslant\hat{p}-B(\hat{p})-z_{\alpha/2}\sqrt{\operatorname{var}(\hat{p})}\}\geqslant\beta$$

因此

$$P\{QC_{\mathrm{L}}+z_{\alpha/2}\sqrt{\operatorname{var}(\hat{p})}-p\leqslant\hat{p}-p-B(p)\}\geqslant\beta$$

这使得

$$P\left\{\frac{QC_{\mathrm{L}}-p}{\sqrt{\operatorname{var}(\hat{p})}}+z_{\alpha/2}\leqslant\frac{\hat{p}-p-B(p)}{\sqrt{\operatorname{var}(\hat{p})}}\right\}\geqslant\beta$$

因此,通过求解以下方程式可获得达到高于 β 的概率所需的样本量

$$\frac{QC_{\mathrm{L}}-p}{\sqrt{\operatorname{var}(\hat{p})}}+z_{\alpha/2}\leqslant-z_{1-\beta} \tag{8-8}$$

假设 $n_X=n_Y=n$,则常见的样本量

$$n\geqslant\frac{(z_{1-\beta}+z_{\alpha/2})^2}{(p-QC_{\mathrm{L}})^2}\left[\left(\frac{\partial\hat{p}}{\partial\mu_X}\right)^2V_X+\left(\frac{\partial\hat{p}}{\partial\mu_Y}\right)^2V_Y+\left(\frac{\partial\hat{p}}{\partial V_X}\right)^2(2V_X^2)+\left(\frac{\partial\hat{p}}{\partial V_Y}\right)^2(2V_Y^2)\right] \tag{8-9}$$

上述结果表明,所需样本量将取决于 α、β、V_X、V_Y、$\mu_X-\mu_Y$ 和 $p-QC_{\mathrm{L}}$。从式(8-9)可以看出,较小的 α 和较大的 β 需要较大的样本量,即预期区间具有较高的置信水平 $(1-\alpha)$ 和置信下限大于 QC_{L}。此外,如果要求 QC_{L} 接近 p,即 $p-QC_{\mathrm{L}}$ 很小,则需要较大的样本量。样本量大小 n 对其他参数 V_X、V_Y 和 $\mu_X-\mu_Y$ 的依赖性相对不清楚,因为这些参数与相应的偏导数有关。针对这个问题,进行了数值研究,探索了这种模式。考虑到式(8-9)涉及大量参数,列出 n 所有参数组合的值是不切实际的。为了简明介绍,只考虑一定的参数值组合,试图探索 n 参数。为了简单起见,定义

$$S=\frac{1}{(p-QC_{\mathrm{L}})^2}\left[\left(\frac{\partial\hat{p}}{\partial\mu_X}\right)^2V_X+\left(\frac{\partial\hat{p}}{\partial\mu_Y}\right)^2V_Y+\left(\frac{\partial\hat{p}}{\partial V_X}\right)^2(2V_X^2)+\left(\frac{\partial\hat{p}}{\partial V_Y}\right)^2(2V_Y^2)\right]$$

然后,对于给定的 α 和 β 选择,所需的样本量 n 等于 $(z_{1-\beta}+z_{\alpha/2})^2S$。特别是在研究中,$\delta=0.10$、0.15 和 0.20;$\mu_X-\mu_Y=0.5$、1.0 和 1.5;$p-QC_{\mathrm{L}}=0.02$、0.05 和 0.08。$V_X$ 选择为 1,且 $V_Y=0.2$、0.5、1.0、2.0 和 5.0。对于这些参数值的每个组合,相应的响应值为 S,列于表 8-1。考虑到所涉及的参数数量和数学表达式的复杂性,要发现一个大致的模式并不容易。但总的来说,结

果提示,S 随着 $\mu_X-\mu_Y$ 减小而增加;V_X 和 V_Y 之间差异较大。换言之,如果总体均值之间的差异较大或两个研究中心的变异性相似,则需要较小的样本量。

表 8-1 $n/(z_{1-\beta}+z_{\alpha/2})2$ 的值

V_Y		$\delta=0.10$			$\delta=0.15$			$\delta=0.20$		
		$\Delta=0.5$	$\Delta=1.0$	$\Delta=1.5$	$\Delta=0.5$	$\Delta=1.0$	$\Delta=1.5$	$\Delta=0.5$	$\Delta=1.0$	$\Delta=1.5$
$D=0.02$	0.2	5.693	5.376	4.955	13.403	12.681	11.702	24.861	23.594	21.810
	0.5	4.518	4.289	4.196	10.655	10.134	9.921	19.820	18.901	18.520
	1.0	3.939	3.336	3.237	9.310	7.894	7.662	17.370	14.761	14.333
	2.0	4.231	2.962	2.226	10.020	7.021	5.280	18.756	13.163	9.906
	5.0	5.728	4.159	2.469	13.595	9.876	5.866	25.534	18.558	11.032
$D=0.05$	0.2	0.911	0.860	0.793	2.144	2.029	1.872	3.978	3.775	3.490
	0.5	0.723	0.686	0.671	1.705	1.622	1.587	3.171	3.024	2.963
	1.0	0.630	0.534	0.518	1.490	1.263	1.226	2.779	2.362	2.293
	2.0	0.677	0.474	0.356	1.603	1.123	0.845	3.001	2.106	1.585
	5.0	0.916	0.666	0.395	2.175	1.580	0.939	4.085	2.969	1.765
$D=0.08$	0.2	0.356	0.336	0.310	0.838	0.793	0.731	1.554	1.475	1.363
	0.5	0.282	0.268	0.262	0.666	0.633	0.620	1.239	1.181	1.158
	1.0	0.246	0.208	0.202	0.582	0.493	0.479	1.086	0.923	0.896
	2.0	0.264	0.185	0.139	0.626	0.439	0.330	1.172	0.823	0.619
	5.0	0.358	0.260	0.154	0.850	0.617	0.367	1.596	1.160	0.690

注:值 n 是所需的样本量。$\Delta=\mu_X-\mu_Y$, $D=p-QC_L$。

例如,对于 $\delta=0.2$ 的研究,$V_X=1$, $V_Y=0.5$, $\mu_X-\mu_Y=1.0$,实验预期 $p-QC_L$ 不大于 0.05,则表 8-1 中的结果表明 $S=3.024$。假设需要在 $\alpha=0.05$ 显著性水平下概率高于 $\beta=0.8$,相应的所需样本量

$$n \geqslant (z_{1-0.8}+z_{0.05/2})^2 S=(0.842+1.96)^2\times 3.024=23.74$$

即要求样本量至少为 24。

8.3.3 检测方法

一致性指数的假设检验 p 也可以基于渐近正态性的$\hat{p}$进行。考虑以下假设

$$H_0: p\leqslant p_0,\ H_1: p>p_0$$

拒绝零假设,并支持另一种一致性假设。在 H_0下,有

$$\frac{\hat{p}-p_0-B(\hat{p})}{\sqrt{\operatorname{var}(\hat{p})}}\sim N(0,1) \tag{8-10}$$

因此,拒绝在 α 水平上的零假设 H_0,如果

$$\frac{\hat{p}-p_0-B(\hat{p})}{\sqrt{\operatorname{var}(\hat{p})}}>Z_\alpha$$

这相当于拒绝零假设 H_0 时

$$\hat{p} > p_0 + B(\hat{p}) + Z_\alpha \sqrt{\mathrm{var}(\hat{p})}$$

同样，表 8-2 提供了针对各种参数组合的一致性指数的建议测试的临界值。特别是，$\alpha = 0.1$，$p_0 = 0.75$、0.85 和 0.9，$\delta = 0.10$ 和 0.20，$\mu_X - \mu_Y = 0.5$、1.0 和 1.5。V_X 选择为 1，$V_Y = 0.2$、0.5、1.0、2.0 和 5.0。注意，对于较大的样本量大小 n，较小的 δ 或较小的 $\mu_X - \mu_Y$，临界值更接近对应的 p_0。

表 8-2　拟定一致性指数检测的临界值 p_0

p_0	δ	V_Y	$\Delta=0.5$			$\Delta=1.0$			$\Delta=1.5$		
			$n=15$	$n=30$	$n=50$	$n=15$	$n=30$	$n=50$	$n=15$	$n=30$	$n=50$
0.75	0.10	0.2	0.769 5	0.764 0	0.760 9	0.768 3	0.763 2	0.760 4	0.768 0	0.762 9	0.760 1
		0.5	0.767 3	0.762 4	0.759 7	0.766 5	0.761 9	0.759 3	0.766 5	0.761 9	0.759 3
		1.0	0.766 2	0.761 6	0.759 0	0.764 6	0.760 5	0.758 2	0.764 5	0.760 4	0.758 1
		2.0	0.766 8	0.762 0	0.759 4	0.763 9	0.760 0	0.757 8	0.762 0	0.758 6	0.756 7
		5.0	0.769 7	0.764 0	0.760 9	0.766 7	0.761 9	0.759 3	0.762 8	0.759 2	0.757 2
	0.20	0.2	0.790 7	0.779 1	0.772 7	0.788 4	0.777 7	0.771 7	0.787 8	0.777 1	0.771 2
		0.5	0.786 3	0.776 0	0.770 3	0.784 6	0.774 9	0.769 5	0.784 7	0.774 9	0.769 5
		1.0	0.783 9	0.774 3	0.768 9	0.780 7	0.772 1	0.767 3	0.780 5	0.771 9	0.767 1
		2.0	0.785 3	0.775 3	0.769 7	0.779 3	0.771 0	0.766 4	0.775 4	0.768 2	0.764 2
		5.0	0.791 5	0.779 7	0.773 1	0.785 3	0.775 2	0.769 7	0.777 1	0.769 4	0.765 1
0.85	0.10	0.2	0.869 5	0.864 0	0.860 9	0.868 3	0.863 2	0.860 4	0.868 0	0.862 9	0.860 1
		0.5	0.867 3	0.862 4	0.859 7	0.866 5	0.861 9	0.859 3	0.866 5	0.861 9	0.859 3
		1.0	0.866 2	0.861 6	0.859 0	0.864 6	0.860 5	0.858 2	0.864 5	0.860 4	0.858 1
		2.0	0.866 8	0.862 0	0.859 4	0.863 9	0.860 0	0.857 8	0.862 0	0.858 6	0.856 7
		5.0	0.869 7	0.864 0	0.860 9	0.866 7	0.861 9	0.859 3	0.862 8	0.859 2	0.857 2
	0.20	0.2	0.890 7	0.879 1	0.872 7	0.888 4	0.877 7	0.871 7	0.887 8	0.877 1	0.871 2
		0.5	0.886 3	0.876 0	0.870 3	0.884 6	0.874 9	0.869 5	0.884 7	0.874 9	0.869 5
		1.0	0.883 9	0.874 3	0.868 9	0.880 7	0.872 1	0.867 3	0.880 5	0.871 9	0.867 1
		2.0	0.885 3	0.875 3	0.869 7	0.879 3	0.871 0	0.866 4	0.875 4	0.868 2	0.864 2
		5.0	0.891 5	0.879 7	0.873 1	0.885 3	0.875 2	0.869 7	0.877 1	0.869 4	0.865 1
0.90	0.10	0.2	0.919 5	0.914 0	0.910 9	0.918 3	0.913 2	0.910 4	0.918 0	0.912 9	0.910 1
		0.5	0.917 3	0.912 4	0.909 7	0.916 5	0.911 9	0.909 3	0.916 5	0.911 9	0.909 3
		1.0	0.916 2	0.911 6	0.909 0	0.914 6	0.910 5	0.908 2	0.914 5	0.910 4	0.908 1
		2.0	0.916 8	0.912 0	0.909 4	0.913 9	0.910 0	0.907 8	0.912 0	0.908 6	0.906 7
		5.0	0.919 7	0.914 0	0.910 9	0.916 7	0.911 9	0.909 3	0.912 8	0.909 2	0.907 2
	0.20	0.2	0.940 7	0.929 1	0.922 7	0.938 4	0.927 7	0.921 7	0.937 8	0.927 1	0.921 2
		0.5	0.936 3	0.926 0	0.920 3	0.934 6	0.924 9	0.919 5	0.934 7	0.924 9	0.919 5
		1.0	0.933 9	0.924 3	0.918 9	0.930 7	0.922 1	0.917 3	0.930 5	0.921 9	0.917 1
		2.0	0.935 3	0.925 3	0.919 7	0.929 3	0.921 0	0.916 4	0.925 4	0.918 2	0.914 2
		5.0	0.941 5	0.929 7	0.923 1	0.935 3	0.925 2	0.919 7	0.927 1	0.919 4	0.915 1

注：$\Delta = \mu_X - \mu_Y$。

8.3.4 统计质量控制策略

实际上,不同地点的原材料、过程中材料和(或)最终产品是按顺序分批或批次生产的。因此,对批次进行统计质量控制非常重要。典型方法是从几个(连续)批次中随机选择样品进行检测。在这种情况下,本研究的观察结果可能存在批间变异性。为管理方便,批次观察结果的数量通常相同。考虑以下模型

$$X_{ij}=\mu_X+A_i^X+\varepsilon_{ij}^X \quad i=1,\cdots,m_X;\ j=1,\cdots,n_X$$

式中:A_i^X 解释了数据集 1 中收集的观察结果的批间变异性,呈正态分布,均值为 0,方差为 σ_{b1}^2;m_X 是研究中心 1 收集的批次数量;ε_{ij}^X 是均值为 0 且方差为 σ_1^2 的正态随机变量。同理

$$Y_{ij}=\mu_Y+A_i^Y+\varepsilon_{ij}^Y \quad i=1,\cdots,m_Y;\ j=1,\cdots,n_Y$$

式中:A_i^Y 解释了数据集 2 中收集的观察结果的批间变异性,呈正态分布,均值为 0,方差为 σ_{b2}^2;m_Y 是研究中心 2 收集的批次数量;ε_{ij}^Y 是均值为 0 且方差为 σ_2^2 的正态随机变量。因此,两个地点最活跃成分的总变异性分别为 $\operatorname{var}X=V_X=\sigma_{b1}^2+\sigma_1^2$,$\operatorname{var}Y=V_Y=\sigma_{b2}^2+\sigma_2^2$。

此外,令 $\bar{X}_{i\cdot}=\dfrac{1}{n_X}\sum\limits_{j=1}^{n_X}X_{ij}$ 且 $\bar{X}=\dfrac{1}{m_X}\sum\limits_{i=1}^{m_X}\bar{X}_{i\cdot}$。然后,得到的平方和是 $SSA_1=n_X\sum\limits_{i=1}^{m_X}(\bar{X}_{i\cdot}-\bar{X})^2$,$SSE_1=\sum\limits_{i=1}^{m_X}\sum\limits_{j=1}^{n_X}(X_{ij}-\bar{X}_{i\cdot})^2$ 和 $SST_1=SSA_1+SSE_1$。根据 Chow 和 Tse(1991)的结果,σ_{b1}^2 和 σ_1^2 的 MLE 是

$$\hat{\sigma}_{b1}^2=\begin{cases}\dfrac{1}{n_X}\left[\dfrac{1}{m_X}SSA_1-\dfrac{1}{m_X(n_X-1)}SSE_1\right], & \dfrac{1}{m_X}SSA_1\geqslant\dfrac{1}{m_X(n_X-1)}SSE_1\\[2ex] 0, & \dfrac{1}{m_X}SSA_1<\dfrac{1}{m_X(n_X-1)}SSE_1\end{cases} \tag{8-11}$$

$$\hat{\sigma}_1^2=\begin{cases}\dfrac{1}{m_X(n_X-1)}SSE_1, & \dfrac{1}{m_X}SSA_1\geqslant\dfrac{1}{m_X(n_X-1)}SSE_1\\[2ex] \dfrac{1}{n_Xm_X}SST_1, & \dfrac{1}{m_X}SSA_1<\dfrac{1}{m_X(n_X-1)}SSE_1\end{cases} \tag{8-12}$$

此外,总变异性 V_X 的 MLE 由 $\hat{V}_X=\dfrac{1}{n_Xm_X}SST_1$ 给出。σ_{b2}^2、σ_2^2 和 V_Y 的 MLE 分别由 $\hat{\sigma}_{b2}^2$、$\hat{\sigma}_2^2$ 和 $\hat{V}_Y$ 表示,可以用类似的方法通过观测 Y_{ij} 得到。估算值 $\hat{\sigma}_{b2}^2$ 和 $\hat{\sigma}_{b1}^2$ 的比较将给出两个站点的批间变化幅度的概念。

8.3.5 示例

为说明用于检测含量的统计质量控制过程,以检测拟用于治疗类风湿关节炎患者的中药原材料为例。中药包含三种活性成分,即淫羊藿(HE)浸提液(活性最强的组分)和其他两个组分 B 浸提液和 C 浸提液。HE 为小檗科多年生草本植物的地上部分,这种药用植物是在夏秋两季枝叶茂盛的时候收获的。该中药含有多种草药成分,它们是由单独加工的植物混合而成的。即 HE、B、C 分别含 HE1:60 固体浸膏 0.6 kg、B1:60 固体浸膏 0.25 kg、C1:60 固体浸膏 0.25 kg,而 HE 提取物

经过标准化和质量控制，至少含有 2%的淫羊藿苷，B 提取物经过标准化和质量控制，至少含有 20%的柚皮苷，C 提取物经过标准化，分别含有 0.06%～0.08%的曲普托林。HE 产地主要分布在中国陕西、四川、湖北、山西、广西等地。这些成分在最新版《中国药典》中有详细记录，沿用至今。中药配方见表 8-3。

表 8-3 特定中药的配方

组 分	中药配方	QC 标准化
HE	60 mg	1.2 mg 淫羊藿苷
B	25 mg	5 mg 柚皮苷
C	25 mg	1.5～2.0 mg 雷公藤内酯醇
赋形剂	90 mg	不适用
总计	200 mg	

假设中药的申请方有兴趣检测原料的一致性，主要基于 HE 最活跃的成分，这些原材料产自陕西、四川和湖北三地。假设将对每个研究中心的 3 个批次进行试验，并从每个批次中随机选择 8 件样品。因此，每个研究中心共选择 24 件样品进行试验。假设 δ 等于 0.2。此外，选择检测一致性的验收标准，使下限 $LL(\hat{p})$ 的 95%置信区间 p 大于质量控制下限 QC_L 的概率至少为 0.8。

为评估 3 个中心活性成分的一致性，对 3 个批次的供试品检测结果（标示量百分比）进行对数转换。相应的汇总统计见表 8-4。为便于说明，QC_L 是根据 $p-QC_L<0.1$ 选择的。3 个批次之间的比较结果见表 8-5。从表 8-5 可以看出，从陕西和四川获得的 HE 组分的原材料是一致的，因为相应的概率 $P\left[\frac{QC_L-p}{\sqrt{\text{var}(\hat{p})}}+z_{\alpha/2}<Z\right]$ 大于要求的 β 值（$\beta=0.8$），而湖北不同，相应的概率小于 0.8。

表 8-4 汇总统计

地 点	样本均值	试样标准偏差
陕西	4.537	0.032
四川	4.445	0.045
湖北	4.258	0.061

表 8-5 3 个批次之间的配对比较

站 点	$\bar{X}-\bar{Y}$	$\text{var}(\hat{p})$	估计一致性指数	$P\left[\frac{QC_L-p}{\sqrt{\text{var}(\hat{p})}}+z_{\alpha/2}<Z\right]$
陕西对四川	0.092	0.004 55	0.99	$P\{-20.01<Z\}=1.00$
陕西对湖北	0.279	0.057 28	0.21	$P\{0.214<Z\}=0.417$
四川对湖北	0.187	0.071 16	0.68	$P\{0.555<Z\}=0.288$

8.4 容忍区域方法

Lai 和 Hsiao(2013)提出了公差区域法,以同时管理来自不同地点的材料质量,而不是如 8.3 节所述评估两个地点材料的一致性。如果出于质量控制的目的,材料未通过公差区域(来自随机效应模型),Lai 和 Hsiao 建议进行配对比较,以便提取未通过质量控制的材料,从而降低材料成本。

8.4.1 多变量随机效应模型

多变量正态总体的容忍区域的概念已经在文献中得到了充分的研究。例如,Wald(1942)提出了一种适用于任何给定密度函数的遗传参数方法来构造大样本的容许限度。但目前尚不清楚 Wald 方法对于小样本是否适用。另外,John(1963)为构造多元正态分布的区域公差问题提供了理论表述。随后,文献中提出了许多近似多元正态分布公差区域的构造方法(Siotani, 1964; Chew, 1966; Guttman, 1970; Fuchs 和 Kenett, 1987; Hall 和 Sheldon, 1979; Krishnamoorthy 和 Mathew, 1999; Krishnamoorthy 和 Mondal, 2006)。

由于中药往往含有多个成分,首先介绍多元随机效应模型。遵循 John(1963)提供的方法,可以推导出多元随机效应模型的一个容忍区域。用 p 向量 y_{ijk} 表示第 i 区第 j 批次的第 k 个样品中 p 活性成分的测量。随机 p 载体 A_i 和 B_{ij} 分别代表第 i 区和第 j 批次嵌套在第 i 区域的随机效应。现在,考虑以下多重随机效应模型

$$y_{ijk}=\mu+A_i+B_{ij}+\varepsilon_{ijk} \quad i=1, \cdots, I;\ j=1, \cdots, J;\ k=1, \cdots, K \tag{8-13}$$

式中: 常量向量 μ 是 y_{ijk} 以及随机向量 A_i、B_{ij} 和 ε_{ijk} 独立且多元正态分布均值为零和协方差矩阵分别为 $\sum_A$、$\sum_B$ 和 $\sum_e$。也就是说,

$$A_i \sim N_p(0,\ \textstyle\sum_A),\ B_{ij} \sim N_p(0,\ \textstyle\sum_B),\ \varepsilon_{ijk} \sim N_p(0,\ \textstyle\sum_e)$$

根据模型[式(8-13)],可验证 y_{ijk} 遵循 $N_p(0,\ \sum_A+\sum_B+\sum_e)$ 分布。在模型[式(8-13)]下,John(1963)基于一般多变量正态分布推导出公差区域如下:用 y 表示 $N_p(\mu,\ \sum_y)$ 具有未知均值向量 μ 和协方差矩阵 $\sum_y$ 的分布随机向量。基于从 $N_p(\mu,\ \sum_y)$ 的随机样本 $y_1, \cdots, y_N$,β-含量,y 的 γ-置信区间 $T(\beta,\ \gamma)$定义为 R_p 的一个子集,如

$$p_{y_1, y_2, \cdots, y_N}\{p_y(y \in T(\beta,\ \gamma) \mid y_1,\ y_2,\ \cdots,\ y_N) \geqslant \beta\}=\gamma \tag{8-14}$$

将样本均值和样本协方差矩阵分别表示为 $\bar{y}$ 和 $\hat{\sum}_y$。此外,样本协方差矩阵遵循具有一定尺度矩阵 λ 和自由度 γ 的 Wishart 分布。基于从 $N_p(\mu,\ \sum_y)$ 的随机样本 $y_1, \cdots, y_N$,John(1963)表明置信水平为 $100\gamma\%$的容忍椭球体至少包括 $100\beta\%$的总体,其满足以下不等式

$$(y-\bar{y})' \hat{\textstyle\sum}_y (y-\bar{y}) \leqslant \frac{\chi'^2_{1-\beta,\ p,\ p/(2N)}}{\chi^2_{\gamma,\ vp}/p}$$

其中非中心性参数 $p/(2N)$ 和自由度 p 表示$(1-\beta)\times 100\%$非中心卡方分布,$\chi^2_{\gamma,\ vp}$ 表示自

由度 vp，$100\gamma\%$上限的卡方分布。公差区域 $T(\beta, \gamma)$ 由以下公式得出

$$T(\beta, \gamma)=\left\{y:(y-\bar{y})' \hat{\sum}_{y}(y-\bar{y}) \leqslant \frac{\chi_{1-\beta, p, p/(2N)}'^{2}}{\chi_{\gamma, vp}^{2}/p}\right\} \tag{8-15}$$

式(8-15)中的上限通常称为公差区域的公差系数 $T(\beta, \gamma)$。在模型式(8-13)下，为了获得式(8-15)中给出的公差区域 $T(\beta, \gamma)$，需要计算 $\sum_{y}$ 的自由度。因此，在随机样本的基础上，y_{ijk}，$i=1, \cdots, I$；$j=1, \cdots, J$；$k=1, \cdots, K$，可以得到以下均值和平方和

$$\bar{y}=\sum_{i=1}^{I} \sum_{j=1}^{J} \sum_{k=1}^{K} \frac{y_{ijk}}{IJK}$$

$$\bar{y}_{i\cdot}=\sum_{j=1}^{J} \sum_{k=1}^{K} \frac{y_{ijk}}{JK} \quad i=1, \cdots, I$$

$$\bar{y}_{ij}=\sum_{k=1}^{K} \frac{y_{ijk}}{K} \quad i=1, \cdots, I;\ j=1, \cdots, J$$

$$\mathrm{SSA}=JK \sum_{i=1}^{I}(\bar{y}_{i\cdot}-\bar{y})(\bar{y}_{i\cdot}-\bar{y})'$$

$$\mathrm{SSB}=k \sum \sum(\bar{y}_{ij\cdot}-\bar{y}_{i\cdot})(\bar{y}_{ij\cdot}-\bar{y}_{i\cdot})'$$

$$\mathrm{SSE}=\sum_{i=1}^{I} \sum_{j=1}^{J} \sum_{k=1}^{K}(y_{ijk}-\bar{y}_{ij\cdot})(y_{ijk}-\bar{y}_{ij\cdot})' \tag{8-16}$$

均方差和预期均方差由以下公式得出

$$S_{A}=\frac{\mathrm{SSA}}{I-1},\ S_{B}=\frac{\mathrm{SSB}}{I(J-1)},\ S_{e}=\frac{SSE}{IJ(K-1)}$$

$$\Lambda_{A}=E(S_{A})=JK \sum_{A}+K \sum_{B}+\sum_{e}$$

$$\Lambda_{B}=E(S_{B})=K \sum_{B}+\sum_{e}$$

$$\Lambda_{e}=E(S_{e})=\sum_{e}$$

上述结果总结于表 8-6。通过式(8-16)，可以证实 S_A、S_B 和 S_e 分别服从 Wishart 分布 $W_p(\Lambda_A, I-1)$，$W_p(\Lambda_B, I(J-1))$ 和 $W_p(\Lambda_e, IJ(K-1))$，其中 $W_p(\Lambda, k)$ 表示具有标度矩阵 Λ 和自由度 k 的 Wishart 分布。

表 8-6 模型方差表的多元分析[式(8-13)]

来　源	自由度	平方和	均方差	预期均方差
区域	$I-1$	SSA	S_A	Λ_A
批次	$I(J-1)$	SSB	S_B	Λ_B
误差	$IJ(K-1)$	SSE	S_e	Λ_e

在模型的正态性假设下[式(8-13)],随机矢量$\bar{y}$和 y 分别服从 $N_p(\mu, \sum_{\bar{y}})$ 和 $N_p(\mu, \sum_y)$ 分布,其中 $\sum_y = \sum_A + \sum_B + \sum_e$,且 $\sum_{\bar{y}} = \frac{\sum_A}{I} + \frac{\sum_B}{IJ} + \frac{\sum_e}{IJK}$。因此,协方差矩阵 $\sum_y$ 可以表示为

$$\sum_y = \frac{1}{JK}\Lambda_A + \frac{J-1}{JK}\Lambda_B + \frac{K-1}{K}\Lambda_e = c_A\Lambda_A + c_B\Lambda_B + \frac{K-1}{K}\Lambda_e$$

其中

$$c_A S_A \sim W_p\left(\frac{c_A\Lambda_A}{I-1}, I-1\right)$$

$$c_B S_B \sim W_p\left(\frac{c_B\Lambda_B}{I(J-1)}, I(J-1)\right)$$

$$c_e S_e \sim W_p\left(\frac{c_e\Lambda_e}{IJ(K-1)}, IJ(K-1)\right)$$

将修正的多元 Satterthwaite 近似应用于 Nel 和 van der Merwe(1986)的独立 Wishart 矩阵的线性组合的分布,样本协方差矩阵 $\sum_y$ 遵循 $W_p(\sum_y/v, v)$ 分布,自由度为

$$v = \frac{\mathrm{tr}[(\sum_y)^2] + [\mathrm{tr}(\sum_y)]^2}{\sum_{i=1}^{I}\frac{1}{m_i}\{\mathrm{tr}[(c_i\Lambda_i)^2] + [\mathrm{tr}(c_i\Lambda_i)]^2\}} \tag{8-17}$$

其中 $m_A = I-1$, $m_B = I(J-1)$, $m_e = IJ(K-1)$。注意,当 $\sum_A$、$\sum_B$ 和 $\sum_e$ 未知时,可以简单地通过用 S_i 替换 Λ_i 来估计未知自由度 v。然而,这种估计的自由度在非奇异变换下是可变的。作为替代方案,Krishnamoorthy 和 Yu(2004)建议考虑 Wishart 逼近 $\sum_y^{-1/2}\sum_y\sum_y^{-1/2}$ 的分布。也就是说,用 $\sum_y^{-1/2}\sum_y\sum_y^{-1/2}$ 代替 $\sum_i$。因此,自由度变为

$$\tilde{v} = \frac{p + p^2}{\sum_{i=1}^{I}\frac{1}{m_i}\{\mathrm{tr}[(c_iS_i\hat{\sum}_i^{-1})^2] + [\mathrm{tr}(c_iS_i\hat{\sum}_i^{-1})]^2\}} \tag{8-18}$$

8.4.2 示例

为了说明 Lai 和 Hsiao(2013)提出的容忍区域方法,考虑 Lu 等(2007)的合成数据。用于治疗类风湿关节炎的中药含有两种活性成分,即提取物 A 和 B。对来自三个不同地点的两种活性成分的原材料的一致性进行了测试。假设将对每个地点的 4 个批次进行试验,并从每个批次中随机选择 9 个样品。多变量方差分析(MANOVA)表见表 8-6。根据式(8-18),$\sum_{\bar{y}}$ 的自由度是由 $v = 2.970\,581$ 得出的。

因此,基于由 Krishnamoorthy 和 Yu(2004)以及 Nel 和 van der Merwe(1986)描述的方法估计的 v 值,可以获得式(8-15)中给出的公差因子。各种含量比例和置信水平的结果总结于表 8-7 中。公差区域的椭圆体(图 8-1)表明内容比例 $\beta = 0.8$,置信水平 $\gamma = 0.9$ 的数据的容差区域,以及自由度 $v = 2.970\,581$。

表 8-7 式(8-15)中定义的公差系数 $v=2.970\,581$ 和 $v=3.127\,606$，对应特定含量比例 β 和置信水平 γ

	$\gamma=0.8$	$\gamma=0.85$	$\gamma=0.9$	$\gamma=0.95$
$\tilde{v}=2.970\,581$(Krishnamoorthy 和 Yu，2004)				
$\beta=0.8$	2.123 451	2.451 901	2.964 166	4.003 442
$\beta=0.85$	2.497 194	2.883 454	3.485 881	4.708 076
$\beta=0.9$	3.026 625	3.494 776	4.224 924	5.706 237
$\beta=0.95$	3.941 354	4.550 993	5.501 812	7.460 819
$\tilde{v}=3.127\,606$(Nel 和 van der Merwe，1986)				
$\beta=0.8$	1.971 383	2.265 580	2.721 244	3.635 920
$\beta=0.85$	2.318 361	2.664 338	3.200 203	4.285 868
$\beta=0.9$	2.809 877	3.229 206	3.878 679	5.182 396
$\beta=0.95$	3.659 099	4.205 161	5.050 992	6.748 659

来源：Lai，Y.H.，Hsiao，C.F.，Using a tolerance region approach as a statistical quality control process for traditional Chinese medicine. The 3rd International Conference on Applied Mathematics and Pharmaceutical Sciences，April29 - 30，2013，Singapore，pp.346 - 349.

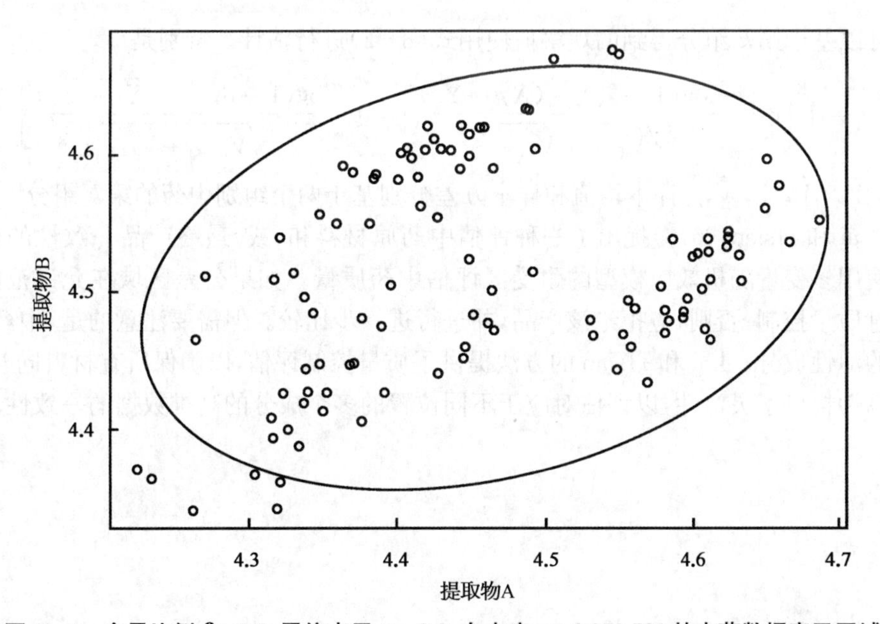

图 8-1 含量比例 $\beta=0.8$，置信水平 $\gamma=0.9$，自由度 $v=2.970\,581$ 的中药数据容忍区域

8.5 结语

本章讨论对含有多种成分的中药原材料进行检验的统计质量控制。Tse 等(2006)提出的想法是在抽样计划下构建一致性指数的 95%置信区间。如果构建的 95%置信下限大于预先规定的质量控制下限，则原材料通过质量控制，因此可用于进一步加工；否则，应拒收原材料。对于给定的成分(最好是最活跃的成分)，当各研究中心之间的原材料确实没有差异时，应制订抽样计划，以确保各研究中心之间建立一致性的预期概率。结果同样可扩展至过程中材料和最终产品。实际上，如果可以识别出其他单个成分，则可以以类似的方式应用上述讨论的程序，以确定单个成分的限度。

当特定中药中存在一种以上的活性成分时，在一定的假设条件下，可以对上述提出的方法进行修改和扩展，检验以下一致性指标

$$p = P\left(1-\delta_k < \frac{U_k}{W_k} < \frac{1}{1-\delta_k};\ k=1,\ 2,\ \cdots,\ K\right)$$

其中 $0 < \delta_k < 1$，这个限制允许来自两个部分的 U_k 和 W_k 的第 k 组分的一致性。假设成分独立运行，则

$$\begin{aligned} p &= P\left(1-\delta_k < \frac{U_k}{W_k} < \frac{1}{1-\delta_k};\ k=1,\ 2,\ \cdots,\ K\right) \\ &= \prod_{k=1}^{K} P\left(1-\delta_k < \frac{U_k}{W_k} < \frac{1}{1-\delta_k}\right) \\ &= \prod_{k=1}^{K} p_k \end{aligned}$$

式中：p_k 可以基于第 k 组分得到的观察值使用式(8-2)进行估计。特别是

$$\hat{p} = \prod_{k=1}^{K} \Phi\left[\frac{-\log(1-\delta_k)-(\bar{X}_k-\bar{Y}_k)}{\sqrt{\hat{V}_{k,X}+\hat{V}_{k,Y}}}\right] - \Phi\left[\frac{\log(1-\delta_k)-(\bar{X}_k-\bar{Y}_k)}{\sqrt{\hat{V}_{k,X}+\hat{V}_{k,Y}}}\right]$$

式中：$\bar{X}_k$，$\bar{Y}_k$，$\hat{V}_{k,X}$，$\hat{V}_{k,Y}$ 样本均值和样本方差分别基于两个组别中药的第 k 组分。

另外，Lai 和 Hsiao(2013)提出了一种评估中药原材料和(或)最终产品一致性的灵活方法。他们考虑使用多变量随机效应模型的耐受区评估中药质量。如果公差区域在允许范围内，则认为产品通过质量控制；否则，应拒绝该产品，并进行进一步比较。但需要注意的是，中药一般含有两种以上的活性成分。Lai 和 Hsiao 的方法提供了质量控制评估，以确保所有材料同时符合质量要求。此属性提供了灵活性，以评估对应于不同位置的多个成分的高维数据的一致性。

9 质量控制的统计过程

9.1 引言

如前所述,随着越来越多的原研药失去专利保护,寻找治疗危重和(或)危及生命疾病的新药已成为许多研究机构或制药公司关注的焦点。因此,中药西化在药学、临床研发中备受关注。中药通常由多种成分或活性成分(如草药提取物)组成。实际上,这些成分的药理活性通常是未知的,但通常认为每种成分均针对特定器官。中医师认为,一个健康受试者的所有器官都应该达到器官间的整体动态平衡或和谐(Chow 等,2006)。因此,通常处方是由相对比例不同的几种成分组成的灵活剂量。基于每个成分可能来自不同地点和(或)在不同地点生产(或加工)的事实,一致性(如不同地点之间的含量均匀度和质量差异)是质量控制和所得中药保证的关注点,尤其是当中药用于人体时。

对于给定成分,尤其是活性最强的成分,Tse 等(2006)提出了一致性概念,以检测不同研究中心的含量均匀度。检验方法是在抽样方案下,构建一致性指数 95%置信区间。如果构建的 95%置信下限大于预先规定的质量控制下限,则中药已通过质量控制验证,该药可用于人体;否则,应拒绝该中药。Tse 等(2006)专注于构建基于单一成分的中药浓度指数,并假设其为中药中最活跃的成分。根据类似的想法,Lu 等(2007)将 Tse 等(2006)的结果推广到了两个相关成分的情况。

在 9.2 中,将介绍 Lu 等(2007)提出的两个相关成分的中药一致性指数。9.3 讨论了一致性指数假设的验收标准和相应检验程序,还包括样本量计算问题,结果用于确定所需的样本量,以确保不同地点的制剂之间具有较高的一致性。9.4 介绍了治疗类风湿关节炎的中药实例,以说明拟定方法。总结见 9.5。

9.2 统计模型

用(U_1, U_2)和(W_1, W_2)分别表示来自两个不同地方的中药的多种成分中两种活性最强的成分的特征。假设$(X_1, X_2)=(\log U_1, \log U_2)$服从平均向量为$(\mu_{X_1}, \mu_{X_2})$,协方差矩阵为$\sum_1$的二元正态分布;同理,$(Y_1, Y_2)=(\log W_1, \log W_2)$服从平均向量为$(\mu_{Y_1}, \mu_{Y_2})$,协方差矩阵为$\sum_2$的二元正态分布。其中

$$\sum\nolimits_1=\begin{bmatrix} V_{X_1} & \rho_X(V_{X_1}V_{X_2})^{\frac{1}{2}} \\ \rho_X(V_{X_1}V_{X_2})^{\frac{1}{2}} & V_{X_2} \end{bmatrix}$$

$$\sum\nolimits_2=\begin{bmatrix} V_{Y_1} & \rho_Y(V_{Y_1}V_{Y_2})^{\frac{1}{2}} \\ \rho_Y(V_{Y_1}V_{Y_2})^{\frac{1}{2}} & V_{Y_2} \end{bmatrix}$$

假设两个随机的观察样本 $(X_{1i}, X_{2i})=(\log U_{1i}, \log U_{2i})$，$i=1, \cdots, n_X$，以及 $(Y_{1i}, Y_{2i})=(\log W_{1i}, \log W_{2i})$，$i=1, \cdots, n_Y$ 都集中在含量测定研究中。简单起见，假设 $n_X=n_Y=n$。使用 $P(x<y)$ 评估强度-应力关系中可靠性的想法(Enis 和 Geisser，1971)，Tse 等(2006)提出了一个指数，以评估只有一个活性成分时两个不同地点的原材料和(或)最终产品的一致性。用 p_1 和 p_2 表示来自两个不同研究中心的中药的两种活性成分的一致性。建议用 $\min(p_1, p_2)$ 定义具有两个相关成分的中药的一致性指数，并用 p 表示

$$p_i=P\left(1-\delta_i<\frac{U_i}{W_i}<\frac{1}{1-\delta_i}\right),\ 0<\delta_i<1 \quad i=1,\ 2$$

其中 p_i 和 δ_i 是允许一致性的限制。因此，一致性指数 p 是参数 θ 的函数，其中

$$\theta=(\mu_{X_1}, \mu_{X_2}, \mu_{Y_1}, \mu_{Y_2}, V_{X_1}, V_{X_2}, V_{Y_1}, V_{Y_2})$$

即 $p=h(\theta)$。利用不变性原理，给出了最大似然估计。p_1 和 p_2 由以下公式求得

$$\hat{p}_i=\Phi\left[\frac{-\log(1-\delta_i)-(\bar{X}_i-\bar{Y}_i)}{\sqrt{\hat{V}_{X_i}+\hat{V}_{Y_i}}}\right]-\Phi\left[\frac{\log(1-\delta_i)-(\bar{X}_i-\bar{Y}_i)}{\sqrt{\hat{V}_{X_i}+\hat{V}_{Y_i}}}\right] \tag{9-1}$$

式中：$\Phi(z_0)=P(Z<z_0)$，Z 为一个标准的正态随机变量。

$$\bar{X}_i=\frac{1}{n}\sum_{j=1}^{n}X_{ij}, \bar{Y}_i=\frac{1}{n}\sum_{j=1}^{n}Y_{ij}, \hat{V}_{X_i}=\frac{1}{n}\sum_{j=1}^{n}(X_{ij}-\bar{X}_i)^2, \hat{V}_{Y_i}=\frac{1}{n}\sum_{j=1}^{n}(Y_{ij}-\bar{Y}_i)^2 \quad i=1,\ 2$$

因此，建议一致性指数 p 的最大似然估计量(MLE)由 $\hat{p}=\min(\hat{p}_1, \hat{p}_2)$ 给出。此外，可以很容易地证实以下渐近结果成立。

定理 9.1 $(\log\hat{p}_1, \log\hat{p}_2)$ 渐近分布为 $N\left(E(\log\hat{p}_1, \log\hat{p}_2), \frac{1}{s_1^2 s_2^2}A\right)$，其中 $A=(a_{ij})_{2\times2}$。a_{ij}、s_1、s_2 的详细表达式在 9.6 节附录中的式(9-16)～式(9-20)中给出。

证明 论点详细内容见附录。

定理 9.2

$$\text{(A)}\quad E(\log\hat{p})=\begin{cases}E(\log\hat{p}_2)+o(n^{-1}), & p_1>p_2\\ E(\log\hat{p}_1)+o(n^{-1}), & p_1\leqslant p_2\end{cases} \tag{9-2}$$

$$\text{(B)}\quad \mathrm{var}(\log\hat{p})=\begin{cases}\mathrm{var}(\log\hat{p}_2)+o(n^{-1}), & p_1>p_2\\ \mathrm{var}(\log\hat{p}_1)+o(n^{-1}), & p_1\leqslant p_2\end{cases} \tag{9-3}$$

证明 有关论点的详细信息，请参阅附录。

定理 9.3 如式(9-1)所示 $\log\hat{p}$ 的均值为 $E(\log\hat{p})$、方差为 $\mathrm{var}(\log\hat{p})$，其中 $E(\log\hat{p})=\log p+B(p)+o(n^{-1})$，$\mathrm{var}(\log\hat{p})=C(p)+o(n^{-1})$。$B(p)$ 和 $C(p)$ 的详细表达式见附录。此外

$$\frac{\log\hat{p}-\log p-B(\hat{p})}{\sqrt{C(\hat{p})}}\rightarrow N(0,\ 1) \tag{9-4}$$

式中：$B(\hat{p})$ 和 $C(\hat{p})$ 是 $B(p)$ 和 $C(p)$ 的估计值，未知总体参数 $\theta=(\mu_{X_1}, \mu_{X_2}, \mu_{Y_1}, \mu_{Y_2}, V_{X_1}, V_{X_2}, V_{Y_1}, V_{Y_2})$ 由其相应的 $\hat{\theta}=(\bar{X}_1, \bar{X}_2, \bar{Y}_1, \bar{Y}_2, \hat{V}_{X_1}, \hat{V}_{X_2}, \hat{V}_{Y_1}, \hat{V}_{Y_1})$ 来估计。

证明 $B(p)$ 和 $C(p)$ 推导的细节见附录。特别是

$$B(p)=\frac{1}{np_k}\frac{\partial^2\hat{p}_k}{\partial V_{X_k}^2}(V_{X_k}^2+V_{Y_k}^2)-\frac{1}{2np_k^2}\left[\left(\frac{\partial\hat{p}_k}{\partial\mu_{X_k}}\right)^2(V_{X_k}+V_{Y_k})+2\left(\frac{\partial\hat{p}_k}{\partial V_{X_k}}\right)^2(V_{X_k}^2+V_{Y_k}^2)\right]$$

且
$$C(p)=\frac{1}{np_k^2}\left[\left(\frac{\partial\hat{p}_k}{\partial\mu_{X_k}}\right)^2(V_{X_n}+V_{Y_n})+2\left(\frac{\partial\hat{p}_k}{\partial V_{X_k}}\right)^2(V_{X_k}^2+V_{Y_k}^2)\right]$$

式中：下标 k 定义如下：$k=j$，若 $p=p_j$，j 等于 1 或 2。

注意，当 n 倾向于无穷大时，$B(p)$ 收敛于 0。因此，p 渐近无偏。由于 $\hat{\theta}=(\bar{X}_1,\ \bar{X}_2,\ \bar{Y}_1,\ \bar{Y}_2,\ \hat{V}_{X_1},\ \hat{V}_{X_2},\ \hat{V}_{Y_1},\ \hat{V}_{Y_2})$ 渐近多变量正态分布且 $\hat{p}$ 是 $\hat{\theta}$ 的函数，由此，由 Serfling(1980)得出

$$\frac{\log\hat{p}-E(\log\hat{p})}{\sqrt{\mathrm{var}(\log\hat{p})}}\rightarrow N(0,\ 1)$$

利用 Slutsky 定理，可以表明

$$\frac{\log\hat{p}-\log p-B(\hat{p})}{\sqrt{C(\hat{p})}}$$

渐近正态，因为 $B(\hat{p})$ 和 $C(\hat{p})$ 分别是 $B(p)$ 和 $C(p)$ 的一致估计。

根据定理 9.1 给出的结果，对于给定水平 $0<\alpha<1$，可根据式(9-4)获得，$\log p$ 的近似 $(1-\alpha)\times100\%$ 置信区间表示为 $(LL(\log\hat{p}),\ UL(\log\hat{p}))$，其中

$$LL(\log\hat{p})=\log\hat{p}-B(\hat{p})-z_{\alpha/2}\sqrt{C(\hat{p})} \tag{9-5}$$

$$UL(\log\hat{p})=\log\hat{p}-B(\hat{p})+z_{\alpha/2}\sqrt{C(\hat{p})} \tag{9-6}$$

式中：$z_{\alpha/2}$ 是标准正态分布的 $\alpha/2$ 百分位值上限。因此，p 的近似 $(1-\alpha)\times100\%$ 置信区间表示为 $(LL(\hat{p}),\ UL(\hat{p}))$，用以下公式得出

$$(\mathrm{e}^{LL(\log\hat{p})},\ \mathrm{e}^{UL(\log\hat{p})}) \tag{9-7}$$

9.3 QC/QA 一致性评价

9.3.1 样本量确定

以下标准是为了评估两种配方与两个不同地点生产的两种相关活性成分的一致性。如果 P 构造 $(1-\alpha)\times100\%$ 置信区间的下限 $LL(\hat{p})$ 大于或等于预先规定的质量控制下限，即 QC_L 超过预先规定的数字 β(即 $\beta=80\%$)，则声称 $U=(U_1,\ U_2)$ 和 $W=(W_1,\ W_2)$ 一致或相似。换言之，如果 $P(QC_L\leqslant LL(\hat{p}))\geqslant\beta$，则 U 和 W 是一致的或相似的，其中 β 是预先规定的常数。因此，对于给定的 β 值，一个实际问题是确定所需的样本量 n，以确保至少有概率 β 使 p 的置信下限大于或等于质量控制下限。即可以用以下公式确定样本量

$$P\{QC_L\leqslant LL(\hat{p})\}\geqslant\beta \tag{9-8}$$

根据式(9-4)和式(9-5)，式(9-8)变为

$$P\{\log QC_L\leqslant\log\hat{p}-B(\hat{p})-z_{\alpha/2}\sqrt{C(\hat{p})}\}\geqslant\beta \tag{9-9}$$

因此可得

$$P\left\{\frac{\log QC_{\mathrm{L}}-\log p}{\sqrt{C(\hat{p})}}+z_{\alpha/2}\leqslant\frac{\log\hat{p}-B(p)-\log p}{\sqrt{C(\hat{p})}}\right\}\geqslant\beta \tag{9-10}$$

因为,根据式(9-1), $\dfrac{\log\hat{p}-B(p)-\log p}{\sqrt{C(\hat{p})}}$ 作为标准正态随机变量是渐近分布的,可通过求解以下不等式获得所需样本量

$$\frac{\log QC_{\mathrm{L}}-\log p}{\sqrt{C(\hat{p})}}+z_{\alpha/2}\leqslant -z_{1-\beta} \tag{9-11}$$

特别是所需的样本量 n 为

$$n\geqslant\frac{(z_{\alpha/2}+z_{1-\beta})^2}{p^2(\log QC_{\mathrm{L}}-\log p)^2}\left[\left(\frac{\partial\hat{p}_k}{\partial\mu_{X_k}}\right)^2(V_{X_k}+V_{Y_k})+2\left(\frac{\partial\hat{p}_k}{\partial V_{X_k}}\right)^2(V_{X_k}^2+V_{Y_k}^2)\right] \tag{9-12}$$

式中: 下标 k 定义如下: $k=j$, 如果 $p=p_j$, $j=1,2$。

式(9-12)表明所需样本量 n 取决于参数 α、β、V_{X_i}、V_{Y_i}、$\mu_{X_i}-\mu_{Y_i}$ 和 $\log QC_{\mathrm{L}}-\log p_i$。从式(9-8)可以看出,为了更大的 β 和更小的 α,需要更大的样本量。为了确保置信区间的下限大于 QC_{L},置信水平越高,所需的样本量越大。同样,当 $QC_{\mathrm{L}}-\log p_i$ 数值小时,即一致性指数接近质量控制下限时,在记录时需要相对较大的样本量。但是,由于所需样本量的模式对其他参数,如 V_{X_i}、V_{Y_i} 和 $\mu_{X_i}-\mu_{Y_i}$ 包含在偏导数和连接性指数中,因此不容易跟踪。

因此,进行了一项数值研究,以便更深入地了解不同参数组合所需样本量的模式。为了简单起见,定义

$$S=\frac{1}{p_i^2}\left[\left(\frac{\partial\hat{p}_i}{\partial\mu_{X_i}}\right)^2(V_{X_i}+V_{Y_i})+2\left(\frac{\partial\hat{p}_i}{\partial V_{X_i}}\right)^2(V_{X_i}^2+V_{Y_i}^2)\right] \tag{9-13}$$

然后,对于给定的 α、β 和 $\log p-\log QC_{\mathrm{L}}$ 值,所需样本量 n 等于 $[(z_\alpha+z_{1-\beta})^2S/(\log p-\log QC_{\mathrm{L}})^2]$,其中$[x]$表示大于或等于 x 的最小整数。在研究中,$\delta_1=0.15$ 和 0.20,$\delta_2=0.10$、0.15 和 0.20,$\mu_{X_1}-\mu_{Y_1}=0.03$ 和 0.05,$\mu_{X_2}-\mu_{Y_2}=0.00$、0.05 和 0.10,$V_{X_1}=0.02$,$V_{Y_1}=0.01$、0.03 和 0.05,$V_{X_2}=0.01$ 和 0.03,$V_{Y_2}=0.02$、0.04 和 0.06。对于上述参数值的每个组合,S 的对应值列于表 9-1。结果显示,S 随着 $\mu_{X_1}-\mu_{Y_1}$、$\mu_{X_2}-\mu_{Y_2}$ 增加或 δ_1、δ_2减小而增加。

根据表 9-1 中给出的结果,可以确定给定参数组合所需的样本量。然而,这些结果是基于渐近近似得出的。为了评估这些结果的准确性,需进行一项模拟研究,以检查基于模拟数据的相应功效是否接近所考虑组合的额定功效水平。对于表 9-1 中的每个参数组合,模拟了 5 000 个样本,基于模拟数据的相应功效列于表 9-2。特别地,模拟功效是模拟 $LL(\log\hat{p})>\log QC_{\mathrm{L}}$ 的样品数量。需注意的是,表 9-2 中列出的大多数情况通常是模拟功效接近标称功效值 0.8。进一步调查显示,对于那些模拟功效远小于 0.8 的病例,p_1 非常接近 p_2。总之,样本量确定的有限样本性能在达到预期功效水平方面令人满意。

9.3.2 假设检验

可以对一致性指数的思想进一步扩展,以控制在不同地点制造的中药的质量。在实践中,为了评估在不同地点制造的中药的一致性,可以建立一致性指数的最小基线值,如 p_0,以监测来自

表 9-1 S 值表

				$V_{X_2}=0.01$									$V_{X_2}=0.03$								
				$V_{Y_1}=0.01$			$V_{Y_1}=0.03$			$V_{Y_1}=0.05$			$V_{Y_1}=0.01$			$V_{Y_1}=0.03$			$V_{Y_1}=0.05$		
			V_{Y_2}	0.02	0.04	0.06	0.02	0.04	0.06	0.02	0.04	0.06	0.02	0.04	0.06	0.02	0.04	0.06	0.02	0.04	0.06
$\delta_1=0.15$	$\delta_2=0.10$	$\Delta_1=0.03$	$\Delta_2=0.00$	0.216 4	0.292 9	0.339 5	0.216 4	0.292 9	0.339 5	0.216 4	0.292 9	0.339 5	0.224 0	0.229 4	0.255 8	0.224 0	0.229 4	0.255 8	0.224 0	0.229 4	0.255 8
			0.05	0.251 0	0.309 5	0.349 0	0.251 0	0.309 5	0.349 0	0.251 0	0.309 5	0.349 0	0.246 8	0.246 2	0.267 9	0.246 8	0.246 2	0.267 9	0.246 8	0.246 2	0.267 9
			0.10	0.368 7	0.366 9	0.382 3	0.368 7	0.366 9	0.382 3	0.368 7	0.366 9	0.382 3	0.321 1	0.300 0	0.306 5	0.321 1	0.300 0	0.306 5	0.321 1	0.300 0	0.306 5
		$\Delta_1=0.05$	$\Delta_2=0.00$	0.216 4	0.292 9	0.339 5	0.216 4	0.292 9	0.339 5	0.243 0	0.292 9	0.339 5	0.224 0	0.229 4	0.255 8	0.224 0	0.229 4	0.255 8	0.224 0	0.229 4	0.255 8
			0.05	0.251 0	0.309 5	0.349 0	0.251 0	0.309 5	0.349 0	0.251 0	0.309 5	0.349 0	0.246 8	0.246 2	0.267 9	0.246 8	0.246 2	0.267 9	0.246 8	0.246 2	0.267 9
			0.10	0.368 7	0.366 9	0.382 3	0.368 7	0.366 9	0.382 3	0.368 7	0.366 9	0.382 3	0.321 1	0.300 0	0.306 5	0.321 1	0.300 0	0.306 5	0.321 1	0.300 0	0.306 5
	$\delta_2=0.15$	$\Delta_1=0.03$	$\Delta_2=0.00$	0.162 1	0.237 6	0.292 7	0.189 0	0.189 0	0.292 7	0.234 2	0.234 2	0.234 2	0.181 7	0.197 7	0.228 0	0.189 0	0.197 7	0.228 0	0.234 2	0.234 2	0.228 0
			0.05	0.180 6	0.253 5	0.302 4	0.189 0	0.253 5	0.302 4	0.234 2	0.234 2	0.302 4	0.202 1	0.213 3	0.239 5	0.202 1	0.213 3	0.239 5	0.234 2	0.213 3	0.239 5
			0.10	0.273 5	0.306 2	0.335 1	0.189 0	0.306 2	0.335 1	0.234 2	0.234 2	0.335 1	0.267 1	0.262 4	0.275 9	0.267 1	0.262 4	0.275 9	0.234 2	0.262 4	0.275 9
		$\Delta_1=0.05$	$\Delta_2=0.00$	0.180 6	0.237 6	0.292 7	0.202 1	0.202 1	0.292 7	0.243 0	0.243 0	0.243 0	0.181 7	0.197 7	0.228 0	0.202 1	0.197 7	0.228 0	0.243 0	0.243 0	0.228 0
			0.05	0.180 6	0.253 5	0.302 4	0.202 1	0.253 5	0.302 4	0.243 0	0.243 0	0.302 4	0.202 1	0.213 3	0.239 5	0.202 1	0.213 3	0.239 5	0.243 0	0.213 3	0.239 5
			0.10	0.273 5	0.306 2	0.335 1	0.202 1	0.306 2	0.335 1	0.243 0	0.243 0	0.335 1	0.267 1	0.262 4	0.275 9	0.267 1	0.262 4	0.275 9	0.243 0	0.262 4	0.275 9
	$\delta_2=0.20$	$\Delta_1=0.03$	$\Delta_2=0.00$	0.162 1	0.162 1	0.232 4	0.189 0	0.189 0	0.189 0	0.234 2	0.234 2	0.234 2	0.162 1	0.157 0	0.190 8	0.189 0	0.189 0	0.189 0	0.234 2	0.234 2	0.234 2
			0.05	0.162 1	0.162 1	0.242 1	0.189 0	0.189 0	0.189 0	0.234 2	0.234 2	0.234 2	0.162 1	0.170 7	0.201 4	0.189 0	0.189 0	0.189 0	0.234 2	0.234 2	0.234 2
			0.10	0.162 1	0.231 1	0.273 2	0.189 0	0.189 0	0.189 0	0.234 2	0.234 2	0.234 2	0.200 6	0.213 2	0.234 4	0.189 0	0.189 0	0.234 4	0.234 2	0.234 2	0.234 2
		$\Delta_1=0.05$	$\Delta_2=0.00$	0.180 6	0.180 6	0.232 4	0.202 1	0.202 1	0.202 1	0.243 0	0.243 0	0.243 0	0.180 6	0.157 0	0.190 8	0.202 1	0.202 1	0.202 1	0.243 0	0.243 0	0.243 0
			0.05	0.180 6	0.180 6	0.242 1	0.202 1	0.202 1	0.202 1	0.243 0	0.243 0	0.243 0	0.180 6	0.170 7	0.201 4	0.202 1	0.202 1	0.202 1	0.243 0	0.243 0	0.243 0
			0.10	0.180 6	0.180 6	0.273 2	0.202 1	0.202 1	0.202 1	0.243 0	0.243 0	0.243 0	0.180 6	0.213 2	0.234 4	0.202 1	0.202 1	0.234 4	0.243 0	0.243 0	0.243 0
$\delta_1=0.20$	$\delta_2=0.10$	$\Delta_1=0.03$	$\Delta_2=0.00$	0.216 4	0.292 9	0.339 5	0.216 4	0.292 9	0.339 5	0.216 4	0.292 9	0.339 5	0.224 0	0.229 4	0.255 8	0.224 0	0.229 4	0.255 8	0.224 0	0.229 4	0.255 8
			0.05	0.251 0	0.309 5	0.349 0	0.251 0	0.309 5	0.349 0	0.251 0	0.309 5	0.349 0	0.246 8	0.246 2	0.267 9	0.246 8	0.246 2	0.267 9	0.246 8	0.246 2	0.267 9
			0.10	0.368 7	0.366 9	0.382 3	0.368 7	0.366 9	0.382 3	0.368 7	0.366 9	0.382 3	0.321 1	0.300 0	0.306 5	0.321 1	0.300 0	0.306 5	0.321 1	0.300 0	0.306 5
		$\Delta_1=0.05$	$\Delta_2=0.00$	0.216 4	0.292 9	0.339 5	0.216 4	0.292 9	0.339 5	0.216 4	0.292 9	0.339 5	0.224 0	0.229 4	0.255 8	0.224 0	0.229 4	0.255 8	0.224 0	0.229 4	0.255 8
			0.05	0.251 0	0.309 5	0.349 0	0.251 0	0.309 5	0.349 0	0.251 0	0.309 5	0.349 0	0.246 8	0.246 2	0.267 9	0.246 8	0.246 2	0.267 9	0.246 8	0.246 2	0.267 9
			0.10	0.368 7	0.366 9	0.382 3	0.368 7	0.366 9	0.382 3	0.368 7	0.366 9	0.382 3	0.321 1	0.300 0	0.306 5	0.321 1	0.300 0	0.306 5	0.321 1	0.300 0	0.306 5
	$\delta_2=0.15$	$\Delta_1=0.03$	$\Delta_2=0.00$	0.151 9	0.237 6	0.292 7	0.151 9	0.237 6	0.292 7	0.186 6	0.237 6	0.292 7	0.181 7	0.197 7	0.228 0	0.181 7	0.197 7	0.228 0	0.181 7	0.197 7	0.228 0
			0.05	0.180 6	0.253 5	0.302 4	0.180 6	0.253 5	0.302 4	0.186 6	0.253 5	0.302 4	0.202 1	0.213 3	0.239 5	0.202 1	0.213 3	0.239 5	0.202 1	0.213 3	0.239 5
			0.10	0.273 5	0.306 2	0.335 1	0.273 5	0.306 2	0.335 1	0.273 5	0.306 2	0.335 1	0.267 1	0.262 4	0.275 9	0.267 1	0.262 4	0.275 9	0.267 1	0.262 4	0.275 9
		$\Delta_1=0.05$	$\Delta_2=0.00$	0.151 9	0.237 6	0.292 7	0.151 9	0.237 6	0.292 7	0.194 5	0.237 6	0.292 7	0.181 7	0.197 7	0.228 0	0.181 7	0.197 7	0.228 0	0.181 7	0.197 7	0.228 0
			0.05	0.180 6	0.253 5	0.302 4	0.180 6	0.253 5	0.302 4	0.194 5	0.253 5	0.302 4	0.202 1	0.213 3	0.239 5	0.202 1	0.213 3	0.239 5	0.202 1	0.213 3	0.239 5
			0.10	0.273 5	0.306 2	0.335 1	0.273 5	0.306 2	0.335 1	0.273 5	0.306 2	0.335 1	0.267 1	0.262 4	0.275 9	0.267 1	0.262 4	0.275 9	0.267 1	0.262 4	0.275 9
	$\delta_2=0.20$	$\Delta_1=0.03$	$\Delta_2=0.00$	0.094 1	0.171 4	0.232 4	0.137 1	0.137 1	0.232 4	0.186 6	0.186 6	0.186 6	0.131 0	0.157 0	0.190 8	0.137 1	0.157 0	0.190 8	0.186 6	0.186 6	0.190 8
			0.05	0.107 3	0.185 7	0.242 1	0.137 1	0.185 7	0.242 1	0.186 6	0.186 6	0.242 1	0.147 9	0.170 7	0.201 4	0.147 9	0.170 7	0.201 4	0.186 6	0.170 7	0.201 4
			0.10	0.171 9	0.231 1	0.273 2	0.137 1	0.231 1	0.273 2	0.186 6	0.186 6	0.273 2	0.200 6	0.213 2	0.234 4	0.200 6	0.213 2	0.234 4	0.186 6	0.213 2	0.234 4
		$\Delta_1=0.05$	$\Delta_2=0.00$	0.107 3	0.171 4	0.232 4	0.147 9	0.147 9	0.232 4	0.194 5	0.194 5	0.194 5	0.131 0	0.157 0	0.190 8	0.147 9	0.157 0	0.190 8	0.194 5	0.194 5	0.190 8
			0.05	0.107 3	0.185 7	0.242 1	0.147 9	0.185 7	0.242 1	0.194 5	0.194 5	0.242 1	0.147 9	0.170 7	0.201 4	0.147 9	0.170 7	0.201 4	0.194 5	0.170 7	0.201 4
			0.10	0.171 9	0.231 1	0.273 2	0.147 9	0.231 1	0.273 2	0.194 5	0.194 5	0.273 2	0.200 6	0.213 2	0.234 4	0.200 6	0.213 2	0.234 4	0.194 5	0.213 2	0.234 4

注：$V_{X_1}=0.02$；$\Delta_1=\mu_{X_1}-\mu_{Y_1}$，$\Delta_2=\mu_{X_2}-\mu_{Y_2}$。

表 9-2　基于 5 000 个样本的模拟功效

				$V_{X_2}=0.01$									$V_{X_2}=0.03$								
				$V_{Y_1}=0.01$			$V_{Y_1}=0.03$			$V_{Y_1}=0.05$			$V_{Y_1}=0.01$			$V_{Y_1}=0.03$			$V_{Y_1}=0.05$		
	δ_2	Δ_1	V_{Y_2}	0.02	0.04	0.06	0.02	0.04	0.06	0.02	0.04	0.06	0.02	0.04	0.06	0.02	0.04	0.06	0.02	0.04	0.06
$\delta_1=0.15$	0.10	0.03	$\Delta_2=0.00$	0.791 2	0.792 2	0.798 0	0.786 2	0.790 2	0.801 4	0.647 2	0.786 2	0.797 6	0.786 0	0.784 4	0.793 2	0.799 6	0.794 0	0.788 2	0.798 8	0.796 2	0.790 0
			0.05	0.779 0	0.783 2	0.791 6	0.790 0	0.798 4	0.788 2	0.789 0	0.793 6	0.785 0	0.789 6	0.795 2	0.792 0	0.789 6	0.785 8	0.789 0	0.776 8	0.788 6	0.799 8
			0.10	0.783 6	0.790 0	0.792 2	0.789 0	0.799 8	0.790 6	0.782 0	0.801 4	0.791 6	0.778 8	0.788 0	0.802 0	0.782 6	0.783 0	0.795 4	0.790 2	0.785 0	0.788 6
		0.05	$\Delta_2=0.00$	0.787 2	0.788 6	0.786 6	0.784 6	0.786 2	0.798 8	0.706 0	0.790 2	0.792 6	0.800 8	0.783 0	0.796 6	0.795 8	0.791 2	0.780 2	0.786 8	0.806 8	0.792 2
			0.05	0.788 8	0.777 6	0.793 0	0.786 8	0.798 0	0.803 0	0.749 4	0.787 4	0.784 4	0.798 4	0.793 6	0.780 6	0.788 8	0.788 2	0.793 2	0.803 8	0.792 2	0.780 0
			0.10	0.792 6	0.787 0	0.787 2	0.774 8	0.793 4	0.782 8	0.789 4	0.791 8	0.787 4	0.792 4	0.793 4	0.791 2	0.786 8	0.794 6	0.784 0	0.793 6	0.790 6	0.783 6
	0.15	0.03	$\Delta_2=0.00$	0.691 4	0.786 0	0.788 6	0.793 2	0.621 8	0.798 2	0.774 8	0.788 4	0.613 4	0.791 2	0.798 8	0.790 6	0.695 2	0.787 0	0.793 0	0.795 6	0.711 2	0.784 8
			0.05	0.739 8	0.783 8	0.789 6	0.787 4	0.756 0	0.799 4	0.787 4	0.794 2	0.753 4	0.792 4	0.790 4	0.787 6	0.704 2	0.776 8	0.780 2	0.785 8	0.673 4	0.785 6
			0.10	0.773 8	0.785 6	0.793 4	0.779 6	0.784 6	0.791 0	0.799 0	0.777 8	0.792 2	0.774 6	0.788 8	0.777 6	0.782 6	0.795 0	0.779 0	0.769 8	0.786 6	0.785 8
		0.05	$\Delta_2=0.00$	0.757 0	0.791 0	0.791 8	0.786 0	0.701 4	0.791 6	0.798 2	0.788 0	0.654 2	0.787 8	0.793 0	0.789 0	0.746 8	0.786 2	0.790 2	0.785 4	0.741 6	0.793 6
			0.05	0.621 6	0.794 4	0.795 8	0.783 6	0.716 2	0.793 4	0.791 8	0.779 8	0.697 0	0.777 4	0.788 2	0.788 4	0.643 8	0.781 4	0.778 0	0.780 2	0.612 8	0.783 2
			0.10	0.785 4	0.782 0	0.778 2	0.784 0	0.788 2	0.792 6	0.783 2	0.787 4	0.792 0	0.788 4	0.783 6	0.794 2	0.791 8	0.786 6	0.787 4	0.791 2	0.789 6	0.789 0
	0.20	0.03	$\Delta_2=0.00$	0.778 0	0.766 4	0.785 6	0.785 2	0.792 6	0.794 2	0.787 4	0.789 8	0.794 2	0.773 2	0.784 0	0.785 4	0.794 0	0.789 6	0.746 8	0.783 6	0.786 0	0.785 4
			0.05	0.775 0	0.735 8	0.787 8	0.785 8	0.788 8	0.781 4	0.784 4	0.789 4	0.786 0	0.763 8	0.787 6	0.785 0	0.779 2	0.794 8	0.696 8	0.781 6	0.783 4	0.794 2
			0.10	0.785 0	0.756 8	0.790 6	0.781 0	0.791 2	0.767 0	0.792 0	0.784 4	0.787 8	0.748 4	0.778 6	0.788 8	0.787 8	0.781 8	0.759 8	0.784 0	0.784 0	0.787 3
		0.05	$\Delta_2=0.00$	0.784 4	0.771 8	0.775 0	0.795 2	0.785 4	0.784 0	0.797 6	0.780 4	0.780 4	0.772 2	0.759 6	0.783 6	0.789 4	0.793 0	0.770 8	0.784 6	0.786 4	0.787 3
			0.05	0.778 0	0.765 8	0.780 2	0.776 6	0.780 4	0.779 2	0.785 8	0.783 6	0.785 8	0.780 4	0.777 2	0.786 2	0.780 4	0.793 4	0.752 6	0.775 4	0.781 0	0.794 2
			0.10	0.774 6	0.589 6	0.795 2	0.789 6	0.783 0	0.785 2	0.786 8	0.783 6	0.777 6	0.629 8	0.775 4	0.786 0	0.778 8	0.787 8	0.704 8	0.782 4	0.782 6	0.794 6
$\delta_1=0.20$	0.10	0.03	$\Delta_2=0.00$	0.786 0	0.786 8	0.794 2	0.777 4	0.792 4	0.792 4	0.789 6	0.788 2	0.788 4	0.784 8	0.789 6	0.802 4	0.790 8	0.792 4	0.788 6	0.789 6	0.797 8	0.789 8
			0.05	0.789 2	0.787 8	0.794 0	0.785 4	0.787 2	0.808 6	0.781 4	0.779 8	0.783 0	0.790 6	0.796 2	0.782 4	0.788 2	0.783 4	0.788 0	0.787 0	0.792 8	0.794 2
			0.10	0.783 0	0.782 6	0.795 4	0.788 0	0.791 6	0.787 0	0.782 2	0.784 8	0.793 0	0.785 4	0.790 8	0.787 4	0.791 0	0.775 8	0.784 6	0.782 8	0.783 0	0.797 4
		0.05	$\Delta_2=0.00$	0.790 4	0.797 2	0.801 8	0.770 8	0.793 0	0.800 6	0.781 6	0.786 6	0.796 0	0.788 6	0.786 2	0.797 8	0.798 4	0.794 4	0.793 8	0.797 8	0.784 2	0.797 6
			0.05	0.794 2	0.790 8	0.792 0	0.777 4	0.788 6	0.794 6	0.791 4	0.793 2	0.795 6	0.784 6	0.792 0	0.797 4	0.789 4	0.789 2	0.794 6	0.794 8	0.788 4	0.800 2
			0.10	0.787 6	0.780 8	0.791 2	0.778 8	0.782 0	0.791 0	0.784 0	0.789 0	0.799 4	0.778 8	0.783 6	0.793 2	0.785 0	0.784 8	0.783 4	0.787 0	0.787 4	0.780 6
	0.15	0.03	$\Delta_2=0.00$	0.782 2	0.784 6	0.800 8	0.769 8	0.785 8	0.797 0	0.788 0	0.786 4	0.779 4	0.785 8	0.781 2	0.790 2	0.787 2	0.781 6	0.786 2	0.778 0	0.784 8	0.782 2
			0.05	0.780 8	0.785 6	0.785 2	0.785 2	0.794 6	0.795 2	0.787 4	0.783 2	0.784 0	0.786 8	0.784 4	0.788 0	0.786 6	0.791 6	0.779 6	0.784 8	0.791 6	0.786 8
			0.10	0.791 8	0.794 0	0.779 0	0.790 6	0.791 6	0.792 8	0.780 6	0.785 0	0.793 0	0.775 2	0.780 4	0.786 6	0.777 2	0.783 6	0.787 0	0.798 0	0.784 6	0.783 4
		0.05	$\Delta_2=0.00$	0.782 2	0.785 6	0.781 2	0.740 8	0.781 8	0.797 6	0.777 8	0.793 4	0.802 8	0.793 6	0.786 2	0.787 4	0.784 6	0.796 2	0.789 8	0.787 0	0.781 0	0.783 6
			0.05	0.769 2	0.788 2	0.800 2	0.782 6	0.778 0	0.785 8	0.773 8	0.788 2	0.796 8	0.784 4	0.794 2	0.799 2	0.778 4	0.797 8	0.795 0	0.785 2	0.774 4	0.788 0
			0.10	0.781 6	0.782 6	0.794 6	0.776 2	0.790 6	0.791 2	0.765 8	0.777 2	0.794 4	0.781 2	0.785 4	0.782 8	0.784 4	0.791 4	0.798 4	0.792 2	0.781 8	0.789 0
	0.20	0.03	$\Delta_2=0.00$	0.659 0	0.782 4	0.782 6	0.781 2	0.610 6	0.776 8	0.775 8	0.797 0	0.608 0	0.771 4	0.788 4	0.783 6	0.667 6	0.784 2	0.770 8	0.783 8	0.706 2	0.777 4
			0.05	0.702 0	0.784 6	0.775 8	0.777 8	0.744 2	0.795 2	0.783 2	0.778 2	0.751 4	0.770 0	0.777 8	0.792 2	0.696 6	0.773 4	0.788 8	0.792 2	0.666 8	0.786 0
			0.10	0.770 4	0.780 2	0.792 0	0.770 0	0.787 8	0.789 2	0.782 6	0.769 2	0.785 0	0.771 8	0.774 2	0.782 8	0.772 0	0.770 6	0.780 6	0.771 2	0.781 4	0.783 2
		0.05	$\Delta_2=0.00$	0.736 4	0.773 0	0.789 6	0.776 2	0.674 0	0.787 0	0.776 2	0.784 2	0.653 0	0.769 6	0.779 6	0.789 4	0.741 2	0.793 2	0.782 8	0.784 6	0.737 8	0.792 2
			0.05	0.621 6	0.783 8	0.788 6	0.779 4	0.681 4	0.778 6	0.772 8	0.789 6	0.710 2	0.771 0	0.777 6	0.783 4	0.632 0	0.783 8	0.782 0	0.777 2	0.615 4	0.789 6
			0.10	0.762 6	0.780 6	0.785 8	0.776 0	0.786 0	0.784 4	0.780 0	0.777 0	0.787 4	0.772 6	0.780 8	0.782 4	0.779 0	0.773 4	0.783 4	0.768 0	0.774 8	0.787 6

不同地点的产品的一致性。因此，为了测试在两个不同位置制造的中药的性能是否一致，可以通过考虑以下假设来完成

$$H_0: p \leqslant p_0, \; H_1: p > p_0$$

式中：p_0是一致性极限，$0 < p_0 < 1$。如果零假设 H_0被拒绝，则中药被认为是一致的。

根据定理 9.1，如果 $p = p_0$，则有

$$\frac{\log \hat{p} - \log p_0 - B(p_0)}{\sqrt{C(p_0)}} \to N(0, 1) \tag{9-14}$$

式中：$B(p_0)$和$C(p_0)$是在$p = p_0$处评估的$B(p)$和$C(p)$的值。因此，假设 H_0在显著性α水平被拒绝，即

$$\frac{\log \hat{p} - \log p_0 - B(p_0)}{\sqrt{C(p_0)}} > z_\alpha \tag{9-15}$$

换言之，如果 $\log \hat{p} > \log p_0 + B(p_0) + z_\alpha \sqrt{C(p_0)}$，则拒绝零假设 H_0。为了说明这一点，进行了数值研究，以找出上述试验中各种参数组合的临界值。在研究中，$\alpha = 0.1$，$p_0 = 0.50$、0.65 和 0.80，$\delta_1 = 0.20$，$\delta_2 = 0.15$ 和 0.20，$\mu_{X_1} - \mu_{Y_1} = 0.05$，$\mu_{X_2} - \mu_{Y_2} = 0.00$、0.05、0.10，$V_{X_1} = 0.02$，$V_{Y_1} = 0.01$、0.03，$V_{X_2} = 0.01$，$V_{Y_2} = 0.02$、0.04 和 0.06。对于这些参数值的每个组合，测试的临界值列于表 9-3。结果表明，对于较小的 V_{Y_1} 和 V_{Y_2}，较大的 δ_2，较大的 n 或较小的$\mu_{X_2} - \mu_{Y_2}$，则临界值和 p_0之间的差异较小。

表 9-3　拟定一致性指数检测的临界值 p_0

p_0	δ_2	V_{Y_1}	V_{Y_2}	$\Delta=0.00$			$\Delta=0.05$			$\Delta=0.10$		
				$n=15$	$n=30$	$n=50$	$n=15$	$n=30$	$n=50$	$n=15$	$n=30$	$n=50$
0.50	0.15	0.01	0.02	0.574 2	0.550 3	0.538 1	0.579 5	0.554 2	0.541 2	0.594 0	0.564 9	0.549 6
			0.04	0.596 7	0.564 8	0.548 7	0.598 4	0.566 2	0.549 9	0.604 0	0.570 8	0.553 7
			0.06	0.609 7	0.573 0	0.554 7	0.610 2	0.573 6	0.555 3	0.612 2	0.575 6	0.557 1
		0.03	0.02	0.574 2	0.550 3	0.538 1	0.579 5	0.554 2	0.541 2	0.594 0	0.564 9	0.549 6
			0.04	0.596 7	0.564 8	0.548 7	0.598 4	0.566 2	0.549 9	0.604 0	0.570 8	0.553 7
			0.06	0.609 7	0.573 0	0.554 7	0.610 2	0.573 6	0.555 3	0.612 2	0.575 6	0.557 1
	0.20	0.01	0.02	0.559 1	0.540 7	0.531 1	0.559 1	0.540 7	0.531 1	0.573 8	0.551 1	0.539 1
			0.04	0.579 4	0.553 7	0.540 6	0.581 8	0.555 5	0.542 1	0.589 0	0.560 8	0.546 3
			0.06	0.595 2	0.563 9	0.548 1	0.596 3	0.564 8	0.548 8	0.599 7	0.567 6	0.551 1
		0.03	0.02	0.571 7	0.548 9	0.537 2	0.571 7	0.548 9	0.537 2	0.571 7	0.548 9	0.537 2
			0.04	0.571 7	0.548 9	0.537 2	0.581 8	0.555 5	0.542 1	0.589 0	0.560 8	0.546 3
			0.06	0.595 2	0.563 9	0.548 1	0.596 3	0.564 8	0.548 8	0.599 7	0.567 6	0.551 1
0.65	0.15	0.01	0.02	0.746 5	0.715 4	0.699 6	0.753 4	0.720 4	0.703 5	0.772 2	0.734 3	0.714 5
			0.04	0.775 7	0.734 2	0.713 3	0.778 0	0.736 1	0.714 9	0.785 2	0.742 0	0.719 8
			0.06	0.792 6	0.744 9	0.721 1	0.793 2	0.745 6	0.721 8	0.795 8	0.748 3	0.724 3
		0.03	0.02	0.746 5	0.715 4	0.699 6	0.753 4	0.720 4	0.703 5	0.772 2	0.734 3	0.714 5
			0.04	0.775 7	0.734 2	0.713 3	0.778 0	0.736 1	0.714 9	0.785 2	0.742 0	0.719 8
			0.06	0.792 6	0.744 9	0.721 1	0.793 2	0.745 6	0.721 8	0.795 8	0.748 3	0.724 3

（续表）

p_0	δ_2	V_{Y_1}	V_{Y_2}	$\Delta=0.00$			$\Delta=0.05$			$\Delta=0.10$		
				$n=15$	$n=30$	$n=50$	$n=15$	$n=30$	$n=50$	$n=15$	$n=30$	$n=50$
0.65	0.20	0.01	0.02	0.726 8	0.702 9	0.690 4	0.726 8	0.702 9	0.690 4	0.745 9	0.716 4	0.700 8
			0.04	0.753 2	0.719 8	0.702 8	0.756 4	0.722 2	0.704 7	0.765 6	0.729 1	0.710 2
			0.06	0.773 8	0.733 0	0.712 5	0.775 2	0.734 2	0.713 5	0.779 6	0.737 8	0.716 5
		0.03	0.02	0.743 2	0.713 6	0.698 3	0.743 2	0.713 6	0.698 3	0.743 2	0.713 6	0.698 3
			0.04	0.743 2	0.713 6	0.698 3	0.756 4	0.722 2	0.704 7	0.765 6	0.729 1	0.710 2
			0.06	0.773 8	0.733 0	0.712 5	0.775 2	0.734 2	0.713 5	0.779 6	0.737 8	0.716 5
0.80	0.15	0.01	0.02	0.918 8	0.880 5	0.861 0	0.927 2	0.886 7	0.865 8	0.950 5	0.903 8	0.879 3
			0.04	0.954 7	0.903 6	0.878 0	0.957 5	0.905 9	0.879 9	0.966 4	0.913 3	0.885 9
			0.06	0.975 5	0.916 8	0.887 5	0.976 3	0.917 7	0.888 4	0.979 5	0.921 0	0.891 4
		0.03	0.02	0.918 8	0.880 5	0.861 0	0.927 2	0.886 7	0.865 8	0.950 5	0.903 8	0.879 3
			0.04	0.954 7	0.903 6	0.878 0	0.957 5	0.905 9	0.879 9	0.966 4	0.913 3	0.885 9
			0.06	0.975 5	0.916 8	0.887 5	0.976 3	0.917 7	0.888 4	0.979 5	0.921 0	0.891 4
	0.20	0.01	0.02	0.894 5	0.865 1	0.849 8	0.894 5	0.865 1	0.849 8	0.918 1	0.881 7	0.862 6
			0.04	0.927 0	0.886 0	0.865 0	0.930 9	0.888 9	0.867 3	0.942 3	0.897 3	0.874 0
			0.06	0.952 4	0.902 2	0.876 9	0.954 1	0.903 6	0.878 1	0.959 5	0.908 1	0.881 8
		0.03	0.02	0.914 7	0.878 3	0.859 5	0.914 7	0.878 3	0.859 5	0.914 7	0.878 3	0.859 5
			0.04	0.914 7	0.878 3	0.859 5	0.930 9	0.888 9	0.867 3	0.942 3	0.897 3	0.874 0
			0.06	0.952 4	0.902 2	0.876 9	0.954 1	0.903 6	0.878 1	0.959 5	0.908 1	0.881 8

注：$V_{X_1}=0.02$，$V_{X_2}=0.01$，$\mu_{X_1}-\mu_{Y_1}=0.05$，$\delta=0.20$；$\Delta=\mu_{X_2}-\mu_{Y_2}$。

9.4 示例

为说明拟定的一致性检测思路，对用于治疗类风湿关节炎患者的中药的原材料进行检测。示例中药含有两种活性成分，即提取物 A 和提取物 B。

假设中药的申请方对来自三个不同地点的两个活性成分测试原材料的一致性。假设将测试每个站点的 4 个批次，并随机选择每个批次的 9 个样本。因此，在每个站点中，总共有 36 个样本被选择用于测试。假设 δ_1 和 δ_2 等于 0.2。此外，选择用于测试一致性的接受标准，使得 p 的 95% 置信区间的下限 $LL(\hat{p})$ 大于质量控制下限 QC_L 的概率至少为 0.8，即 $\beta=0.8$。

为了评估来自三个站点的活性成分的一致性，对所选样品的测试结果进行对数转换。表 9-4 列出了相应的汇总统计数据，表 9-5 给出了三个站点之间的比较结果。因此，在该示例中，来自站点 1 和站点 3 的原材料很可能是不一致的，因为一致性指数仅为 0.464。出于说明目的，假设 $QC_L=0.65$。为了确保在站点 1 和站点 2 的原材料之间声称一致性的概率为 0.80，样本大小确定为

$$n^{*}=\frac{(z_{0.20}+z_{0.975})^2 nC(\hat{p})}{(\log QC_L-\log\hat{p})^2}=\frac{2.801\,6^2\times 0.112\,9}{0.249\,3^2}\approx 15$$

同样，为了确保站点 2 和站点 3 的原材料之间声称一致性的概率为 0.08，样本量大小确定为

$$n=\frac{(z_{0.20}+z_{0.975})^2 nC(\hat{p})}{(\log QC_L-\log\hat{p})^2}=\frac{2.801\,6^2\times 0.164\,3}{0.184\,92}\approx 38$$

表 9-4 三个站点的摘要统计

站 点	样本均值		样本标准偏差	
	A	B	A	B
1	4.600 2	4.500 1	0.036 5	0.036 7
2	4.440 8	4.610 3	0.054 6	0.042 3
3	4.370 3	4.440 8	0.067 1	0.054 2

表 9-5 三个站点之间成对比较的结果

站 点	$\overline{X}_1-\overline{Y}_1$	$\overline{X}_2-\overline{Y}_2$	$\hat{p}_1$	$\hat{p}_2$	$\hat{p}=\min(\hat{p}_1,\ \hat{p}_2)$	$nC(\hat{p})$
1 vs 2	0.159 4	−0.110 2	0.834	0.978	0.834	0.112 9
1 vs 3	0.229 9	0.059 3	0.464	0.993	0.464	0.733 0
2 vs 3	0.070 5	0.169 5	0.961	0.782	0.782	0.164 3

9.5 讨论

在本章中，研究了控制中药原料和(或)最终产品质量的问题，提出了一个指数来评估从不同地点加工或制造的原材料和(或)最终产品的一致性。特别是，如果考虑的中药具有两种活性成分，则该中药的一致性指数被定义为相应两种活性成分的一致性指数的最小值。虽然本章中的讨论只关注两种活性成分，但很容易扩展到两种以上的活性成分。通常，如果中药包含两种以上的有效成分，比如 k，则自然扩展是使用对应于 k 种有效成分的一致性指数 p_i 的最小值作为中药的一致性指数 p，即 $p=\min(p_1,\ p_2,\ \cdots,\ p_k)$。

注意，p 的对应 MLE 由 $\hat{p}=\min(\hat{p}_1,\ \hat{p}_2,\ \cdots,\ \hat{p}_k)$ 给出，其中 $\hat{p}_i$ 是 p_i 的 MLE，$i=1,\ 2,\ \cdots,\ k$。将 j 定义为指数，使得 $p_j=\min(p_1,\ p_2,\ \cdots,\ p_k)$。它可以通过遵循式(6-2)～式(6-4)中使用的类似参数来表示

$$E(\log\hat{p})=E(\log\hat{p}_j),\ \mathrm{var}(\log\hat{p})=\mathrm{var}(\log\hat{p}_j)$$

$$\frac{\log\hat{p}-E(\log\hat{p})}{\sqrt{\mathrm{var}(\hat{p})}}\to N(0,\ 1)$$

因此，验收标准的构建可以以类似的方式进行。然而，一个令人感兴趣的问题是，当活性成分 k 的数量相对较大时，该测量的结果可能较为保守，可以探索评估中药一致性的替代方法。在这个问题上肯定需要更多的研究工作，以便为实际应用提供有用的见解。

在实际应用中，就这一拟议程序而言，成分的特性通常以每个成分标记声明的百分比来衡量。换言之，如果一个中药中包含成分 1，…，k 的数量为 q_1，…，q_k 和 c_1，c_2，…，c_k 是所考虑的中药中活性成分的理论值，其特征值 U_i 通常以百分比 $\frac{q_i}{c_i}$ 表示。因此，本研究建议，可以合理地假设 U_i 的对应对数转换为正态分布。事实上，应该注意的是，使用 FDA 所建议的百分比 $\frac{q_i}{c_i}$。

9.6 附：定理证明

9.6.1 附 1：引例证明定理 9.1

注意，参数 $\theta=(\mu_{X_1},\ \mu_{X_2},\ \mu_{Y_1},\ \mu_{Y_2},\ V_{X_1},\ V_{X_2},\ V_{Y_1},\ V_{Y_2})$ 由它们对应的 MLE $\hat{\theta}=(\bar{X}_1,\bar{X}_2,\bar{Y}_1,\bar{Y}_2,\hat{V}_{X_1},\hat{V}_{X_2},\hat{V}_{Y_1},\hat{V}_{Y_2})$ 来估计。很容易验证 $\hat{\theta}$ 是渐近多元正态分布的均值 $E(\hat{\theta})$ 和协方差矩阵 $\mathrm{Cov}(\hat{\theta})$。很容易得到 $E(\hat{\theta})=\left(\mu_{X_1},\ \mu_{X_2},\ \mu_{Y_1},\ \mu_{Y_2},\ \frac{n-1}{n}V_{X_1},\ \frac{n-1}{n}V_{X_2},\ \frac{n-1}{n}V_{Y_1},\ \frac{n-1}{n}V_{Y_2}\right)$。注意，对于协方差矩阵 $\mathrm{Cov}(\hat{\theta})$ 的各种条目，仅导出高达 $o(n^{-1})$ 的阶数项。具体地，如下给出只有第一个 $o(n^{-1})$ 级的 MLE $\hat{\theta}$ 的分量和第二阶中心矩的最高阶的项

a. $\mathrm{Cov}(\bar{X}_i,\ \bar{Y}_j)=\mathrm{Cov}(\bar{X}_i,\ \hat{V}_{Y_j})=\mathrm{Cov}(\hat{V}_{X_j},\ \bar{Y}_j)=\mathrm{Cov}(\hat{V}_{X_i},\ \hat{V}_{Y_j})=0\quad i=1,\ 2;\ j=1,\ 2$

b. $\mathrm{var}(\bar{X}_1)=\frac{1}{n}V_{X_1}+o(n^{-1})$，$\mathrm{var}(\bar{X}_2)=\frac{1}{n}V_{X_2}+o(n^{-1})$，$\mathrm{var}(\bar{Y}_1)=\frac{1}{n}V_{Y_1}+o(n^{-1})$，

$\mathrm{var}(\bar{Y}_2)=\frac{1}{n}V_{Y_2}+o(n^{-1})$

c. $\mathrm{var}(\hat{V}_{X_1})=\frac{2}{n}V_{X_1}^2+o(n^{-1})$，$\mathrm{var}(\hat{V}_{X_2})=\frac{2}{n}V_{X_2}^2+o(n^{-1})$，

$\mathrm{var}(\hat{V}_{Y_1})=\frac{2}{n}V_{Y_1}^2+o(n^{-1})$，$\mathrm{var}(\hat{V}_{Y_2})=\frac{2}{n}V_{Y_2}^2+o(n^{-1})$

d. $\mathrm{Cov}(\bar{X}_1,\ \hat{V}_{X_1})=\frac{4}{n}\mu_{X_1}V_{X_1}+o(n^{-1})$，$\mathrm{Cov}(\bar{X}_2,\ \hat{V}_{X_2})=\frac{4}{n}\mu_{X_2}V_{X_2}+o(n^{-1})$

$\mathrm{Cov}(\bar{Y}_1,\ \hat{V}_{Y_1})=\frac{4}{n}\mu_{Y_1}V_{Y_1}+o(n^{-1})$，$\mathrm{Cov}(\bar{Y}_2,\ \hat{V}_{Y_2})=\frac{4}{n}\mu_{Y_2}V_{Y_2}+o(n^{-1})$

e. $\mathrm{Cov}(\bar{X}_1,\ \bar{X}_2)=\frac{1}{n}\rho_X(V_{X_1}V_{X_2})^{\frac{1}{2}}+o(n^{-1})$，$\mathrm{Cov}(\bar{Y}_1,\ \bar{Y}_2)=\frac{1}{n}\rho_Y(V_{Y_1}V_{Y_2})^{\frac{1}{2}}+o(n^{-1})$

f. $\mathrm{Cov}(\hat{V}_{X_1},\ \hat{V}_{X_2})=\frac{2}{n}\left[\rho_X^2V_{X_1}V_{X_2}+\frac{1}{3}\rho_X\mu_{X_1}\mu_{X_2}(V_{X_1}V_{X_2})^{\frac{1}{2}}\right]+o(n^{-1})$

$\mathrm{Cov}(\hat{V}_{Y_1},\ \hat{V}_{Y_2})=\frac{2}{n}\left[\rho_Y^2V_{Y_1}V_{Y_2}+\frac{1}{3}\rho_Y\mu_{Y_1}\mu_{Y_2}(V_{Y_1}V_{Y_2})^{\frac{1}{2}}\right]+o(n^{-1})$

g. $\mathrm{Cov}(\bar{X}_1,\ \hat{V}_{X_2})=\frac{1}{n}\rho_X\mu_{X_2}(V_{X_1}V_{X_2})^{\frac{1}{2}}+o(n^{-1})$

$\mathrm{Cov}(\bar{X}_2,\ \hat{V}_{X_1})=\frac{1}{n}\rho_X\mu_{X_1}(V_{X_1}V_{X_2})^{\frac{1}{2}}+o(n^{-1})$

$\mathrm{Cov}(\bar{Y}_1,\ \hat{V}_{Y_2})=\frac{1}{n}\rho_Y\mu_{Y_2}(V_{Y_1}V_{Y_2})^{\frac{1}{2}}+o(n^{-1})$

$\mathrm{Cov}(\bar{Y}_2,\ \hat{V}_{Y_1})=\frac{1}{n}\rho_Y\mu_{Y_1}(V_{Y_1}V_{Y_2})^{\frac{1}{2}}+o(n^{-1})$

简单表示为

$$z_1 = \frac{\log(1-\delta_1) - (\mu_{X_1} - \mu_{Y_1})}{\sqrt{V_{X_1} + V_{Y_1}}}$$

$$z_2 = \frac{-\log(1-\delta_1) - (\mu_{X_1} - \mu_{Y_1})}{\sqrt{V_{X_1} + V_{Y_1}}}$$

$$z_3 = \frac{\log(1-\delta_2) - (\mu_{X_2} - \mu_{Y_2})}{\sqrt{V_{X_2} + V_{Y_2}}}$$

$$z_4 = \frac{-\log(1-\delta_2) - (\mu_{X_2} - \mu_{Y_2})}{\sqrt{V_{X_2} + V_{Y_2}}}$$

$$t_{11} = \phi(z_2) - \phi(z_1),\ t_{12} = \phi(z_4) - \phi(z_3)$$

$$t_{21} = z_2\phi(z_2) - z_1\phi(z_1)$$

$$t_{22} = z_4\phi(z_4) - z_3\phi(z_3)$$

式中：ϕ 和 Φ 分别是标准正态分布的概率密度函数和累积分布函数。特别是，表示

$$s_1 = \Phi(z_2) - \Phi(z_1) \tag{9-16}$$

$$s_2 = \Phi(z_4) - \Phi(z_3) \tag{9-17}$$

令 $\hat{p}_1 = g_1(\hat{\theta})$，$\hat{p}_2 = g_2(\hat{\theta})$，$g(\hat{\theta}) = (g_1(\hat{\theta}), g_2(\hat{\theta})) = (\hat{p}_1, \hat{p}_2)$，关于参数 $\theta = (\mu_{X_1}, \mu_{X_2}, \mu_{Y_1}, \mu_{Y_2}, V_{X_1}, V_{X_2}, V_{Y_1}, V_{Y_2})$ 的一阶偏导数为

$$\frac{\partial g_1(\hat{\theta})}{\partial \mu_{X_1}} = -\frac{\partial g_1(\hat{\theta})}{\partial \mu_{Y_1}} = \frac{-t_{11}}{\sqrt{V_{X_1} + V_{Y_1}}}$$

$$\frac{\partial g_2(\hat{\theta})}{\partial \mu_{X_2}} = -\frac{\partial g_2(\hat{\theta})}{\partial \mu_{Y_2}} = \frac{-t_{12}}{\sqrt{V_{X_2} + V_{Y_2}}}$$

$$\frac{\partial g_1(\hat{\theta})}{\partial V_{X_1}} = \frac{\partial g_1(\hat{\theta})}{\partial V_{Y_1}} = \frac{-t_{21}}{2(V_{X_1} + V_{Y_1})}$$

$$\frac{\partial g_2(\hat{\theta})}{\partial V_{X_2}} = \frac{\partial g_2(\hat{\theta})}{\partial V_{Y_2}} = \frac{-t_{22}}{2(V_{X_2} + V_{Y_2})}$$

其他一阶导数等于 0。

通过德尔塔方法，$g(\hat{\theta})$ 的协方差矩阵可以近似为 $A = (a_{ij})_{2\times 2}$，其中 a_{ij} 是 $o(n^{-1})$ 阶的项，特别是

$$a_{11} = \frac{1}{n}t_{11}^2 + \frac{4t_{11}t_{21}(\mu_{X_1}V_{X_1} - \mu_{Y_1}V_{Y_1})}{n(V_{X_1} + V_{Y_1})^{\frac{3}{2}}} + \frac{t_{21}^2(V_{X_1}^2 + V_{Y_1}^2)}{2n(V_{X_1} + V_{Y_1})^2} \tag{9-18}$$

$$a_{22} = \frac{1}{n}t_{12}^2 + \frac{4t_{12}t_{22}(\mu_{X_2}V_{X_2} - \mu_{Y_2}V_{Y_2})}{n(V_{X_2} + V_{Y_2})^{\frac{3}{2}}} + \frac{t_{22}^2(V_{X_2}^2 + V_{Y_2}^2)}{2n(V_{X_2} + V_{Y_2})^2} \tag{9-19}$$

$$a_{12}=a_{21}=\frac{t_{11}t_{12}\left[\rho_X(V_{X_1}V_{X_2})^{\frac{1}{2}}+\rho_Y(V_{Y_1}V_{Y_2})^{\frac{1}{2}}\right]}{n(V_{X_2}+V_{Y_2})^{\frac{1}{2}}(V_{X_1}+V_{Y_1})^{\frac{1}{2}}}$$

$$+\frac{t_{12}t_{21}\left[\rho_X\mu_{X_1}(V_{X_1}V_{X_2})^{\frac{1}{2}}-\rho_Y\mu_{Y_1}(V_{Y_1}V_{Y_2})^{\frac{1}{2}}\right]}{2n(V_{X_2}+V_{Y_2})^{\frac{1}{2}}(V_{X_1}+V_{Y_1})}$$

$$+\frac{t_{11}t_{22}\left[\rho_X\mu_{X_2}(V_{X_1}V_{X_2})^{\frac{1}{2}}-\rho_Y\mu_{Y_2}(V_{Y_1}V_{Y_2})^{\frac{1}{2}}\right]}{2n(V_{X_2}+V_{Y_2})(V_{X_1}+V_{Y_1})^{\frac{1}{2}}}$$

$$+\frac{t_{21}t_{22}\left[\rho_X^2V_{X_1}V_{X_2}+\frac{1}{3}\mu_{X_1}\mu_{X_2}(V_{X_1}V_{X_2})^{\frac{1}{2}}+\rho_Y^2V_{Y_1}V_{Y_2}+\frac{1}{3}\mu_{Y_1}\mu_{Y_2}(V_{Y_1}V_{Y_2})^{\frac{1}{2}}\right]}{2n(V_{X_2}+V_{Y_2})(V_{X_1}+V_{Y_1})} \tag{9-20}$$

注意：$\hat{\theta}\sim N(E(\hat{\theta}), \mathrm{Cov}(\hat{\theta}))$。根据 Slutsky 定理，$g(\hat{\theta})\sim N(E(\hat{p}_1, \hat{p}_2), A)$。同样，因为对数变换是连续函数，所以很容易遵循 $(\log\hat{p}_1, \log\hat{p}_2)$ 的联合分布渐近正态分布为 $N\left(E(\log\hat{p}_1, \log\hat{p}_2), \frac{1}{s_1^2s_2^2}A\right)$。

9.6.2 附 2：证明定理 9.2

定义 $Z_1=\log\hat{p}_1-\log\hat{p}_2$ 和 $Z_2=\log\hat{p}_1$。然后，(Z_1, Z_2) 渐近正态分布为

$$N\left(E(Z_1, Z_2), \frac{1}{s_1^2s_2^2}B\right)$$

其中

$$B=\begin{pmatrix}a_{11}+a_{22}-2a_{12} & a_{11}-a_{12}\\ a_{11}-a_{12} & a_{11}\end{pmatrix}$$

因此，从 Johnson 和 Kotz(1970)可以很容易地看出，$Z_1\mid Z_1>0$ 是平均渐近正态的

$$\xi+\frac{\phi\left(\frac{-\xi}{\sigma}\right)}{1-\Phi\left(\frac{-\xi}{\sigma}\right)}\sigma$$

方差为

$$\left[1-\frac{\phi^2\left(\frac{-\xi}{\sigma}\right)}{\left(1-\Phi\left(\frac{-\xi}{\sigma}\right)\right)^2}-\frac{\xi\phi\left(\frac{-\xi}{\sigma}\right)}{\sigma\left(1-\Phi\left(\frac{-\xi}{\sigma}\right)\right)}\right]\sigma^2$$

其中

$$\xi=E(\log\hat{p}_1-\log\hat{p}_2)$$

$$\sigma^2=\frac{1}{s_1^2s_2^2}(a_{11}+a_{22}-2a_{12})$$

注意，$\xi=E(\log\hat{p}_1-\log\hat{p}_2)=\log p_1-\log p_2+o(n^{-1})$，其中 p_1 和 p_2 在式(9-1)中给出。此

外,很容易看出来

$$\sigma^2 = \frac{1}{s_1^2 s_2^2}(a_{11} + a_{22} - 2a_{12}) = o(n^{-1})$$

因此,$\xi/\sigma = o(\sqrt{n})$。

对于所有整数 k,均有当 $x \to \infty$ 时,$\phi(x)/x^{-k} \to 0$。因此,$\Phi(-\xi/\sigma)$ 的阶数为 $o(n^{-1})$。考虑到

$$P(Z_1 > 0) = 1 - P(\log \hat{p}_1 - \log \hat{p}_2 < 0) = 1 - E\Phi[-(\log \hat{p}_1 - \log \hat{p}_2)/\hat{\sigma}] + o(n^{-1})$$

式中:$\hat{\sigma}$ 是 σ 的 MLE。在 θ 处扩展上述表达式 $\hat{\theta} = \theta$,有

$$E\Phi[-(\log \hat{p}_1 - \log \hat{p}_2)/\hat{\sigma}] = \Phi[-(\log p_1 - \log p_2)/\sigma] + \left.\frac{\partial \Phi}{\partial \hat{\theta}}\right|_{\hat{\theta}=\theta} [E(\hat{\theta} - \theta)] + \cdots \tag{9-21}$$

注意,在式(9-21)中,除了前导项 $\Phi[-(\log p_1 - \log p_2)/\sigma]$,所有其他项至少为 $o(n^{-1})$阶,因为 $\left.\frac{\partial \Phi}{\partial \hat{\theta}}\right|_{\hat{\theta}=\theta}$ 和所有其他项高阶偏导数涉及因子 $\phi[(\log p_1 - \log p_2)/\sigma]$,其为 $o(n^{-1})$阶。

注意,$\log \hat{p}$ 和 $(\log \hat{p})^2$ 可以被表示为

$$\log \hat{p} = \log \hat{p}_1 - (\log \hat{p}_1 - \log \hat{p}_2) I(\log \hat{p}_1 - \log \hat{p}_2 > 0) = Z_2 - Z_1 I(Z_1 > 0) \tag{9-22}$$

$$(\log \hat{p})^2 = Z_2^2 + (Z_1^2 - 2Z_1 Z_2) I(Z_1 > 0) \tag{9-23}$$

考虑以下两种情况:

情况 1:$\log p_1 - \log p_2 > 0$

Feller(1968)有

$$\phi(x)\left(\frac{1}{x} - \frac{1}{x^3}\right) \leqslant 1 - \Phi(x) \leqslant \phi(x)\frac{1}{x}$$

但是,对于整数值 k

$$\frac{\phi(x)x^{-1}}{x^{-k}} \to 0,\ \frac{\phi(x)(x^{-1} - x^{-3})}{x^{-k}} \to 0$$

因此,$[1 - \Phi(x)]$ 的阶数为 $o(x^{-k})$。因为 $(\log p_1 - \log p_2)/\sigma$ 是 $o(n^{1/2})$ 的阶数,然后

$$1 - \Phi((\log p_1 - \log p_2)/\sigma)$$

是 $o(n^{-1})$的阶数,因此可以得出

$$P(Z_1 > 0) = 1 - E\Phi[-(\log \hat{p}_1 - \log \hat{p}_2)/\hat{\sigma}] = 1 - o(n^{-1})$$

情况 2:$\log p_1 - \log p_2 < 0$

遵循与上述类似的论点,可以表明 $P(Z_1 > 0) = o(n^{-1})$。

因此,由式(9-22)可以得出

$$E(\log \hat{p}) = E(Z_2) - E(Z_1 \mid Z_1 > 0)P(Z_1 > 0)$$

$$= E(\log p_1) - \left[\xi + \frac{\phi\left(\frac{-\xi}{\sigma}\right)}{1 - \Phi\left(\frac{-\xi}{\sigma}\right)}\sigma\right] P(Z_1 > 0)$$

$$= E(\log p_1) - \xi P(Z_1 > 0) + o(n^{-1})$$

$$= \begin{cases} E(\log \hat{p}_1) - \xi = E \log \hat{p}_2, & p_1 > p_2 \\ E(\log \hat{p}_1), & p_1 \leqslant p_2 \end{cases}$$

注意

$$E(Z_2^2) = \frac{a_{11}}{s_1^2 s_2^2} + \{E[\log(\hat{p}_1)]\}^2$$

$$E(Z_1^2 \mid Z_1 > 0) = \xi^2 + \frac{\xi\phi(-\xi/\sigma)}{\sigma[1 - \Phi(-\xi/\sigma)]} + \sigma^2$$

根据截断正态分布的结果(Johnson 和 Kotz，1970)，有

$$E(Z_1 Z_2 \mid Z_1 > 0) = E(Z_1)E(Z_2) + \mathrm{Cov}(Z_1, Z_2)\left\{1 - \frac{\xi\phi(-\xi/\sigma)}{\sigma[1 - \Phi(-\xi/\sigma)]}\right\}$$
$$+ [\sigma_1 E(Z_1) + \rho\sigma_2 E(Z_2)] \frac{\phi(-\xi/\sigma)}{1 - \Phi(-\xi/\sigma)} \tag{9-24}$$

$$2E(Z_1 Z_2 \mid Z_1 > 0)P(Z_1 > 0) = 2\left\{E(Z_1)E(Z_2) + \rho\sigma_1\sigma_2\left\{1 - \frac{\xi\phi(-\xi/\sigma)}{\sigma[1 - \Phi(-\xi/\sigma)]}\right\}\right.$$
$$\left. + [\sigma_1 E(Z_1) + \rho\sigma_2 E(Z_2)] \frac{\phi(-\xi/\sigma)}{1 - \Phi(-\xi/\sigma)}\right\} P(Z_1 > 0)$$
$$= 2[E(Z_1)E(Z_2) + \mathrm{Cov}(Z_1, Z_2)]P(Z_1 > 0) + o(n^{-1})$$
$$= 2E(Z_1 Z_2)P(Z_1 > 0) + o(n^{-1}) \tag{9-25}$$

结合式(9-23)和式(9-25)

$$E(\log \hat{p})^2 = E(Z_2^2) + [E(Z_1^2 \mid Z_1 > 0) - 2E(Z_1 Z_2 \mid Z_1 > 0)]P(Z_1 > 0)$$
$$= E(Z_2^2) + (\xi^2 + \sigma^2)P(Z_1 > 0) - 2E(Z_1 Z_2)P(Z_1 > 0) + o(n^{-1})$$
$$= E(Z_2^2) + E(Z_1^2)P(Z_1 > 0) - 2E(Z_1 Z_2)P(Z_1 > 0) + o(n^{-1})$$
$$= \begin{cases} E(Z_1 - Z_2)^2 + o(n^{-1}) & \text{if} \quad p_1 > p_2 \\ E(Z_2^2) + o(n^{-1}) & \quad\;\; p_1 \leqslant p_2 \end{cases}$$
$$= \begin{cases} E(\log \hat{p}_2)^2 + o(n^{-1}) & \text{if} \quad p_1 > p_2 \\ E(\log \hat{p}_1)^2 + o(n^{-1}) & \quad\;\; p_1 \leqslant p_2 \end{cases}$$

因此,结合上述结果,有

$$E(\log \hat{p}) = \begin{cases} E(\log \hat{p}_2) + o(n^{-1}), & p_1 > p_2 \\ E(\log \hat{p}_1) + o(n^{-1}), & p_1 < p_2 \end{cases}$$

$$\mathrm{var}(\log \hat{p}) = \begin{cases} \mathrm{var}(\log \hat{p}_2) + o(n^{-1}), & p_1 > p_2 \\ \mathrm{var}(\log \hat{p}_1) + o(n^{-1}), & p_1 < p_2 \end{cases}$$

特别地,在 p_i 处应用 $\hat{p}_i$ 的扩展和期望值,可以容易地得出

$$E[\log(\hat{p}_i)] = \log p_i + B(p_i) + o(n^{-1})$$

$$\mathrm{var}(\log(\hat{p}_i)) = \frac{1}{p_i^2}\mathrm{var}(\hat{p}_i) + o(n^{-1}) = C(p_i) + o(n^{-1})$$

其中 $$B(p_i) = \frac{1}{np_i}\frac{\partial^2 \hat{p}_i}{\partial V_{X_i}^2}(V_{X_i}^2 + V_{Y_i}^2) - \frac{1}{2np_i^2}\left[\left(\frac{\partial \hat{p}_i}{\partial \mu_{X_i}}\right)^2 (V_{X_i} + V_{Y_i}) + 2\left(\frac{\partial \hat{p}_i}{\partial V_{X_i}}\right)^2 (V_{X_i}^2 + V_{Y_i}^2)\right]$$

$$C(p_i) = \frac{1}{np_i^2}\left[\left(\frac{\partial \hat{p}_i}{\partial \mu_{X_i}}\right)^2 (V_{X_i} + V_{Y_i}) + 2\left(\frac{\partial \hat{p}_i}{\partial V_{X_i}}\right)^2 (V_{X_i}^2 + V_{Y_i}^2)\right]$$

10 生物利用度和生物等效性

10.1 引言

1984 年,美国国会通过了《药品价格竞争和专利期限恢复法案》,该法案通过了仿制药进入市场的低成本途径的监管框架。该法案授予 FDA 通过简略新药申请(ANDA)批准仿制药的权力。因此,当一种原研药失去专利保护时,制药或仿制药公司可以提交 ANDA 申请以获得仿制药批准。为了获得仿制药的批准,大多数监管机构要求通过开展生物等效性研究提供平均生物利用度(就药物吸收程度和速度而言)的证据。美国退休人员协会(AARP)在 2002 年进行的一项调查显示,大约 22%的应答者认为仿制药比原研药的疗效差或质量低。这表明即使药品获得 FDA 批准,美国相当多的公众仍对仿制药缺乏信心。因此,2007 年 5 月,FDA 在关键路径机会中增加了仿制药,以利用最新技术突破来确保仿制药的有效性和安全性与原研药相同。然而,FDA 仿制药的关键路径并没有涵盖仿制药所面对的所有新挑战。

在 10.2 中,将对生物利用度和生物等效性的概念进行简要介绍。生物等效性评估的统计设计和分析见 10.3。10.4 讨论了药物可互换性。10.5 介绍了开展生物等效性研究时经常遇到的一些有争议的问题,这些有争议的问题包括但不限于:① 对基本生物等效性假设的挑战;② 一刀切标准的充分性;③ 对数转换的适当性。ANDA 提交仿制药批准过程中的一些常见问题见 10.6。10.7 提出了评估后续生物制剂的生物相似性和可互换性的统计学问题。10.8 对本章进行了总结。

10.2 生物利用度/生物等效性

如 21 CFR(美国联邦法规)第 320.1 部分所示,药物的生物利用度定义为药物产品中的活性药物成分或活性成分被吸收并作用于药物作用部位的程度和速率。药物吸收的程度和速率通常通过血液或血浆浓度-时间曲线下面积(AUC)和最大浓度(C_{max})来分别衡量。对于预期不被吸收进入血液的制剂,可通过测量来评估生物利用度,以反映活性成分或活性部分被吸收并在作用相应部位的程度和速率。比较生物利用度研究是指对同一药品或不同药品的不同剂型的生物利用度进行比较。如 Chow 和 Liu(2007)所述,生物利用度的定义随着时间的推移而演变,含义也会因个体和组织的不同而有所区别。例如,药物科学院(1972)、美国国会技术评估办公室(OTA, 1974)、瓦格纳(1975)和 1984 年药品价格竞争和专利恢复修正案对《食品、药品和化妆品法案》的定义差异明显。关于生物利用度定义的更多讨论见 Balant(1991)和 Chen 等(2001)的文献。

当要求同一种药物的两种制剂或两种药物制剂具有生物等效性时,就可假定它们将提供相同的治疗效果或具有治疗等效性,并且可以互换使用。如果两种制剂含有相同量的相同活性成分,则认为它们具有药学等效性。如果两种药物含有相同的治疗成分,但不一定具有相同的量或剂型，或具有相同的盐或酯，则两种药物被确定为彼此的药物替代品。如满足以下两个条件，则认为两种药物是生物等效的：① 在适当设计的研究中，当以相同摩尔剂使用及相似条件下施用时，它们是药物等价物（即可能由不同制造商制造的类似剂型）或药物替代物（即不同剂型）；② 在作用部位可获得药物当量或药物替代品中的活性成分或活性部分的吸收率和吸收程度没有显著差异。

当原研药专利保护到期后，制药公司可以提交仿制药申请。仿制药定义为与已批准 NDA 的活性成分、给药途径、剂型、规格和使用条件相同的新药。提交仿制药申请不需要对在研仿制药进行冗长的临床评价（表 10-1），仿制药的价格通常远低于原研药。平均而言，它约是品牌原研药价格的 20%。1984 年，根据《药品价格竞争和专利期限恢复法案》，授权 FDA 批准仿制药。目的是在昂贵的原研药专利保护到期后，让普通大众获得价格更低、安全且同等有效的仿制药。为了批准仿制药，FDA 要求通过生物利用度和生物等效性研究提供药物吸收的平均生物等效性证据。生物等效性评估被认为是临床评估药物治疗等效性的替代指标。

表 10-1　NDA 与 ANDA 的比较

NDA	ANDA
化学	化学
生产工艺	生产工艺
对照	对照
试验	试验
贴标签	贴标签
生物利用度	生物利用度
动物研究	—
临床安全性和有效性试验	—

注：ANDA—简略新药申请；NDA—新药物应用。

生物等效性评估的一个典型过程是假设研究药物的生物等效性与健康志愿者进行生物利用度/生物等效性研究是对临床试验中药物的临床结果的预测（Purish，1980；FDA，1992，1995，2001a，2003b）。通常采用交叉设计进行生物等效性研究，允许在个体受试者内进行比较，即每名受试者均由其自身对照。根据收集的药代动力学数据，然后根据一些预先规定的生物等效性监管标准，使用有效的统计学方法评估生物等效性。正如 FDA 所指出的，已批准的仿制药可作为原研药的替代品。

10.3　仿制药批准的生物等效性评估

为了获得仿制药的批准，FDA 要求根据一些药代动力学参数，如血液和血浆浓度-时间曲线下面积（AUC）和最大浓度（C_{max}），这些参数由生物等效性研究提供。如果试验药物和参比药物之间主要药代动力学参数平均值的几何均值比（GMR）的 90%置信区间完全在生物等效性限度（80%，125%）内，则试验药物与参比（创新）药物具有生物等效性。基于对数转换数据，获得主要药代动力学参数平均值比值的置信区间。

10.3.1 基本考虑

10.3.1.1 样本量 对于关键的禁食研究，FDA建议根据Schuirmann的双单侧检验程序(Phillips, 1990; Liu和Chow, 1992)。实际上，通常根据参考产品的受试者内变异系数(CV)考虑24～36名受试者(表10-2)。如果试验药物和参比药物之间的平均生物利用度没有差异，当受试者内CV或相对标准偏差约为22%时，需要总计24名受试者才能达到80%的把握度，进而确定平均生物等效性。这要求样本量将随受试者内CV的增加而增加(即参考产品更多还原变量)。应注意，如果一种药品的受试者内CV大于或等于30%，则FDA将其视为高度变异性药物。另外，如果试验药物与参比药物之间的平均生物利用度存在差异，则需要更大的样本量来证明平均生物等效性(ABE)。

表10-2 关键禁食研究的样本量

把握度	CV	差异			
		0%	5%	10%	15%
80%	20	20	24	52	200
	22	24	28	62	242
	24	28	34	74	288
	26	32	40	86	336
	28	36	46	100	390
	30	40	52	114	448

对于有限的禁食研究，FDA建议至少考虑12名受试者。

10.3.1.2 受试者选择 实际上，对于生物利用度/生物等效性研究，认为体重在10%理想体重范围内的18～50岁男性健康志愿者可准确、可靠地表征试验药物的药物吸收特征。也可考虑其他类型的人群，如女性、老年人和患者。在考虑其他类型人口的情况下，应考虑特殊情况。例如，如果将女性受试者纳入生物利用度/生物等效性研究，应仔细说明伦理问题、确保未检出妊娠的责任以及激素变化可能的药代动力学影响(特别是在月经期间)。对于老年人，应考虑受试者的应激、失血、慢性疾病状态和器官功能改变的药代动力学影响，因为这些因素可能改变研究中的药物吸收特征。同样，当在患者中进行生物利用度/生物等效性研究时，应考虑应激、失血、疾病状态的药代动力学效应、合并用药和特殊饮食等因素，因为这些因素可能会增加受试者内和受试者间的变异性，并最终导致研究人群的异质性增大。

10.3.1.3 洗脱 在采用交叉设计的生物利用度/生物等效性研究中，给药期之间需要足够长的洗脱期，以消除前一剂量可能残留的影响，这些影响可能会延续至下一给药期。对于关键禁食研究，FDA要求至少考虑5.5个半衰期，以确保速释(IR)产品有足够的洗脱期。另外，对于控释(CR)产品，FDA指出应至少考虑8.5个半衰期，以减少可能残留效应的概率。

10.3.1.4 采血 在实践中，不宜从研究受试者中抽取过多血液或过于频繁抽血。然而，应在不同的采样间隔抽取足够的血液，以便准确、可靠地表征血药浓度-时间曲线，进而表征药物吸收曲线。为此，建议在C_{max}附近进行更多的血液采样，采样间隔至少应覆盖药品的3个半衰期。

10.3.1.5 比较IR产品和CR产品 对于IR产品，FDA指出需要进行单次给药禁食研究，需要时进行有限的食物效应研究。对于CR产品，需要进行单次给药禁食研究、多次给药禁食研究和有限的食物效应研究。另外，还有其他认为必要的单次、多次给药研究。

10.3.2 研究设计

如联邦文件档[第42卷第5页，第320.26(b)节和第320.27(b)节，1977]所述，单次给药或多次给药的生物利用度研究应进行交叉设计，除非出于有效的科学原因使得平行设计或其他设计更合适。因此，在实际应用中，生物利用度/生物等效性研究通常采用标准的双序列、双周期(或2×2)交叉设计。分别用T和R表示供试品和对照品。标准2×2交叉设计可表示为(TR, RT)，其中TR为第一个处理序列，RT为第二个处理序列。根据(TR,TR)设计，随机分配至序列1(TR)的合格受试者首先将接受试验药物(T)，然后在足够长的洗脱期后接收参比药物(R)。同样，随机分配至序列2(RT)的受试者将首先接受参比药物(R)，然后在足够长的洗脱期后接受试验药物(T)。

标准2×2交叉设计的局限性之一是，由于每名受试者仅接受一次相同的治疗，因此不能提供受试者内变异性的独立估计。为了评估受试者内变异性，通常考虑以下替代设计，来用于比较两种制剂：

(1) Balaam设计——(TT、RR、RT、TR)。

(2) 双序列、三周期双重设计——(TRR、RTT)。

(3) 四序列、四周期设计——(TTRR、RRTT、TRT\RT、RTTR)。

注意，上述研究设计也称为高阶交叉设计。高阶交叉设计的定义为序列数或周期数大于要比较的治疗次数的设计。

为比较两种以上制剂，通常考虑使用Williams设计。例如，比较3种制剂时，通常采用六序列、三周期(6×3)Williams设计，比较4种制剂时采用4×4 Williams设计。Williams设计是方差稳定设计。更多关于Williams设计的结构和良好的设计特征信息可以在Chow和Liu(2008)文献中找到。

为了评估人群和个体生物等效性，FDA建议考虑重复设计，以获得受试者与药品相互作用导致的受试者内变异性和变异性的独立估计值。通常认为的重复交叉设计是2×2交叉设计的重复，由(TRTR, RTRT)给出。

在某些情况下，根据生物利用度/生物等效性研究的目的，可考虑不完全区组设计或额外参考设计，如(TRR, RTR)。

10.3.3 统计方法

如前所述，如果试验药物和参比药物之间的平均生物利用度的比值在生物等效性限值(80%, 125%)范围内，并且基于对数转换数据保证90%的生物等效性，则宣称生物等效性成立。其中常用的统计方法是置信区间法和区间假设检验法。

对于置信区间法，主要药代动力学响应均值比的90%置信区间，如AUC或C_{max}，在方差分析模型下获得。如果获得的90%置信区间完全在生物等效性限度(80%, 125%)内，则宣称生物等效性成立。对于区间假设检验的方法，区间假设认为H_0：生物等效；H_a：将生物等效性分解为两组单侧假设。第一组假设是验证试验产品的平均生物利用度不是太低，而第二组假设是验证试验产品的平均生物利用度不是太高。Schuirmann的双单侧检验方法常用于ABE的区间假设检验(Schuirmann, 1987)。

在实际工作中，有时会考虑其他统计方法，如Westlake的对称置信区间法、基于Fieller定理的置信区间法、Chow 和 Shao 的联合置信区间法、Bayesian 方法(如 Rodda 和 Davis 方法以及 Mandallaz 和 Mau 方法)和非参数方法(如 Wilcoxon - Mann - Whitney 双单侧检验方法、基于 Hodges - Lehmann 估计的无分布置信区间和 bootstrap 置信区间法)。

10.3.4 平均生物等效性的局限性

Chen(1997)指出,当前用于生物等效性评估的 ABE 方法在解决药物可互换性方面存在局限性,尤其是对于药物可转换性这一方面。这些局限性包括: ① ABE 仅关注试验药物与参比药物产品之间的群体平均值比较;② ABE 未提供研究药物的受试者内方差的独立估计值;③ ABE 忽略了受试者与制剂的相互作用,这可能会影响药物的可转换性。因此,Chen(1997)建议将目前对 ABE 的监管转换为 PBE 和 IBE 的方法来减少这些缺点。

Chow 和 Liu(1997)建议对 ABE 进行荟萃分析。拟定的荟萃分析提供了原研药仿制药的生物等效性评估,可用作监测获批原研药仿制药性能的工具。此外,还提供了更准确的受试者间和受试者内药物产品变异性估计值。

尽管对仿制药批准的 ABE 的评估已经实行了多年,但许多作者批评说,对 ABE 的评估并没有解决药物互换性的问题,并且可能会对可变性较小的药物产品进行处罚。为评估高变异性制剂的生物等效性,Haidar 等(2008a、b)建议使用比例平均生物等效性(SABE)标准,以解释具有巨大变异性的参比产品。

10.4 药物互换性

根据现行 FDA 法规,如果在相同药物的两种制剂或两种药物之间,主要药代动力学响应的均值比(如 AUC 和 C_{max})有 90%的概率在(80%, 125%)范围内,则认为相同药物的两种制剂或两种药物产品具有生物等效性(FDA, 1992, 2003a)。如果证明一种仿制药产品与该原研药品具有生物等效性,则该仿制药产品可以作为其原研药品的替代品。然而,FDA 并没有指出一种仿制药可以被另一种仿制药替代,即使这两种仿制药均已被证明与同一原研药具有生物等效性。不要求相同原研药品的仿制药之间具有生物等效性。随着越来越多的仿制药进入市场,患者很可能从一种仿制药转换到另一种仿制药。因此,对医师和患者来说,一个有趣的问题是该原研药及其仿制药是否可以安全地互换使用(图 10-1)。

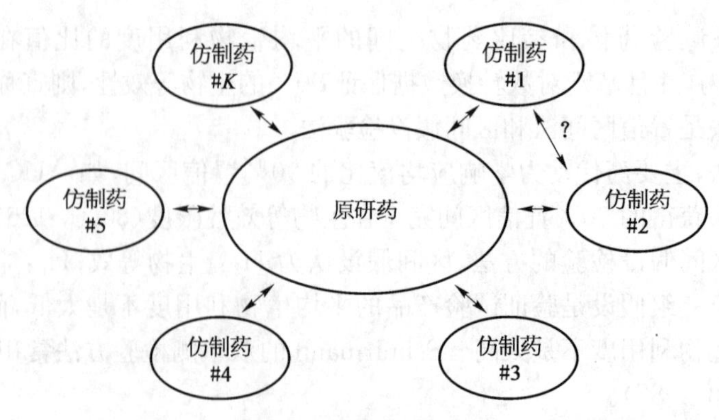

图 10-1 药物可互换性

10.4.1 药物处方性和药物转换性

基本上,药物可互换性可分为药物处方性或药物可转换性。药物处方性定义为医师在原研药和许多已被证明与原研药具有生物等效性的通用药品之间,对他(她)的新患者进行适当药品处方的选择。药物处方能力的基本假设是,就药品的有效性和安全性而言,原研药及其仿制药可互换使用。因此,对于新患者,药物处方性是可互换性。

另外,药物可转换性与同一受试者从药品(如原研药)转换为替代药品(如原研药的仿制药)有关,后者的药品浓度已滴定至稳定、有效和安全的水平。因此,对于用药一段时间的患者来说,药物可转换性比药物处方性更关键。因此,药物可转换性是同一受试者的可交换性。

10.4.2 人群和个体生物等效性

Chow 和 Liu(2008)指出,平均生物等效性(ABE)既不能保证药物的处方性,也不能保证药物的可转换性。因此,生物等效性评价应考虑药物的处方性和可转换性。为了解决药物的可转换性,建议分别使用群体生物等效性(PBE)和个体生物等效性(IBE)来检验药物的可处方性和药物的可转换性。更具体地说,FDA 建议将 PBE 应用于新的 NDA 中的制剂、附加规格或新剂型,而 IBE 应考虑 ANDA 或仿制药的缩短抗生素药物应用(AADA)。为了解决药物处方的可接受性,FDA 提出了以下汇总、进位、基于时刻的单侧标准

$$\text{PBC}=\frac{(\mu_T-\mu_R)^2+(\sigma_{TT}^2-\sigma_{TR}^2)}{\max(\sigma_{TR}^2,\ \sigma_{T0}^2)}\leqslant\theta_P$$

式中: μ_T和 μ_R分别为供试制剂和参比制剂的平均值;σ_{TT}^2和 σ_{TR}^2分别为供试制剂和参比制剂的总方差;σ_{T0}^2是一个常数,它可以通过调整来控制通过 PBE 的概率;θ_P是 PBE 的生物等效性限度。标准左侧的分子是总体平均值的平方差和试验制剂与参比制剂之间总方差的差异之和,用于测量试验制剂与参比制剂之间边际总体分布的相似性。标准左侧的分母取决于参比制剂药物类别变异性的比例因子。FDA 指南建议 θ_P被选为

$$\theta_P=\frac{(\log 1.25)^2+\varepsilon_P}{\sigma_{T0}^2}$$

式中: ε_P以考虑变异项为指导将 $\sigma_{TT}^2-\sigma_{TR}^2$ 添加至 ABE 标准。根据 FDA 指南的建议,ε_P选择 0.02 可能会较合适。为了测定 σ_{T0}^2,指南建议使用所谓的人群差异率(PDR),其定义为

$$\begin{aligned}\text{PDR}&=\left[\frac{E(T-R)^2}{E(R-R')^2}\right]^{1/2}\\&=\left[\frac{(\mu_T-\mu_R)^2+\sigma_{TT}^2+\sigma_{TR}^2}{2\sigma_{TR}^2}\right]^{1/2}\\&=\left(\frac{\text{PBC}}{2}+1\right)^{1/2}\end{aligned}$$

因此,假设最大允许 PDR 为 1.25,用$(\log 1.25)^2/\sigma_{T0}^2$来替代未调整方差项的 PBC,近似得到 $\sigma_{T0}=0.2$。

同样,为了解决药物可转换性,FDA 建议采用以下聚合的、按比例缩放的、基于时刻的单侧标准

$$\text{IBC}=\frac{(\mu_T-\mu_R)^2+\sigma_D^2+(\sigma_{WT}^2-\sigma_{WR}^2)}{\max(\sigma_{WR}^2,\ \sigma_{W0}^2)}\leqslant\theta_I$$

式中：σ_{WT}^2和σ_{WR}^2分别为试验药物产品和参比药物产品的受试者内方差；σ_D^2是受试者与药物相互作用导致的方差；σ_{W0}^2是一个常数，可以通过调整来控制通过 IBE 的概率；θ_I是 IBE 的生物等效性限度。FDA 指南建议 θ_I通过以下公式进行选择

$$\theta_I=\frac{(\log 1.25)^2+\varepsilon_I}{\sigma_{W0}^2}$$

式中：ε_I为方差容许因子，可根据样本量控制进行调整。如 FDA 指南所示，ε_I可以固定在 0～0.04。对于σ_{W0}^2的测定，指南建议使用个体差异比(IDR)，其定义为

$$\begin{aligned}\text{IDR}&=\left[\frac{E(T-R)^2}{E(R-R')^2}\right]^{1/2}\\&=\left[\frac{(\mu_T-\mu_R)^2+\sigma_D^2+(\sigma_{WT}^2+\sigma_{WR}^2)}{2\sigma_{WR}^2}\right]^{1/2}\\&=\left(\frac{\text{IBC}}{2}+1\right)^{1/2}\end{aligned}$$

因此，假设最大允许 IDR 为 1.25，用$(\log 1.25)^2/\sigma_{W0}^2$来替代未调整方差项的 IBC，近似得到$\sigma_{W0}=0.2$。

10.4.3 关于人群/个体生物等效性的 FDA 指南审查

如前所述，2001 年 FDA 生物等效性统计学方法指南草案旨在解决药物的互换性。因此，PBE 和 IBE 的评估指南对药物研发具有重要影响。在本小节中，对 FDA 2001 年群体和个体生物等效性指南从统计学和实用的角度进行了全面审查(Chow, 1999)。在不损失一般性的前提下，将只关注 IBE。

10.4.3.1 聚合标准与分类标准 2001 年 FDA 指南推荐了评估 IBE 的综合标准。IBE 标准考虑了生物利用度的平均值、生物利用度的变异性以及受试者与制剂相互作用导致的变异性。然而，在建议的聚合标准下，尚不清楚 IBE 标准在评估药物互换性方面是否优于 ABE 标准。换言之，目前尚不清楚在综合标准下，IBE 是否意味着 ABE。因此，制药科学家感兴趣的问题是，提出的聚合标准是否真的能解决药物的互换性？

Liu 和 Chow(1997)建议采用分类标准评估药物可互换性。除 ABE 外，还可考虑对受试者与制剂相互作用导致的生物利用度变异性和变异性的等效性进行以下假设检验

$$H_0:\ \sigma_{WT}^2/\sigma_{WR}^2\geqslant\Delta_v$$

$$H_a:\ \sigma_{WT}^2/\sigma_{WR}^2<\Delta_v$$

和

$$H_0:\ \sigma_D^2\geqslant\Delta_s$$

$$H_a:\ \sigma_D^2<\Delta_s$$

式中：Δ_v是对象内部变异率的生物等效性极限；Δ_s是由于逐个制定的相互作用导致的可变性的

可接受限度。如果$\sigma_{WT}^2/\sigma_{WR}^2$的100(1−α)%置信上限小于$\Delta_v$且$\sigma_D^2$的置信上限100(1−α)%小于$\Delta_s$，便得出IBE。根据上述分类标准，IBE显然意味着ABE。

在实际工作中，比较FDA推荐的汇总标准和上述用于评估药物可互换性的分散标准之间的相对优点和缺点是有意义的。此外，在监管批准的生物等效性结论的一致性和不一致性方面，比较IBE的汇总和分类标准与当前的ABE标准也很有意义。

10.4.3.2　*掩蔽效应*　生物等效性评价的目的是评估从人群或人群中个体获得的药代动力学指标分布的相似性。但是，在聚合条件下，聚合条件成分值的不同组合可以产生相同的值。换言之，通过两个完全不同的药代动力学度量分布可以达到生物等效性。这是聚合标准的另一个产物。例如，在1996年咨询委员会会议上，据报道，来自FDA文件的数据集显示，平均值增加14%(ABE仅允许80%～125%)被变异性降低48%所抵消，试验通过IBE，但未通过ABE。

10.4.3.3　*把握度和样本量确定*　对于建议的聚合标准，如果聚合标准的值较小，则希望有足够的统计效力来确定IBE。另外，如果该值很大，将不希望确定IBE。换言之，评估生物等效性的一个可取的性质是统计过程的幂函数是一个单调递减函数。然而，由于聚合标准中组分值的不同组合可能达到相同的值，因此基于拟定聚合标准的任何统计程序的幂函数不是单调递减函数。在仿制药的监管批准中，缺乏实施整合标准的经验。

另一个主要问题是，提出的IBE标准将如何影响基于把握度分析的样本量确定。与ABE不同，IBE的拟定统计程序的幂函数不存在闭合形式。因此，可通过蒙特卡罗模拟研究确定样本量。Chow等(2002c，2003)提供了2×4重复交叉设计下PBE和IBE评估的样本量计算公式(基于正态近似)。根据公式计算的样本量与模拟研究中获得的样本量一致。

10.4.3.4　*两阶段检验程序*　为了应用所提出的IBE评估标准，2001年FDA指南建议，如果观察到的σ_{TR}或σ_{WR}小于σ_{T0}或σ_{W0}，则使用不变的比例。然而，在统计学上，观察到的σ_{TR}或σ_{WR}小于σ_{T0}或σ_{W0}，不代表σ_{TR}或σ_{WR}小于σ_{T0}或σ_{W0}。σ_{TR}或σ_{WR}小于σ_{T0}或σ_{W0}的零假设检验必须执行。因此，用于IBE评估的拟定统计程序分为两阶段检验程序。然后应建议对总体Ⅰ类错误率和功率计算进行相应调整。

10.4.3.5　*重复交叉设计*　2001年FDA指南草案建议在没有任何科学或统计学依据的情况下，使用2×4重复交叉设计即(TRTR，RTRT)评估IBE(FDA，2001a)。作为2×4重复交叉设计的替代方法，FDA指南指出可考虑2×3重复交叉设计，即(TRT，RTR)。目前仍存在几个问题。首先，在所有2×4和2×3重复交叉设计中，两个重复交叉设计是否为最优设计(以把握度表示)尚不清楚。其次，如果观测的总数是固定的，这两种设计的相对效率并不清楚。再者，不清楚这两种设计与其他2×4和2×3重复交叉设计，如(TRRT，RTTR)和(TTRR，RRTT)设计以及(TRR，RTT)和(TTR，RRT)设计的比较。最后，研究这两种设计与其他设计(例如拉丁方块设计和四序列四阶段设计)相比的相对优缺点是非常重要的。

关于拟定的重复设计的其他问题包括：① 完成时间较长；② 受试者的依从性可能是一个问题；③ 很可能具有较高的脱落率和缺失值，尤其是在2×4设计中；④ 很少有讨论处理重复交叉设计环境中的脱落率和缺失值相关统计方法的文献。

应注意，2001年FDA指南草案提供了在推荐的2×4重复交叉设计(FDA，2001a)下评估PBE和IBE的详细统计过程。但是，未提供关于替代2×3重复交叉设计下PBE和IBE评估的统计学程序的详细信息。Chow等(2002c，2003)分别提供了IBE和PBE评估的详细统计程序。但是，Chow等(2003)指出，根据2001年FDA指南(FDA，2001a)中描述而改进的2×4重复交叉设计评估 PBE 的统计程序是不适当的,因为它违反了独立性的主要假设。

10.4.3.6 *离群值检测* 对于标准的 2×2、2×3 或 2×4 重复交叉设计,因为观察到的来自同一受试者的药代动力学指标是相关的,因此,建议用于检测离群值的程序是不合适的。为了进行有效的统计评估,应采用 Chow 和 Tse(1990)以及 Liu 和 Weng(1992)提出的程序。这些拟定的统计程序对于生物等效性研究中的离群值检测,是在交叉设计下推导出的,其中纳入了同一受试者内的相关性。2001 年 FDA 指南草案对识别出的离群值的处理提供的讨论很少或直接没有。

10.5 争议性问题

在本节中,将重点讨论与基本生物等效性假设、一刀切标准和分析前药代动力学数据对数转换相关的争议问题。

10.5.1 基本生物等效性假设

Chow 和 Liu(2008)指出,生物等效性研究是在所谓的基本生物等效性假设下进行的,这为仿制药监管批准提供了法律依据。基本生物等效性假设表明如果两种药物显示具有生物等效性,则假定它们将达到相同的治疗效果或具有治疗等效性。

在这种假设下,许多研究者将其解释为"如果两种制剂显示生物等效,则假定它们将达到相同的治疗效果或治疗等效,因此可以互换使用"。因此,一个有争议的问题是,药物吸收特征的生物等效性不一定意味着治疗等效性,治疗等效性也不能保证生物等效性。如果不进行临床试验,基本生物等效性假设的验证通常是困难的,无法实现。对于一些药品,假设基本生物等效性可以通过体外和体内相关(IVIVC)试验获得。应当注意的是,基本生物等效性假设是针对具有相同活性成分的制剂。在实践中,在评估仿制药批准的生物等效性时有四种可能的情况:

(1) 药物吸收特征相似,具有治疗等效性。

(2) 药物吸收特征不相似,但具有治疗等效性。

(3) 药物吸收特征相似,但不具有治疗等效性。

(4) 药物吸收特征不相似,且不具有治疗等效性。

方案 1 是基本生物等效性假设,如果药物吸收(就吸收速率和程度而言)可预测临床结局,则该假设有效。在这种情况下,AUC 和 C_{max} 作为评估的临床终点的替代终点来试验药物的有效性和安全性。方案 2 是仿制药公司用来争取其药品的仿制药批准的情况,特别是当其产品不能满足生物等效性的监管要求时。在这种情况下,药代动力学缓解与临床终点之间的关系值得怀疑。新药研发公司通常与监管机构争论,反对方案 3 的仿制药批准。然而,为了验证方案 3,必须进行更多的研究。没有关于方案 4 的论据。在基本的生物等效性假设下,对仿制药批准的平均生物等效性的评估一直受到诟病。许多人认为它只是基于法律、政治审议而不是科学的考虑。在过去的几十年里,许多申办方、研究人员试图改变这一假设,但都没有成功。

为了保护一个原研药的排他性,原研药的申办方将尽一切努力阻止仿制药获得 FDA 等监管机构的批准。挑战基本生物等效性假设的策略之一是提交一份具有科学和临床依据的公民请愿书。在收到公民请愿书后,FDA 有在 180 天内做出回应的法律义务。然而,值得注意的是,即使 FDA 正在审查公民请愿书,它也不会暂停某一仿制药提交的审批程序。实际上,基本生物等效性假设是否适用于活性成分相似但不同的制剂,仍是一个有趣并有争议的问题。

10.5.2 一刀切标准

为了评估平均生物等效性，FDA 采用了一个一刀切的标准。也就是说，如果获得的主要研究终点，如血液或血浆浓度-时间曲线下面积（AUC）或峰值浓度（C_{max}）的平均值之比的 90%置信区间完全等于在生物等效性限度（80%，125%）内的参考药物产品，则试验药物产品被称为与参考药物产品生物等效。单一适用标准未考虑个体治疗窗（ITW）和受试者内变异性（ISV），与创新制剂相比，已确定个体治疗窗和受试者内变异性对仿制制剂安全性和有效性的影响不可忽略。

在过去的几十年里，这种一刀切的标准受到了众多研究者的挑战和批评。应建议根据研究药物类别的性质和个体治疗窗以及受试者内变异性制定安全性（生物等效性上限）和有效性（生物等效性下限）的灵活标准（表 10-3）。然而，一刀切的标准仍被大多数监管机构所应用。这可能是因为，那些根据一刀切标准批准的仿制药，目前没有出现（有文件记录的）安全性问题。

表 10-3 药物分类

类别	ITW	ISV	举例
A	窄	高	环孢菌素
B	窄	低	茶碱
C	宽	低到中等	大多数药物
D	宽	高	氯丙嗪或外用皮质类固醇

来源：Chen，M.L.，个体生物等效性。在国际研讨会上的特邀演讲：生物等效性评估的统计和监管问题，1995 年 10 月 19—20 日，德国杜塞尔多夫；Patnaik 等，1997 年。

10.5.3 与对数转换有关的问题

实际上，根据原始数据或对数转换数据评估生物等效性的方法，取决于数据是否正常分配。这就出现了一个有争议的问题，即应该使用哪种模型来公平评估生物等效性。申办方通常选择能够达到其目的的模型（如证明生物等效性）。在许多情况下，原始数据模型在生物等效性方面的结论可能与对数转换模型不同。在 FDA 发布生物等效性指南之前，这个有争议的问题已经得到了极大的讨论，该指南建议在评估生物等效性之前进行对数转换（FDA，2001）。实际上，2001 年 FDA 指南草案为使用暴露测量的对数转换提供了理论依据。该指南强调典型 BE 研究中有限的样本量妨碍了可靠地确定数据分布。由于某些未知原因，该指导原则不鼓励申办方在对数转换后检验误差分布的正态性，也不鼓励使用误差分布的正态性作为在原始尺度上进行统计分析的理由。

关于（药代动力学）原理，确定性乘法药代动力学模型是被用来证明 AUC（0～∞）和 C_{max} 的对数转换的常规用法。然而，确定性药代动力学模型是 AUC（0～∞）和 C_{max} 对于单个对象的理论推导。指南建议计算 AUC（0～∞）时要根据观察到的血浆-血液浓度-时间曲线，使用梯形法则和 C_{max} 直接从曲线中获得，无须插值。尚不清楚如果模型是正确的情况下，观察到的 AUC（0～∞）和 C_{max} 是否可以提供理论模型下的良好近似值。

需要注意的是，AUC（0～∞）和 C_{max} 根据观察到的血药浓度计算。因此，观察到的 AUC（0～∞）分布和 C_{max} 取决于血药浓度的分布。Liu 和 Weng（1994）表明，即使血浆浓度或对数-血浆浓度呈正态分布，对数转换的 AUC(0～∞)和 C_{max}通常也不会服从正态分布。这个观点反对在生物等效性评估中常规使用对数转换。而且，Patel(1994)还指出，对数据进行常规的对数转换，然后对其应用正常的、基于理论的方法是不科学的。此外，通常典型 BE 研究的样本量太小，无法进行足够的大样本正态近似。

由于当前用于评价生物等效性的统计学方法是基于受试者间和受试者内变异性的正态性假设，因此，对于拟用于分析的量表，应始终检查受试者间和受试者内残差的正态概率图。此外，受试者间和受试者内变异性的正态性的正式统计检验也可通过 Shapiro - Wilk 方法进行。与许多人的误解相反，Shapiro - Wilk 方法是针对小样本的确切方法，如生物等效性研究。因此，科学上必须对用于分析的数据进行常规正态性检验，例如指南中建议的对数标度。如果原始标度和对数标度均不能满足正态性，则应采用非参数方法。

关于暴露反应对数转换的常规使用的其他问题是等效限度和原始量表结果的表示。指南建议使用原始量表的生物等效性限度(80%，125%)评估平均生物等效性。在对数标尺上，它们是[ln(0.8)，ln(1.25)]=(−0.233 1，0.233 1)。这组极限在对数标度上关于零对称，但在原始标度上是不对称的。应当注意的是，与新限度(80%，125%)相关的 Schuirmann 双单侧检验程序的拒绝区域大于限度(80%，120%)。因此，对于受试制剂与参比制剂之间 AUC(0～∞)平均值比值来说，(82%，122%)的 90%置信区间将通过新限度的生物等效性试验，但未通过旧限度的生物等效性试验。新的生物等效性限度比旧的生物等效性限度宽 12.5%，上限自由 25%。新的、更宽的生物等效性上限可能会对试验制剂的安全性产生影响，如果采用新的生物等效性限值，则应仔细检查。

FDA 指南要求分析结果在对数刻度和原始刻度上显示，可通过逆变换获得。因为对数变换不是线性的，结果与原始尺度的逆转换并不简单(Liu 和 Weng，1992)。例如，从对数尺度上的平均差估计量的反对数得到的原始尺度上的平均比的点估计量是有偏的，并且总是被高估。此外，对数尺度上平均差的标准差的反对数不是原始尺度上平均比的点估计量的标准差。在原始尺度上呈现结果需要进一步研究，特别是在对数尺度上进行分析后的变异性估计。

为了限制平均生物等效性、考虑个体治疗窗和互换性的目的，Chen(1995)总结了个体生物等效性的优点如下。

(1) 均值和方差的比较。

(2) 受试者与制剂相互作用的考量。

(3) 保证可转换性。

(4) 根据不同药物的治疗窗提供灵活的生物等效性标准。

(5) 为受试者内变异性高的药物提供合理的生物等效性标准。

(6) 鼓励或奖励制药公司研制更好的配方。

为了实现生物等效性药物之间的可交换性，生物等效性评价标准必须具有一定的重要性质。Chen(1995，1997)概述了 FDA 提出的生物等效性标准的理想特征，见表 10 - 4。此外，为了解决受试者内变异性和受试者与制剂相互作用的问题，并确保药物的可转换性，应根据标准开发有效的统计程序、估计和假设检验，以将消费者的风险控制在预先规定的标称水平(如 5%)。此外，由标准发展而来的统计方法应能提供样本量的确定标准；为科学家和临床医师提供简单的解释，最大限度地依据降低进行生物等效性研究的成本增加来考虑滋扰设计参数，如周期或序列效应；开发用户友好型计算机软件。任何拟定标准的最关键特征是其对科学家和临床医师的解释，以及为提供标准推论进行生物等效性研究的成本。

表 10-4　生物等效性标准的理想特征

均值和方差的比较
确保可切换性
鼓励或奖励制药公司研制更好的配方
控制Ⅰ类错误率(消费者风险)为 5%
允许用于确定样本量
允许序列和周期效应的可能性以及缺失值
用户友好的统计方法软件应用程序
为科学家和临床医师提供简便的解释,最大限度地降低进行生物等效性研究的成本

来源：Chen, M.L., Journal Biopharmaceutical Statistics, 7, 5-11, 1997。

10.6　常见问题

尽管自 20 世纪 90 年代初以来,关于 PBE 和 IBE 用于解决药物可处方性和药物可转换性的概念已经进行了大量讨论,但目前 FDA 关于生物等效性评估的立场是,要求平均生物等效性,并且可考虑个体/群体生物等效性。但是,FDA 鼓励如果要使用个体/群体生物等效性,则应向医学、统计学审查员咨询。对于生物等效性评估,在法规提交和审查过程中经常会出现一些问题。

(1) 如果通过了原始数据模型,但未通过对数转换数据模型,怎么办?

包括 FDA、EMA 和 WHO 在内的大多数监管机构建议,AUC(0～t)、AUC(0～∞)和 C_{max} 的药代动力学参数对数转换应在分析前进行。不鼓励对对数转换数据进行假设检查或验证。然而,申办方往往依据原始数据和对数转换数据进行分析,并提交一份通过生物等效性试验的数据。如果申办方在对数转换数据模型下通过 BE 测试,则没有问题,因为其符合监管要求。然而,在实践中,申办方可能无法在对数转换数据模型下进行 BE 试验,但在原始数据模型下通过试验。在这种情况下,申办方通常需要提供使用原始数据模型的统计学依据。最常见的统计学依据之一是原始数据模型,它是比对数转换数据模型更适合的统计模型,因为符合原始数据模型的所有假设。然而,对于原始数据模型,生物等效性限度通常表示为受试制剂与参比制剂之间的总体平均值的比值,等效性限度表示为必须根据数据估算的总体参考平均值的百分比。因此,在等效限度中不考虑估计的参考平均值的变异性。对于两个单侧检验程序,平均生物等效性的假阳性率宣称可升高至 50%。因此,应采用 Liu 和 Weng(1995)提出的原始数据,采用修改的双单侧检验方法,将大小控制在标称水平。

许多研究人员批评说,使用对数转换的数据不具有科学和统计学合理性。Liu 和 Weng (1992)研究了假设每小时浓度呈正态分布的对数转换药代动力学数据分布。结果表明,对数转换数据呈非正态分布。他们的研究结果反对使用对数转换数据,因为不满足主要正态性假设,所以获得的统计推断的保证是有问题的。在这种情况下,建议考虑其他变换,如 Box-Cox 变换或非参数方法。然而,对于药理学家和生物统计学家来说,对这种转变进行解释是一个挑战。

(2) 如果通过 AUC 但未通过 C_{max} 会怎么样?

在对数转换数据的基础上,FDA 要求 AUC 和 C_{max} 符合平均生物等效性估算的(80%,

125%)生物等效性限度。然而，在实践中，通过 AUC(吸收程度)但没有通过 C_{max}(吸收率)的情况并不少见。在这种情况下，根据 FDA 关于生物等效性的指南，不能确定平均生物等效性。然而，对于 C_{max}，EMEA 和 WHO 指南使用了更宽松的等效性界值(70%，143%)。因此，申办方经常根据 EMEA 和 WHO 指南与 FDA 进行争论。

在通过 AUC 但未通过 C_{max} 的情况下，Endrenyi 等(1991)认为 C_{max}/AUC 可以作为替代吸收速率的生物等效性指标。然而，C_{max}/AUC 目前不作为世界上任何监管机构(包括美国 FDA、EMEA 和 WHO)批准仿制药产品所需的药代动力学响应。另外，很可能会通过 C_{max} 但没有通过 AUC。在这种情况下，如果从 0 到最后时间点的 AUC 或从 0 到无穷大的 AUC 使得未通过 BE 试验时，建议可以将部分 AUC 作为生物等效性的替代指标(Chen 等，2001)。

(3) 如果以相对小的幅度失败怎么办?

实际上，很可能无法以相对较小的差距来检测 AUC 或 C_{max}。例如，假设 AUC 的 90%置信区间为(79.5%，120%)，略微超出下限(80%，125%)。在这种情况下，FDA 的立场非常明确，"规则就是规则，失败了就是失败了"。关于监管审查和批准，FDA 对该规则非常严格，即 90%置信区间必须在 2003 年 FDA 指南中描述的生物等效性限度(80%，125%)内。但是，申办方通常执行离群值检测分析或灵敏度分析以解决问题。换言之，如果发现受试者为统计学离群值，则可通过适当的临床理由将其从分析中排除。一旦确定的离群值从分析中排除，则要重新计算 90%置信区间。如果排除识别出的离群值后的 90%置信区间完全在生物等效性限度(80%，125%)范围内，则申办方应主张生物等效性。

(4) 如果存在显著的序列效应，还能评估生物等效性吗?

如 Chow 和 Liu(2008)所指出，在标准的双序列、双周期(2×2)交叉设计下，显著序列效应是可能的指征：① 随机化失败；② 真实序列效应；③ 真实结转效应；④ 真实制剂周期效应。在标准 2×2 交叉设计下，序列效应与残留效应混杂。因此，如果发现显著的序列效应，由于可能的不等残留效应，则无法无偏估计治疗效应及其相应的 90%置信区间。但是，在 2001 年 FDA 指南草案中，提供了以下条件列表，以排除不等残留效应的可能性：① 为单次给药研究；② 药物不是内源性实体；③ 在研究期间允许有足够的洗脱期，在随后的研究期间，给药前生物基质样本在任何受试者中均未显示可检出的药物水平；④ 本研究符合所有科学标准(如其基于可接受的研究方案，并包含经验证的试验方法)。

2001 年 FDA 指南草案还建议，如果不等残留效应成为问题，申办方应采用平行设计进行生物等效性研究。

(5) 当有几乎相同的手段，但仍然达不到生物等效性标准时，该怎么办?

方法几乎相同，但仍不符合生物等效性标准，这种情况是很常见的。这可能表明：① 参比品的变异过大，无法在供试品与参比品之间建立生物等效性；② 生物等效性研究开展不佳；③ 分析测定方法不充分，未得到充分验证。个体生物等效性和群体生物等效性的概念是克服这一问题的一种尝试。因此，建议 PBE 或 IBE 均可用于确定生物等效性。然而，根据经验，除非试验制剂的变异性远小于参比制剂，否则仍不太可能通过 PBE 或 IBE。为了避免 PBE 或 IBE 的掩蔽效应，2001 年 FDA 指南草案要求几何试验、参考平均值也应在(80%，125%)内。

(6) 基于原始数据模型和对数转换模型的把握度和样本量计算不同。

基于原始数据模型的功率分析计算和样本量不同于对数转换模型，因为它们是不同的模型。在不同的模型下，均值、标准差和变异系数是不同的。如前所述，为了评估生物等效性，包括

FDA、EMEA、WHO 和日本在内的所有监管机构均要求 AUC(0～t)、AUC(0～∞)和 C_{max}的对数转换在分析和评价生物等效性前完成。因此,根据对数转换模型,应使用平均值和标准差或变异系数的差异进行把握度分析和样本量计算(Chow 和 Liu, 2008,第 5 章)。

应注意,申办方应决定使用哪种模型(原始数据模型或对数转换数据模型)进行生物等效性研究评估。一旦选定模型,可使用适当的公式确定样本量。为获得最小样本量而费尽心机并不是一个好的临床实践。

(7) 多重性调整。

2003 年 FDA 一般注意事项指南要求 AUC(0～t)、AUC (0～∞)和 C_{max}应该提供以下信息: ① 几何均值;② 算术均值;③ 均值比;④ 90%置信区间。此外,2003 年 FDA 指南建议使用(80%, 125%)的生物等效性限度,提供生物等效性证明的对数转换。因此,为了通过平均生物等效性,AUC(0～t)、AUC(0～∞)和 C_{max}的 90%置信区间必须都在(80%, 125%)内。由此可见,根据交会点原理(Berger, 1982),平均年龄生物等效性的Ⅰ类错误率仍控制在 5%的标称水平下。因此,无须因多种药代动力学措施进行调整。

10.7 其他申请

在药物开发中,等效性概念不应局限于仿制药产品批准的生物等效性。等效性概念可应用于医疗器械的实质等效性和后续生物制品的生物相似性。

10.7.1 医疗器械

对于医疗器械,以医疗器械对患者和用户造成的风险为标准,FDA 将医疗器械分为三类,Ⅰ类器械要求一般控制,Ⅱ类器械要求一般控制和特殊控制。由于风险较高,除一般控制和特殊控制外,美国 FDA 要求Ⅲ类器械需要通过(PMA)批准才能获得上市许可。但是,对于Ⅰ类和Ⅱ类器械,申办方可以通过向 FDA 提交 510(k)来发出上市前通知。根据 510(k),新器械必须证明,其作为美国合法上市器械或等同器械,至少要保证安全有效。根据 510(k)批准医疗器械的等效性概念指的是实质等效性。根据 FDA 的规定,如果器械具有以下特征,则该设备被认为具有实质等效性: ① 与预期相同的用途;② 与预期相同的技术特征。或: ① 与预期相同的用途;② 提交给 FDA 不同的技术特征和信息。因此,与等同器械相比,根据 510(k)提交的资料必须证明器械在技术特征方面和双侧等同性,或在安全性和有效性方面具有单侧等同性或非劣效性。

10.7.2 后续生物制品

与小分子制剂不同,生物产品的仿制版本仅是与原研生物制品相比的类似生物药品(SBDP)。应当注意的是,SBDP 与小分子仿制药不同,后者通常被称为含有与原研药相同的活性成分。开发 SBDP(由活细胞或生物体组成)的概念与(小分子)仿制药产品的概念非常不同。SBDP 通常被欧盟的欧洲药品管理局(EMA)称为生物仿制药,美国 FDA 称其为后续生物制剂(FOB 或 FoB),加拿大卫生部称为后进生物制剂(SEB)。

10.7.2.1 基本差异 生物仿制药与小分子仿制药有着根本的不同,表 10 - 5 总结了两者间的一些基本差异。从表中可以看出,小分子药物产品是通过化学合成制成的,而大分子生物制剂则是由活细胞或生物体制成的。小分子制剂具有易于表征的明确结构,而生物仿制药具有相关分子混合物并难以表征的非均匀结构。小分子制剂通常相对稳定，而已知生物仿制药是不稳定的，它对光和温度等环境条件非常敏感。生物仿制药制造过程中的微小变化或变异可能转化为临床结局的剧烈变化（如安全性和有效性）。经常用于口服的小分子药物产品一般由全科医师开具处方，而通常用于注射的生物仿制药则往往由专科医师开具处方。此外，与小分子药物不同，生物仿制药可能会诱导不必要的免疫反应，这种情况可能会导致药效丧失或药物安全性发生变化。此外，由于活性物质的大小和复杂性不同，它们之间的差异还包括生产工艺的性质。

表 10-5　小分子仿制药与生物仿制药的根本区别

小分子仿制药	生物仿制药
由化学合成	由活细胞或生物制成
定义的结构	异构结构
易于表征	相关分子的混合物
相对稳定	很难描述变量
没有免疫原性问题	对光和温度等环境条件敏感，有免疫原性问题
通常口服	通常注射
通常由全科医师开处方	通常由专家开处方

10.7.2.2　生物仿制药的审批途径　关于欧盟生物仿制药的审批，EMA 发布了指导原则，描述了批准相同生物药品或生物仿制药的一般原则。该指导原则适用于若干概念文件，这些文件概述了 EMA 能提供针对性指导的领域。具体而言，概念文件讨论了包含促红细胞生成素、人生长激素、粒细胞集落刺激因子和胰岛素四类人类重组产品的批准要求。该指导原则由迄今为止发表的与生物药品数据要求相关的文件清单组成。目前尚不清楚对生物仿制药应用会有哪些具体的科学要求。此外，尚不清楚 EMA 将如何处理参考产品档案中包含的创新者数据。该指南对生物仿制药法规和既往欧盟出版物进行了有益的总结，但较少给出这些问题的答案。另外，对于后续生物制品的批准，取决于生物制品是依据美国食品、药品和化妆品法案（FD&C）来获得批准，还是依据美国公共卫生服务法案（PHS）来获得许可。如上所述，一些蛋白质依据 PHS 法案获得许可，而一些根据 FD&C 法案获得批准。对于根据 NDA（美国 FD&C 法案）批准的产品，可根据 ANDA[如根据 FD&C 法案第 505(b)(2)节]批准仿制药。对于根据 BLA（美国 PHS 法案）获得许可的产品，目前没有缩写的 BLA。

如 Woodcock 等（2007）所指出，为了评估后续生物制品的相似性，FDA 将考虑以下因素：① 生产工艺的稳健性；② 可评估结构相似性的程度；③ 了解作用机制的程度；④ 是否存在有效的、机制相关的药效学试验；⑤ 比较药代动力学；⑥ 比较免疫原性；⑦ 可获得的临床数据量；⑧ 原研产品的经验范围。实际上，对监管机构制定生物仿制药的审评标准和审批流程，业内有强烈的兴趣和愿望，而不是对单个生物仿制药申请进行专门的逐案审评。在这些情况下，FDA 于 2012 年 2 月 9 日发布了几项生物类似药评估指南草案。但是，它未提及关于生物相似性标准的信息。因此，对生物相似性和互换性评价方法的研究亟待进一步深入。

10.7.2.3　生物相似性　2010 年 3 月 23 日，《生物制剂价格竞争和创新（BPCI）法案》（作为《平价医疗法案》的一部分）颁布，该法案赋予了 FDA 批准类似生物药产品的权力。如 BPCI 法案中所述，生物类似药定义为与参比药品高度相似的产品，它在临床无活性成分上存在微小差异,且在安全性、纯度和效价方面不存在具有临床意义的差异。在安全性、纯度和效价方面,生物类似药与原研生物制品之间不存在具有临床意义的差异。在此定义的基础上,可以解释为,如果一种生物药物在安全性、纯度和效价方面与参比药品高度相似,则其与另一种生物药物具有生物相似性。这里纯度可能与生产工艺关键阶段的一些重要质量属性有关,效价与生物类似药产品的稳定性和有效性有关。然而,在BPCI法案中很少或根本没有提到关于如何将相似度视为高度相似(或将如何接近视为足够接近)的讨论。

10.7.2.4 *互换性* 如BPCI法案中所述,如果生物制品与参比药品相比为生物类似,预期在任何特定患者中产生相同的临床结果,则被认为生物制品与参比药品可互换。此外,对于个体多次给药的生物制品,在使用生物制品和参比药品之间交替或转换的安全性或有效性降低方面的风险不大于使用参比药品时不交替或转换的风险。因此,根据定义,生物相似性和可互换性之间存在明显的区别。换言之,生物相似性并不意味着互换性,互换性要严格得多。BPCI法案还规定,如果测试产品被判断为可与参考产品互换,那么它可以被替换,而不需要医疗保健提供者的干预,甚至通知。

10.7.2.5 *科学因素和实际问题* 评估后续生物制剂的生物相似性的关键科学因素之一是"高度相似中的相似性有多大",BPCI法案和FDA生物仿制药指南草案均未提供高度相似的定义。在实践中,人们会认为相似程度决定了高度相似的一些给定的标准的生物相似性。然而,关于"评估生物相似性和可互换性的最适当标准是什么"的问题,目前的做法是采用(80%, 125%)标准评估生物等效性,以基于对数转换的药代动力学反应(如AUC和C_{max})进行通用审批,但没有任何科学依据。由于基本原理,该标准不适用。仿制药和生物仿制药之间的差异参见Chow等(2011)的研究。另一个实践问题为"确立后续生物制品的生物相似性需要多少项生物类似药研究"。正如BPCI法案指出,必须在安全性、纯度和效价方面证明生物仿制药与创新生物制品的生物相似性。因此,生物类似药研究可包括临床安全性、耐受性和免疫原性研究(安全性)、生物生产工艺各阶段的关键质量属性(纯度)和有效性研究(效价)。此外,关于药物可互换性,由于BPCI法案中对互换性的定义,"如何评估转换和互换性"已经成为一个有争议的问题。实际上,与对任意患者给药的参比药品相比,无法证明生物仿制药可产生相同的临床结果。但是,有可能证明它们在任何给定患者中都能产生相同的临床结果。2012年2月9日,FDA发布了关于证明后续生物制剂生物相似性的科学考量指南草案。在指南草案中,FDA建议采用一种逐步方法,为评估后续生物制剂的生物相似性提供总体证据。但是,没有提供"如何按照FDA指南草案的建议实施分步方法并提供全面证据"的具体指导。本指导原则强调了参比标准品的重要性。然而,关于"如何建立法规标准"的问题很少或根本没有在指南草案中提到。

为了解决这些科学因素和实际问题,FDA在2010年11月2—3日和2012年5月11日举办了两次公开听证会。与此同时,许多研究人员致力于评估生物相似性和可互换性的方法学开发。在过去的几年,尽管一些期刊(如《医学统计》《生物制药统计杂志》《仿制药和生物仿制药倡议》以及《中国药物分析杂志》)发表了关于试图解决这些科学因素的生物仿制药的专刊。而实际上,许多科学因素和实际问题仍未解决。

10.8 结语

如第1章所述,FDA启动了一项关键路径计划,以协助申办方识别医疗产品渠道问题背后的科学挑战。2006 年发布了关键路径机会清单，以弥补新生物医学发现的快速发展与目前这些成果发展成疗法的缓慢速度之间的差距。然而，仿制药批准的生物等效性评估直到一年后才被纳入。2007 年 5 月，FDA 发布了仿制药的关键路径机会，其中列出了仿制药产品特有的机遇以及挑战。应注意，仿制药的关键路径机会是由药品评价和研究中心仿制药办公室发布的。因此，仿制药的关键路径机会仅局限于传统化学药产品(可能包括医疗器械和生物仿制药)。

虽然生物利用度的体内生物等效性研究通常通过测量药物被人体血液吸收的速率和程度来评估，对于一些局部作用的药物，如鼻气雾剂(如定量吸入器)和鼻喷雾剂(如定量喷雾器)，如果预期不会被血液吸收，可通过测量来评估生物利用度，以反映活性成分或活性部分在作用部位的可用速率和程度。美国 FDA 指出，对于那些本地递送药品，可通过以下方式评估生物等效性，并提供适当的理由：仅使用体外生物等效性研究(参见联邦法规第 21 部分第 320.24 节)。在实践中，预计体外生物等效性检测由于分析检测结果的不同而具有较少的变异性(如<10%)，而体内生物等效性试验的变异性较大(如 20%～30%)。与小分子药物不同，生物仿制药预期具有更大的变异性(如 40%～50%)。变异性的大小对评估生物等效性或生物相似性的相应标准有影响。为了更好地理解，表 10-6 提供了体外生物等效性试验、体内生物等效性试验和试验后续生物制剂的生物相似性的比较。

与大多数含有单一活性成分的小分子药物不同，中药通常含有多种成分。对于生物等效性评估，尚不清楚是应在各成分中进行生物等效性评估，还是在总体进行生物等效性评估。其中一个主要的挑战是，每个组分的药理活性通常是未知的，根据目前的技术无法定性。在实践中，建议将中药视为多组分的复方制剂。问题是这些成分的相对比例通常未知。这些相对比值的轻微变化或变异可能导致临床结局的重大变化。换言之，如果有证据表明：① 可能存在药物间(组分间)相互作用；② 不同组分的剂量效应曲线不同；③ 组分的不同比例可能导致不同的临床结局。那么基本的生物等效性假设是否适用于具有多种成分的制剂，这对研究者来说是一个有趣的问题。在这种情况下，有必要进行初步研究，以确定达到最佳治疗效果的最佳组合(相对比)，以及可能的组分间相互作用。一旦确定，则必须制定法规指南(数据分析的标准、设计和方法)，以评估具有多种成分(如中药)制剂的生物等效性和生物相似性，从而相应地建立与本章中描述的生物等效性评估相似的标准方法。

表 10-6　体外 BE 试验、体内 BE 试验和生物相似性试验之间的比较

	体外 BE 试验	体内 BE 试验	生物相似性试验
特性	药物释放/传递	药物吸收	药物吸收
试点	瓶子	健康的志愿者	健康志愿者或患者
样本量	每次处理 3 批次，每批 10 个单位	24～36 名受试者	48 名或更多科目
变化性	可控制	不可控制	不可控制
变异范围	<10%	20%～30%	40%～50%
标准	(90%，111%)	(80%，125%)	SABE，如(70%，143%)
假设	IVIVC	基本，生物等效性，假设	总体证据

注：IVIVC—体外和体内相关性；SABE—比例平均生物等效性标准。

11 群体药代动力学

11.1 引言

对于开发中的药剂,研究给药后药物如何在体内移动以及移动过程,如吸收(A)、分布(D)、代谢(M)和消除(E)是很有意义的。这就引出了药代动力学(PK)的研究。PK 研究的关键概念是研究药物对人体的作用,通常表现为给药后药品的 ADME。但实际上,不能直接测量作用部位的浓度;相反,可以测量血液、血浆或血清中反映作用部位 ADME 的浓度。作用部位定义为药物发挥作用的部位。浓度具有关于 ADME 的有价值信息,在早期药物开发中可以对浓度进行处理,以使浓度保持在治疗窗口(或指数)的安全性和有效性范围内。前几章中描述的生物等效性试验是为了显示主要 PK 参数,如 AUC 和 C_{max} 反映供试品药物吸收程度和速率的指标,与参比药品(创新或原研药)相比,其值不能太高,不能避免一侧的毒性(安全性);也不能太低,不能对另一侧产生反应(有效性)。

群体药代动力学(群体 PK)是对接受临床相关剂量的关注药物的目标患者人群中药物浓度变异性的来源和相关性的研究(Aarons, 1991)。因此,群体 PK 研究的是个体自身和个体间的剂量和浓度之间的关系。个体 PK 参数的研究已经非常流行,因为它是这类个体人群的代表性样本。个体 PK 参数通常通过拟合 PK 模型进行估计。PK 缓解分析已成为确定患者人群中药物处置性质的有用方法。尽管这样的分析可以评价患者性格特征与不同药物处置之间的相关性,但通常涉及非线性混合效应模型,该模型包含特定的统计和 PK 模型。这种分析通常在建立了相当大的浓度、剂量和患者特征数据库后进行。对于群体 PK 参数的估计,传统方法是采用所谓的标准两阶段方法(STS)。在第一阶段,估计个体参数。然后,将估计值作为样本处理,以获得总体参数的置信区间。然而,该方法未考虑第一阶段所得估计值的变异性。为了避免个体估计的误差,Sheiner 等(1972,1977)提出了一种替代一阶(FO)方法,通过最小化扩展最小二乘准则估计总体参数的均值和方差。该方法使用非线性混合效应模型,可在软件 NONMEM(Beal 和 Sheiner, 1980)中获得。除此之外,还可使用 EM 算法(Dempster 等,1977)和贝叶斯方法(Racine-Poon, 1985)。此外,Prevost 在一份未发表的报告中提出了一种迭代两阶段方法(ITS),在假设参数呈正态分布的情况下,围绕估计的参数使用模型的线性化(Steimer 等,1984)。Lindstrom 和 Bates(1990)在不同的近似下研究了 ITS 方法。对于非参数方法,Mallet(1986)开发了一种基于完整个体测量的最大可能性的方法。Schumitzky(1990)还提出了一种使用 EM 估计方法来估计分布的非参数算法。对于单室模型,这些方法可在软件 NPEM 中获得(Jelliffe 等,1990)。关于最近开发的线性和非线性混合效应模型在群体 PK 中的应用,参见 Davidian 和 Giltinan(1995)、Vonesh 和 Chinchilli(1997)及 Davidian(2003)。

由于群体 PK 研究的主要目的之一是准确且精确地估计群体的动力学参数,并且群体参数量化了群体的平均动力学、个体间动力学变异性和实测动力学响应的个体内变异性,因此建议应使用有效且高效的设计，以生成准确且可靠的群体参数估计值。为此，必须考虑一些设计因素，如受试者数量、每个个体中测定的浓度数量以及测定药物浓度的生物体液（如血液）的采样时间，以达到群体参数估计值的预期准确度和精密度。通过开展前瞻性群体动力学研究，可在一定程度上控制这些设计因素。最常用的确定 PK 研究最佳采样时间的理论方法是基于 Fisher 信息矩阵。用于确定最佳采样时间的常用标准是最大化 Fisher 信息矩阵的行列式（或等效的最小化行列式的倒数），这就是所谓的 D-最优性准则。遵循 D-最优性的概念，通常在设计群体 PK 研究时考虑两种方法。这两种方法是群体 Fisher 信息矩阵方法（Wang 和 Endrenyi，1992）和信息块随机（IBR）方法（Ette 等，1994）。

11.2 给出了在药物开发中使用群体 PK 的监管要求。群体 PK 建模方法见 11.3。群体 PK 研究的设计方法讨论见 11.4。11.5 给出了一个例子来说明本章中描述的统计方法。11.6 提供了一些结论性意见，包括研究方案、群体 PK 方法的重点和挑战、PK 与药效学（PD）之间的关系、计算机模拟的使用和软件应用。

11.2 监管要求

1999 年，FDA 发布了群体药代动力学指南。在该指南中，FDA 提供了一些关于群体 PK 研究设计和分析的建议。另外，诸如缺失数据和离群值、群体 PK 模型开发和验证等数据处理方法也包含在指南当中。

11.2.1 群体 PK 分析

正如 1999 年 FDA 的群体 PK 指南所示，群体模型至少定义了两个等级。在第一个水平，个体中的 PK 观察结果（如浓度）是由个体概率模型计算出的，其平均值由个体特异性参数量化的 PK 模型给出。在第二个水平，将单个参数视为随机变量。由于群体 PK 研究的重点是个体 PK 参数的群体，FDA 建议在群体 PK 分析中考虑两种常用方法，即两阶段方法和非线性混合效应建模方法。正如 FDA 所指出的，尽管传统的两阶段方法可以产生足够的群体特征估计，但由于个体参数可能不可估计，因此可能不适用于稀疏数据情况。标准的两阶段方法和非线性混合效应建模方法将在下一节详细讨论。

11.2.2 研究设计

在计划一项群体 PK 研究时，建议提供某些阈前 PK 信息和药物在人体内的主要消除途径。此外，应提供能够测量药物和具有临床意义的所有代谢产物的灵敏和特异性试验。在设计群体 PK 研究时，FDA 建议进行一些设计考虑，例如抽样次数、每例受试者的样本数量和受试者数量，以准确和可靠地评估人群特征。当受试者数量和（或）每名受试者的样本数量（如儿科患者或老年人）存在很大限制时，优化采样设计尤其重要。FDA 在一些文献中提到一些设计（Hashimoto 和 Sheiner，1991；Fadiran 等，1996；Johnson 等，1996；Sun 等，1996）要求有足够的患者，这样不仅可以准确且精确地估计人群参数，还可以以期望的把握度检测任何子群的差异。

11.2.3 群体 PK 模型开发/验证

FDA 建议在建立 PK 模型时，应明确研究目标和假设。群体分析中的所有假设都应明确表达。应明确说明处理混杂、协变量和参数冗余的模型建立程序的标准和原理。应明确概述建立模型的步骤，以使分析过程能更好地重现。对于现有的群体 PK 模型，FDA 建议通过诊断图检查分析结果的可靠性，包括预测浓度与观测浓度、数据叠加的预测浓度以及参数与协变量值的后验估计值。只要可能，应使用敏感性分析进行稳健性评价。

对于验证群体 PK 模型的适当的统计方法目前尚未达成共识，FDA 建议通过外部验证或内部验证重点关注验证的预测性能方面。外部验证是将现有的模型应用于另一项研究的新数据集（验证数据集），而内部验证是指使用数据拆分（如交叉验证）和重新取样技术（如引导）。验证的预测性能方面定义为，当应用于不用于模型构建和参数估计的验证数据集时，使用学习或索引数据集开发的模型进行可预测性的评估。

应注意，FDA 指出并非所有群体 PK 模型都需要验证。群体 PK 分析结果如果纳入药物标签，模型验证过程就会成为协议的一部分。如果所建立的群体 PK 模型是为了解释变异性，不考虑剂量调整建议，并为标签提供描述性信息，则可仅检测模型的稳定性。

11.2.4 缺失数据和离群值

在群体 PK 研究中，缺失值通常发生在 PK 反应或协变量上。缺失数据是发生偏倚的潜在原因，排除缺失数据将减少样本本量。因此，在某些情况下，插补缺失值可能比从分析中删除缺失值更好。如 1999 年 FDA 指南所示，尽管文献中提供了许多插补方法，但在此背景下，插补技术的优劣尚未得到充分研究。因此，FDA 建议应详细描述插补程序，并详细解释如何进行此类插补以及做出的基本假设。

对于离群值，无论是离群个体（受试者间变异性）还是离群数据点（受试者内变异性），FDA 要求离群数据点应具有统计学说服力，如果可能，应在研究方案中预先规定。

11.2.5 申请时间

使用群体 PK 方法有助于增加对药物输入模式、患者特征和药物处置之间定量关系的理解。该方法可用于确定影响药物行为的因素或解释目标人群的变异性。群体 PK 方法在某些适应性研究设计中尤其有效，例如药物开发早期阶段的剂量探索研究。

正如 1999 年 FDA 指南中指出的，FDA 建议在某些情况下，如药物针对的人群具有相当大的异质性或目标浓度窗被认为相对较窄时，群体 PK 方法最有可能是当存在合理的先验期望时即主体间的动力学变化可能导致目标群体中某些亚组的剂量发生改变。FDA 还指出，群体 PK 方法最可能用于临床开发的Ⅰ期和Ⅱb 期晚期，用于评估反应表面模型的群体参数，在该模型中收集关于药物在药物开发的后续阶段将如何使用的信息（Sheiner，1997）。然而，FDA 也指出，在Ⅰ期和许多Ⅱb 期研究中，患者通常被广泛抽样，可能不需要复杂的数据分析方法。

群体 PK 方法也可用于药物开发的早期Ⅱa 期和Ⅲ期，以获得药物安全性（疗效）信息，并收集特殊人群中药物 PK 的其他信息。群体 PK 方法也可用于Ⅳ期研究，如上市后监测或标签变更。

11.3 群体 PK 建模

如前所述，通过描述药物吸收、分布、代谢和消除的一些群体特征来研究给药患者的药物运动。通过一些 PK 参数测量这些人群特征，例如当通过口服途径给药时吸收的各剂量百分比（吸收)、药物相对于其浓度的分布体积(分布)和药物相对于其在血浆中浓度的清除率(消除)。在实践中,了解目标患者人群中PK参数的变化是很有意义的,由此引出了群体PK模型的研究。

11.3.1 传统的两阶段方法

用于估计PK参数群体特征的传统方法包括两个阶段。第一阶段,对于每一个患者要给予足够的剂量,并抽取足够的血药浓度,以估算每个个体的PK参数。这些PK参数的估计值通常基于确定性PK模型(如单室模型或多室模型)。第二阶段,根据从每个个体获得的PK参数估计值,考虑协方差分析模型,以避免协变量(如人口统计学或患者特征)之间可能的混杂和(或)相互作用产生的影响,并研究治疗效应(如剂量和给药途径)和个体间变异。

正如Sheiner等(1997)所指出的,这种传统方法存在明显的障碍,包括伦理问题和成本。从统计学角度来看,传统方法存在以下缺点。首先,使用基于每个个体的确定性模型的估计值没有考虑每个个体的变异性(即个体内变异性)。其次,稀疏和(或)随意抽样可能无法为每例受试者提供准确可靠的PK参数估计值。为了克服这个问题,控制抽血的采样频率是必要的,这导致了Sheiner等指出的伦理问题。再者,当记录了关于受试者的大量研究者所感兴趣的人口统计学、生理学和(或)行为学特征等方面的信息,如体重、年龄、肾功能、种族、疾病状态等,传统方法可能无法有效描述人群特征。

11.3.2 非线性混合效应建模方法

作为传统两阶段方法的替代,FDA建议使用非线性混合效应建模方法。非线性混合效应模型是一种同时考虑固定效应和随机效应的非线性回归模型,它提供了定义PK和(或)PD参数的群体分布的群体特征估计值。

20世纪70年代,Sheiner等(1972,1977)奠定了群体PK模型的基础。他们展示了如何使用收集的数据作为常规患者护理的一部分,这种建模可以估计患者人群中PK参数的平均值和这些参数的个体间方差。利用从患者身上获得的稀疏数据,该方法得出的估计值与用传统方法得出的结果相似。

11.3.2.1 *一级方法* 设 y_{ij} 为从第 i 个子项目中获得的第 j 个(血浆或血清)浓度,其中 $j=1, \cdots, n_i$; $i=1, \cdots, m$; $N=\sum_{i=1}^{m} n_i$ 是总观察结果。同样,设 x_{ij} 为来自第 i 个受试者的第 j 个测量条件(如时间、剂量)。如前所述,人们关注的不是群体平均浓度,而是个体PK参数的总体。这就引出了非线性混合效应模型的应用。遵循两阶段方法的概念,对于第一阶段,考虑所谓的受试者内PK模型。考虑以下模型

$$y_{ij}=f(x_{ij}, \beta_i) \cdot e_{ij} \tag{11-1}$$

其中

$$E(y_{ij} \mid \beta_i)=f(x_{ij}, \beta_i)$$

$$\operatorname{var}(y_{ij} \mid \beta_i)=\upsilon\{f(x_{ij}, \beta_i), \xi\}$$

其中 f 由房室模型决定,过去剂量的叠加,β_i 是 $p \times 1$ 的PK参数向量,例如

$$\beta_i=(F_i, Cl_i, V_{di})' \tag{11-2}$$

Sheinerd等(1997)认可。在第二阶段,主体群体模型如下

$$\beta_i = d(a_i, \beta, b_i)$$

式中：a_i是第 i 个主题的主题特征（协变量）；b_i是一个 $k \times 1$ 随机效应何量，它遵循均值为 0 和方差-协方差矩阵的 k 变量分布。因此，两阶段层级引出了以下受试者内 PK 模型（阶段 1）

$$y_i = f_i(\beta_i) \cdot e_i = f_i(\beta_i) \cdot R_i^{1/2}(\beta_i \xi) \cdot \varepsilon_i \tag{11-3}$$

其中

$$E(y_i \mid b_i) = f_i(\beta_i)$$

$$\operatorname{var}(y_i \mid b_i) = R_i(\beta_i \xi)$$

应注意

$$P_{y|b}(y_i \mid x_{i1}, \cdots, x_{in_i}, a_i, \beta, b_i, \xi) = P_{y|b}(y_i \mid \beta, b_i, \xi)$$

对于受试者间人群模型（阶段 2），有

$$\beta_i = d(a_i, \beta, b_i)$$

其中

$$b_i \sim H = N_k(0, D)$$

这种两阶段层次模型的目标是：① 确定 d（即 PK 与协变量之间的关系）；② 估计 β（即 PK 与协变量之间的关系）；③ 估计 H（即人群中的变异）；④ 估计 β_i（即描述个体特征并持续优化或个体给药剂量）。为了实现这些目标，考虑最大化以下似然函数以获得最大似然估计值

$$l(\beta, \xi, H) = \sum_{i=1}^{m} l_i(\beta, \xi, H) = \sum_{i=1}^{m} P_{y|b}(y_i \mid \beta, b_i, \xi) dH(b_i) \tag{11-4}$$

由于似然函数的复杂性（即非线性 b_i），如果不存在难解性，则不存在最大似然估计值的闭合形式。Beal 和 Sheiner（1982）考虑了关于 $b_i = 0$ 的一阶近似，假设 $P_{y|b}$ 呈正态分布，且 $H = N_k(0, D)$。换言之，他们认为

$$\begin{aligned} y_i &= f_i\{d(a_i, \beta, b_i)\} + R_i^{1/2}(d(a_i, \beta, b_i), \xi) \cdot \varepsilon_i \\ &\approx f_i\{d(a_i, \beta_i, 0)\} + Z_i(\beta, 0) b_i + R_i^{1/2}\{d(a_i, \beta, 0)\} \cdot \varepsilon_i \end{aligned} \tag{11-5}$$

然后，由 n_i 变量正态分布估计近似值 l_i

$$E(y_i) \approx f_i\{d(a_i, \beta, 0)\}$$

并且

$$\operatorname{var}(y_i) \approx R_i\{d(a_i, \beta, 0)\} + Z_i(\beta, 0) D Z'_i(\beta, 0)$$

这在 NONMEM 的 FORTRAN 程序中实现（称为 FO 方法）。

11.3.2.2 *示例* 例如，考虑 Sheiner 等（1977）描述的地高辛片的特殊情况。假设研究者特别关注描述药物吸收、分布和消除的人群特征。对于吸收，考虑的 PK 参数为 F_{ora}l，是口服给药时吸收的每一剂量的比例。对于分布，用 V_d 表示分布容积，研究药物在血浆中的浓度。对于药物的消除，评估药物（Cl）相对于血浆浓度的清除率。假设希望使用单室开放模型来模拟药物的动力学。在不损失一般性的情况下，将仅考虑单剂量给药病例。设 C_{ij} 为第 i 个被测血浆，第 j 个个体在 t_{ij} 时刻的浓度。因此，一室开放模型为

$$C_{ij} = \left(\frac{F_j \cdot D_j}{V_{dj}}\right) \exp(-Cl_j / V_{dt} \cdot t_{ij}) \tag{11-6}$$

式中：F_j是第j个人按所选择的路线接受剂量时所吸收的药物的比例；D_j是第j个个体接受的剂量；V_{dj}是药物在第j个个体中的分配量；Cl_j是第j个个体的药物清除率；t_{ij}是绘制第j个个体的第i个样本的时间(当D_j的管理剂量为0时，$t_{ij}=0$)。注意，虽然有三个未知参数：F_j、V_{dj}和Cl_j，只有两个常数：F_j/V_{dj}和Cl_j/V_{dj}，可对单个研究中的任何个体进行估计。现在，假设药物清除率可以用以下关系来描述

$$Cl_j = A + B \cdot Cl_j^{Cr} \tag{11-7}$$

式中：Cl_j^{Cr}是第j个人肌酐清除率，可直接测量或根据其他数据(如血清肌酐值)估计；A和B是与药物清除率和肌酐清除率相关的一些固定常数。进一步，假设分布容积取决于肾功能，并具有以下关系

$$V_{dj} = D + E \cdot Cl_j^{Cr} \tag{11-8}$$

式中：D和E是一些固定常数，必须从数据中估计。可以看出，式(11-1)～式(11-3)是确定性模型。为了对群体特征进行准确可靠的评估，应该考虑与每个确定性模型相关的变量。从而得出

$$C_{ij} = \left(\frac{F_j \cdot D_j}{V_{dj}}\right)\exp(-Cl_j/V_{dj} \cdot t_{ij}) \cdot \varepsilon_{ij}$$

$$Cl_j = A + B \cdot Cl_j^{Cr} + \eta_j^{Cr}$$

$$V_{dj} = D + E \cdot Cl_j^{Cr} + \eta_j^{V} \tag{11-9}$$

式中：ε_{ij}、η_j^{Cr}和η_j^V服从均值为0，方差为σ_ε^2、σ_{Cl}^2和σ_V^2的正态分布。Sheiner等(1977)建议先对式(11-6)进行线性化，然后考虑基于第一项泰勒级数展开的近似。经过一些代数运算，式(11-6)变成

$$C_{ij} = M_{ij}\left[1 + \left(\frac{Cl_j}{V_{dj}^2}t_{ij} - \frac{1}{V_{dj}}\right)\eta_j^V - \frac{t_{ij}}{V_{dj}}\eta_j^{Cr}\right] + (\alpha^2 M_{ij}^2 + 1)^{1/2}\varepsilon_{ij} \tag{11-10}$$

其中

$$M_{ij} = \left(\frac{F \cdot D_j}{V_{dj}}\right)\exp(-Cl_j/V_{dj} \cdot t_{ij})$$

且F是假定的绝对生物利用度。因此，有

$$\begin{aligned}\mathrm{var}(C_{ij}) = {} & M_{ij}^2\left(\frac{Cl_j}{V_{dj}^2}t_{ij} - \frac{1}{V_{dj}}\right)^2\sigma_V^2 + M_{ij}^2\left(\frac{t_{ij}}{V_{dj}}\right)^2\sigma_{Cl}^2 \\ & - 2\left(\frac{Cl_j}{V_{dj}^2}t_{ij} - \frac{1}{V_{dj}}\right)\left(\frac{t_{ij}}{V_{dj}}\right)M_{ij}^2\sigma_{V,Cl}^2 + (\alpha^2 M_{ij}^2 + 1)\sigma_\varepsilon^2\end{aligned}$$

式中：$\sigma_{V,Cl}^2$是Cl_j和V_{dj}之间的总体协方差。

11.3.2.3 其他近似值 一阶近似有明显偏差，有改进空间。文献中提出了一种基于拉普拉斯近似的更好的方法(Bates, 1990; Wolfinger, 1993; Vonesh, 1996)。

假设$H = N_k(0, D)$，$p_{y|b}$是正态分布$R_i(\xi)$。然后得出

$$l_i = (2\pi)^{-(n_i+k)/2}\int |D|^{-1/2}\exp[-q(y_i, b_i)/2]\mathrm{d}b_i$$

其中

$$q(y_i, b_i) = [y_i - f_i(\beta_i)']R_i^{-1}(\xi)[y_i - f_i(\beta_i)] + b_i' D^{-1} b_i$$

因此,可以通过 $q'(y_i, b_i)=0$ 解决 $\hat{b}_i$,对于大样本 n_i 可以验证

$$l_i \approx (2\pi)^{-n_i/2} \mid D \mid^{-1/2} \mid q''(y_i, \hat{b}_i)/2 \mid^{-1/2} \exp[-q(y_i, \hat{b}_i)/2]$$

因此,$l_i \approx n_i$ 变量正态分布

$$E(y_i) \approx f_i\{d(a_i, \beta, \hat{b}_i)\} - Z_i\{\beta, \hat{b}_i\}\hat{b}_i$$

并且

$$\mathrm{var}(y_i) \approx Z_i\{\beta, \hat{b}_l\} D Z'_i\{\beta, \hat{b}_i\} + R_i(\xi)$$

Davidian(2003)指出,只要受试者内变异很小,这种近似方法对于稀疏(即 n_i 数量少)群体 PK 数据很有效。这种近似已经在许多软件包中实现,例如,S-plus 的 nlme、SAS 的%nlinmix 和 NONMEM。

注意,Mallet(1986)提出使用完全非参数方法估计 H。另外,Davidian 和 Gallant(1993)假设 H 具有良好的密度,并与其他模型分量一起估计 H。

11.3.2.4 贝叶斯方法 Wakefield(1996)、Müller 和 Rosner(1997)提出了一种三级层次贝叶斯方法,由以下阶段组成。第一阶段应考虑

$$y_i = f_i(\beta_i) \cdot e_i = f_i(\beta_i) \cdot R_i^{1/2}(\beta_i, \xi) \cdot \varepsilon_i$$

其中

$$E(y_i \mid b_i) = f_i(\beta_i)$$

$$\mathrm{var}(y_i \mid b_i) = R_i(\beta_i, \xi)$$

并且

$$P_{y|b}(y_i \mid x_{i1}, \cdots, x_{in_i}, a_i, \beta, b_i, \xi) = P_{y|b}(y_i \mid \beta, b_i, \xi)$$

第二阶段应考虑

$$\beta_i = d(a_i, \beta, b_i)$$

其中

$$b_i \sim P_b \mid D(b_i \mid D),\ b_i \sim H$$

在第三阶段假设以下超先验

$$(\beta, \xi, D) \sim p_{\beta, \xi, D}(\beta, \xi, D)$$

注意,这种方法已经在 PKBugs 中实现了,这是一个带有内置 PK 模型的 WinBugs 接口。

11.4 群体 PK 设计

如上一节所述,群体 PK 参数的分析通常涉及非线性混合效应模型,受试者间(或个体间)、受试者内(或个体内)变异性和测量误差的估计极为重要。相对较大的受试者间变异可能表明需要更多的患者对参数进行合理的统计推断。另外,如果受试者内变异性远大于受试者间变异性,则可能需要更多的血浆浓度来解释血浆浓度-时间曲线特征。一个合适的非线性混合效应模型应该能够解释这些变化。对于 PK 模型,估计人群参数和组间参数差异(如治疗组、性别、年龄和人种)是十分重要的。根据血药浓度随时间的变化可获得人群参数的估计值。根据预先选择的决策规则,可考虑组间参数差异的统计学意义,以评估生物等效性。然而,这些参数的相互预测

对于评价组内和组间的药物性能非常重要。

在计划一项群体 PK 研究时，必须考虑设计因素，例如受试者数量、每个个体中测定的浓度数量以及测定药物浓度的生物体液（如血液）的采样次数，以实现群体参数估计值的最佳准确度和精密度。在实践中，最广泛接受的确定 PK 研究最佳采样次数的理论方法是 Fisher 信息矩阵。确定最佳采样时间的一个常用准则是使 Fisher 信息矩阵的行列式（或等价的使行列式的倒数最小化）最大化，即 D 最优性准则。换言之，应选择设计因素以达到 D 最优。

Sheiner 和 Beal（1983）以及 Al-Banna 等（1990）通过计算机模拟得到一阶方法，估计群体 PK 参数的偏倚和精度，以研究这些设计因素的影响。而 Hashimoto 和 Sheiner（1991）则探讨 PK/PD 研究的实验设计。Wang 和 Endrenyi（1992）考虑了用于评价群体 PK 研究参数估计值方差的大样本方法，该方法被称为群体 Fisher 信息矩阵（PFIM）方法。Sun 等（1996）建议使用信息块随机（IBR）方法研究采样时间记录误差（系统和随机）对群体 PK 参数估计值的影响。在设计群体 PK 研究时，FDA 鼓励考虑这些信息设计。此类设计应包括足够的患者在重要亚组，以确保准确性和精确度的参数估计和任何亚组差异的检测。在下文中将对人群 PK 研究的 PFIM 设计和 IBR 设计进行描述。

11.4.1 总体 Fisher 信息矩阵法

Wang 和 Endrenyi（1992）提出了一个大样本方法来评估最大似然估计量的近似渐近方差（或变异系数）。利用这些信息可以方便地选择合适的实验设计，从而实现一阶方法对群体 PK 参数的精确估计。Wang 和 Endrenyi（1992）指出，在正态分布误差假设下，一阶方法与最大似然方法（应用于一阶模型）相同。因此，经适当转换后，估计方差可能呈正态分布。

设 β 和 $\hat{\beta}$ 分别表示 k 参数的矢量和最大似然估计的相应矢量。设 V 表示 $\hat{\beta}$ 的方差-协方差矩阵。因此，V 的对角元素是方差，而非对角元素是 $\hat{\beta}$ 元素的成对协方差。另外，让 J 表示 V 的倒数，即

$$J=V^{-1}$$

其中 J 的每个元素 j_{rs} 为

$$j_{rs}=E\left(\frac{\partial_l}{\partial\beta_r}\cdot\frac{\partial_l}{\partial\beta_s}\right)=-E\left(\frac{\partial^2 l}{\partial\beta_r\partial\beta_s}\right)\quad r=1,\ \cdots,\ k;\ s=1,\ \cdots,\ k \tag{11-11}$$

式中：l 是对数似然函数；E 是方程中随机变量的期望值；J 是 Fisher 的信息矩阵。Wang 和 Endrenyi（1992）提出用下面的近似方法从数据中估计信息矩阵

$$j_{rs}\approx\left(\frac{\partial_l}{\partial\beta_r}\cdot\frac{\partial_l}{\partial\beta_s}\right)\approx-\left(\frac{\partial^2 l}{\partial\beta_r\partial\beta_s}\right)\quad r=1,\ \cdots,\ k;\ s=1,\ \cdots,\ k \tag{11-12}$$

实际上，即使对于一个简单的动力学模型和一个简单的设计，根据式（11-11）计算期望方差是可能的。另外，使用计算机通过式（11-12）计算观测方差是可行的。随着样本中的样本量（即个体数量）变大，从式（11-12）中获得的观测方差接近其真实值。

应当注意的是，在群体 PK 背景下，群体 PK 参数构成 β，动力学响应（如药物浓度）形成的观察结果，剂量和采样时间都是自变量的示例。在统计学上，给定个体的动力学反应集应视为多变量意义上的单次观察。此外，应假设来自不同个体的观察结果是独立的。因此，群体 PK 研究中

的样本量为受试者数量。

结合计算机模拟的大样本方法，又称为PFIM方法，应用于旨在估算群体PK参数的实验设计。Wang和Endrenyi(1992)提出的PFIM方法是一种评价不同抽样设计效率的数值程序，从中选择最有利的抽样方法。此外，Wang和Endrenyi(1992)指出，由于其在评估参数估计值的变异性方面的效率和有效性，PFIM方法可用作研究实验设计和群体参数估计值精密度之间关系的工具。在为前瞻性群体PK研究选择合适的设计后，通过应用该设计的模拟方法，对参数估计值的偏倚进行评价，并确认估计值的变异性。如果计算出的偏倚结果为真实存在的，则可对数据采集和分析后获得的估计值进行相应调整。

11.4.2 信息块随机化方法

Ette等(1994)提出了一种把D-最优性准则的有效性和随机取样所提供的稳健性相结合的方法，该方法被称为信息块随机(IBR)设计。基于D-最优性准则，Ette等(1994)对平均PK参数估计值的计算考虑了三种备选抽样方案：① 信息性抽样方案；② 随机化抽样方案；③ IBR抽样方案。

在信息性抽样方案中，每名受试者具有相同的采样方案，根据D-最优性准则指定抽样时间，所有样本均被限制在规定的抽样间隔内。在随机化抽样方案中，在采样区间内随机选取样本。而在IBR抽样方案中，抽样区间被划分为相邻区间，从每个区间随机抽取等量的样本。

Ette等(1994)比较了这些信息性抽样方案与传统抽样方案的效率，传统抽样方案的抽样时间在对数标尺上大致相等，发现采用传统抽样方案获得的群体PK参数估计值劣于采用信息性、随机化和IBR抽样方案获得的群体PK参数估计值。从群体PK参数估计值的准确性和精确性来看，三种抽样方案的性能相似。Sun等(1996)研究了在IBR设计下，单次给药和多次给药的双室PK药物的采样时间记录误差(包括系统性和随机性)对群体PK参数估计值的影响。PK特征分为3个区组，每个区组对每名受试者进行采样，每个区组提供2份样本。Sun等(1996)观察到，采样时间记录中的负系统误差导致了对容积项的有效估计，而正系统误差有利于间隙项的有效估计。这些误差导致容积项(负系统误差)和间隙项(正系统误差)估计的关键区域有足够的样本。Sun等(1996)得出的结论是，中等采样时间记录误差不会严重影响清除率的估计。

Roy和Ette(2005)对PFIM D-最优设计和IBR设计进行了比较，并指出出于实用原因，首选IBR设计。实用主义会检测易于实施且不损失效率的设计，并且使用临床试验模拟选择适当的设计以满足研究目标。

11.4.3 评述

如1999年FDA中提及群体PK指南，存在三种(随着信息量的增加)获取PK变异性信息的方法：① 单槽抽样设计；② 多槽抽样设计；③ 全人群PK抽样设计。对于单槽抽样设计，在下一次给药前不久，从每名患者的药物浓度谷或接近药物浓度谷的部位采集一份血液样本，并计算患者样本中血浆或血清水平的频率分布。FDA指出，在以下假设下这种方法将对目标人群中谷浓度的变异性给出相当准确的描述：① 样本量较大；② 测量和取样误差较小；③ 所有患者的给药方案和采样时间相同。然而，在实践中，这些假设通常无法满足。因此，除非在绝对必要的情况下，不鼓励使用单槽抽样设计。

对于多槽抽样设计，在大多数或所有患者的稳定浓度谷附近采集两份或多份血液样本。除了将血药浓度与患者特征相关联外，还可以区分个体间和残差变异性。多槽抽样设计比单槽抽样设计需要更少的受试者，此外，可以更精确地评价谷值水平与患者特征的关系。

全人群 PK 抽样设计是指在给药后不同时间(通常为 1～6 个时间点)从受试者中采集血样的抽样设计。全人群 PK 抽样设计也称实验群体 PK 设计或全 PK 筛选。全人群 PK 抽样设计的目的是在可行的情况下获得每名患者在不同时间的多个药物水平，以描述群体 PK 特征。该设计允许在研究人群中估算药物的 PK 参数，并使用非线性混合效应建模方法解释变异性。如 1999 年 FDA 指南所示，应计划全人群 PK 抽样设计，以探索药物的 PK 与正在开发药物的目标人群(及其亚组)的人口统计学和病理生理学特征之间的关系。

11.5 示例

为了说明前述章节中描述的统计方法，采用 Pinheiro 和 Bates(1995)的茶碱数据。采集 12 名受试者口服茶碱后 25 h 内的血药浓度，浓度数据见表 11 - 1。Pinheiro 和 Bates(1995)考虑了以下一级房室模型

$$C_{it}=\frac{Dk_{ei}k_{ai}}{Cl_i(k_{ai}-k_{ei})}(e^{-k_{ei}t}-e^{-k_{ai}t})+e_{it}$$

式中：C_{it}是第 i 个受试者在时间 t 观察到的浓度；D 是茶碱的剂量；k_{ei}是受试者 i 的消除速率常数；k_{ai}是受试者 i 的吸收速率常数；Cl_i是受试者 i 的清除率；e_{it}为正常误差。为了考虑受试者之间的随机变异性，Pinheiro 和 Bates(1995)进一步假设

$$Cl_i=e^{\beta_1+b_{i1}}$$

$$k_{ai}=e^{\beta_2+b_{i2}}$$

$$k_{ei}=e^{\beta_3}$$

式中：β 表示固定效应参数；b 表示具有未知协方差矩阵的随机效应参数。在上述设置下，SAS 程序的 PROCNLMIXED 过程在表 11 - 2 中给出。在表 11 - 2 中，PARMS 语句指定 3 个 β 和 4 个方差-协方差参数的起始值。使用 SAS 编程语句定义间隙和速率常数，并且数据的条件模型被定义为具有均值 pred 和方差 s2 的正常模型。两个随机效应是 b1 和 b2，它们的联合分布在 random 语句中定义。注意，括号用于定义它们的均值向量(两个零)和它们的方差-协方差矩阵的下三角(一般 2×2 矩阵)。表 11 - 3 给出了上述 PROCNLMIXED 的摘要，其中规格列出了模型的设置，而维度显示有 132 个观察、12 个主题和 7 个参数。

SAS 的 PROCNLMIXED 为每个随机效果选择 5 个四分位点，产生一个由 25 个点组成的总网格，并对这些点执行四分位。SAS 的 PROCNLMIXED 从一组初始值开始(表 11 - 4)，然后提供迭代历史(表 11 - 5)。表 11 - 5 显示双重拟牛顿算法需要 10 次迭代才能实现收敛性。表 11 - 6 总结了拟合信息，其以两种不同形式列出了对数似然函数和两个信息标准的最终优化值。表 11 - 7 包含参数的最大似然估计值。s2b1 和 s2b2 均具有显著意义，分别表示受试者之间的消除速率和吸收速率常数的变异性。注意，从 cb12 的估计值来看，它们之间似乎没有显著的协方差。β_1、β_2和β_3的估计值，接近 Pinheiro 和 Bates(1995)表 3 中列出的自适应求积估计值。然而，Pinheiro 和 Bates(1995)使用 Cholesky-root 参数化来处理随机效应方差矩阵，使用对数参数化来处理剩余方差。另外，SAS 的 PROCNLMIXED 使用表 11 - 8 中给出的参数化替代，得到相似的结果。

表 11-1 12名受试者的茶碱浓度数据

对象	时间	浓缩度	计量	重量	对象	时间	浓缩度	计量	重量
1	0.00	0.74	4.02	79.6	4	0.60	4.60	4.40	72.7
1	0.25	2.84	4.02	79.6	4	1.07	8.60	4.40	72.7
1	0.57	6.57	4.02	79.6	4	2.13	8.38	4.40	72.7
1	1.12	10.50	4.02	79.6	4	3.50	7.54	4.40	72.7
1	2.02	9.66	4.02	79.6	4	5.02	6.88	4.40	72.7
1	3.82	8.58	4.02	79.6	4	7.02	5.78	4.40	72.7
1	5.10	8.36	4.02	79.6	4	9.02	5.33	4.40	72.7
1	7.03	7.47	4.02	79.6	4	11.98	4.19	4.40	72.7
1	9.05	6.89	4.02	79.6	4	24.65	1.15	4.40	72.7
1	12.12	5.94	4.02	79.6	5	0.00	0.00	5.86	54.6
1	24.37	3.28	4.02	79.6	5	0.30	2.02	5.86	54.6
2	0.00	0.00	4.40	72.4	5	0.52	5.63	5.86	54.6
2	0.27	1.72	4.40	72.4	5	1.00	11.40	5.86	54.6
2	0.52	7.91	4.40	72.4	5	2.02	9.33	5.86	54.6
2	1.00	8.31	4.40	72.4	5	3.50	8.74	5.86	54.6
2	1.92	8.33	4.40	72.4	5	5.02	7.56	5.86	54.6
2	3.50	6.85	4.40	72.4	5	7.02	7.09	5.86	54.6
2	5.02	6.08	4.40	72.4	5	9.10	5.90	5.86	54.6
2	7.03	5.40	4.40	72.4	5	12.00	4.37	5.86	54.6
2	9.00	4.55	4.40	72.4	5	24.35	1.57	5.86	54.6
2	12.00	3.01	4.40	72.4	6	0.00	0.00	4.00	80.0
2	24.30	0.90	4.40	72.4	6	0.27	1.29	4.00	80.0
3	0.00	0.00	4.53	70.5	6	0.58	3.08	4.00	80.0
3	0.27	4.40	4.53	70.5	6	1.15	6.44	4.00	80.0
3	0.58	6.90	4.53	70.5	6	2.03	6.32	4.00	80.0
3	1.02	8.20	4.53	70.5	6	3.57	5.53	4.00	80.0
3	2.02	7.80	4.53	70.5	6	5.00	4.94	4.00	80.0
3	3.62	7.50	4.53	70.5	6	7.00	4.02	4.00	80.0
3	5.08	6.20	4.53	70.5	6	9.22	3.46	4.00	80.0
3	7.07	5.30	4.53	70.5	6	12.10	2.78	4.00	80.0
3	9.00	4.90	4.53	70.5	6	23.85	0.92	4.00	80.0
3	12.15	3.70	4.53	70.5	7	0.00	0.15	4.95	64.6
3	24.17	1.05	4.53	70.5	7	0.25	0.85	4.95	64.6
4	0.00	0.00	4.40	72.7	7	0.50	2.35	4.95	64.6
4	0.35	1.89	4.40	72.7	7	1.02	5.02	4.95	64.6

（续表）

对象	时间	浓缩度	计量	重量	对象	时间	浓缩度	计量	重量
7	2.02	6.58	4.95	64.6	10	0.77	5.22	5.50	58.2
7	3.48	7.09	4.95	64.6	10	1.02	6.41	5.50	58.2
7	5.00	6.66	4.95	64.6	10	2.05	7.83	5.50	58.2
7	6.98	5.25	4.95	64.6	10	3.55	10.21	5.50	58.2
7	9.00	4.39	4.95	64.6	10	5.05	9.18	5.50	58.2
7	12.05	3.53	4.95	64.6	10	7.08	8.02	5.50	58.2
7	24.22	1.15	4.95	64.6	10	9.38	7.14	5.50	58.2
8	0.00	0.00	4.53	70.5	10	12.10	5.68	5.50	58.2
8	0.25	3.05	4.53	70.5	10	23.70	2.42	5.50	58.2
8	0.52	3.05	4.53	70.5	11	0.00	0.00	4.92	65.0
8	0.98	7.31	4.53	70.5	11	0.25	4.86	4.92	65.0
8	2.02	7.56	4.53	70.5	11	0.50	7.24	4.92	65.0
8	3.53	6.59	4.53	70.5	11	0.98	8.00	4.92	65.0
8	5.05	5.88	4.53	70.5	11	1.98	6.81	4.92	65.0
8	7.15	4.73	4.53	70.5	11	3.60	5.87	4.92	65.0
8	9.07	4.57	4.53	70.5	11	5.02	5.22	4.92	65.0
8	12.10	3.00	4.53	70.5	11	7.03	4.45	4.92	65.0
8	24.12	1.25	4.53	70.5	11	9.03	3.62	4.92	65.0
9	0.00	0.00	3.10	86.4	11	12.12	2.69	4.92	65.0
9	0.30	7.37	3.10	86.4	11	24.08	0.86	4.92	65.0
9	0.63	9.03	3.10	86.4	12	0.00	0.00	5.30	60.5
9	1.05	7.14	3.10	86.4	12	0.25	1.25	5.30	60.5
9	2.02	6.33	3.10	86.4	12	0.50	3.96	5.30	60.5
9	3.53	5.66	3.10	86.4	12	1.00	7.82	5.30	60.5
9	5.02	5.67	3.10	86.4	12	2.00	9.72	5.30	60.5
9	7.17	4.24	3.10	86.4	12	3.52	9.75	5.30	60.5
9	8.80	4.11	3.10	86.4	12	5.07	8.57	5.30	60.5
9	11.60	3.16	3.10	86.4	12	7.07	6.59	5.30	60.5
9	24.43	1.12	3.10	86.4	12	9.03	6.11	5.30	60.5
10	0.00	0.24	5.50	58.2	12	12.05	4.57	5.30	60.5
10	0.37	2.89	5.50	58.2	12	24.15	1.17	5.30	60.5

表 11-2　SAS 程序 PROCNLMIXED 过程

```
proc nlmixed data=theoph;
parms beta1=-3.22 beta2=0.47 beta3=-2.45;
```

（续表）

```
s2b1=0.03 cb12=0 s2b2=0.4 s2=0.5；
cl=exp (beta1+b1)；
ka=exp(beta2+b2)；
ke=exp(beta3)；
pred=dose* ke* ka* (exp(-ke* time)-exp(-ka* time))/cl/(ka-ke)；
model conc~normal(pred, s2)；
random b1 b2~normal([0, 0], [s2b1, cb12, s2b2]) subject=subject；
run
```

表 11-3　SAS 程序 NLMIXED 总结：NLMIXED 程序

产品规格		外形尺寸	
数据集	WORK.THEOPH	使用观察结果	132
因变量	浓度	没有使用观察结果	0
因变量的分布	正常	观察总数	132
随机效应	b1b2	主题	12
随机效应的分布	正常	每个受试者最大观察值	11
被试变量	受试者	参数	7
优化技术	对偶拟牛顿	正交点	5
积分法	自适应高斯分布正交		

表 11-4　SAS 的 PROCNLMIXED 初始值

参　数							
β1	β2	β3	s2b1	cb12	s2b2	s2	NegLogLike
−3.22	0.47	−2.45	0.03	0	0.4	0.5	177.789 945

表 11-5　迭代历史

系　列	个　数	负　对　数	差　异	MaxGrad	斜　率
1	5	177.776 248	0.013 697	2.873 367	−63.074 4
2	8	177.764 3	0.011 948	1.698 144	−4.752 39
3	10	177.757 264	0.007 036	1.297 439	−1.973 11
4	12	177.755 688	0.001 576	1.441 408	−0.497 72
5	14	177.746 7	0.008 988	1.132 279	−0.822 3
6	17	177.746 401	0.000 299	0.831 293	−0.002 44
7	19	177.746 318	0.000 083	0.724 198	−0.007 89

（续表）

系列	个数	负对数	差异	MaxGrad	斜率
8	21	177.745 74	0.000 578	0.180 018	−0.005 83
9	23	177.745 736	3.88E-6	0.017 958	−8.25E-6
10	25	177.745 736	3.222E-8	0.000 143	−6.51E-8

注：满足 GCONV 收敛准则。

表 11-6　拟合信息

拟合统计	值	拟合统计	值
−2log 可能性	355.5	对数可能性	−177.7
AIC(越小越好)	369.5	AIC(越小越好)	−184.7
BIC(越小越好)	372.9	BIC(越小越好)	−186.4

表 11-7　参数估计值总结

参数	估计值	标准误差	*DF*	*t* 值	$P_r>\|t\|$	α	低等	高等	坡度
beta1	−3.226 8	0.059 50	0	−54.23	<0001	0.05	−3.359 4	−3.094 2	−0.000 09
beta2	0.480 6	0.198 9	0	2.42	0.036 3	0.05	0.037 45	0.923 8	3.645E-7
beta3	−2.459 2	0.051 26	0	−47.97	<0001	0.05	−2.573 4	−2.344 9	0.000 039
s2b1	0.028 03	0.012 21	0	2.30	0.044 5	0.05	0.000 833	0.055 23	−0.000 14
cb12	−0.001 27	0.034 04	0	−0.04	0.971 0	0.05	−0.077 12	0.074 58	−0.000 07
s2b2	0.433 1	0.200 5	0	2.16	0.056 0	0.05	−0.013 53	0.879 8	−6.98E-6
s2	0.501 6	0.068 37	0	7.34	<0001	0.05	0.349 3	0.654 0	6.133E-6

表 11-8　SAS 中的替代参数化

```
proc nlmixed data=theoph;
parms 111=−1.5 12=0 113=−0.1 betal=−3 beta2=0.5 beta3=−2.5
ls2=−0.7;
s2=exp(ls2);
11=exp(111);
13=exp(113);
s2b1=11* 11* s2;
cb12=12* 11* s2;
s2b2=(12* 12+13* 13)* s2;
cl=exp(beta1+b1);
ka=exp(beta2+b2);
```

（续表）

```
ke=exp(beta3);
pred=dose*ke*ka*(exp(-ke*time)-exp(-ka*time))/cl/(ka-ke);
model conc~normal (pred, s2);
random b1 b2~normal ([0, 0], [s2b1, cb12, s2b2]) subject=subject;
run
```

11.6 讨论

11.6.1 研究方案

群体 PK 研究被视为临床试验的附加研究或独立研究。应该注意的是，附加群体 PK 研究的目的不应损害主体临床研究的目的。实际上，独立群体 PK 研究更全面。如 1999 年 FDA 群体 PK 指南所示，研究设计方案应包括：① 群体 PK 分析目标的明确声明；② 取样设计；③ 数据收集程序；④ 数据检查程序；⑤ 处理缺失数据的程序；⑥ 需要估计的特定 PK 参数；⑦ 要评估的协变量；⑧ 模型假设和模型选择标准；⑨ 敏感性分析和验证程序；⑩ 用于 PK 评价的特殊用户友好型病例报告表。

11.6.2 关注的问题和挑战

在群体建模中，基于常规患者护理条件下收集的稀疏数据，建立了用于评估患者群体 PK 参数均值和方差的统计方法。然而，Nedelman(2005)指出存在以下潜在问题：① 未观察到的混杂变量可能影响统计推断；② 收集数据的条件可能导致报告或记录不准确；③ 重要预测变量之间的相关性可能降低统计效率；④ 研究设计原则无法控制成本。为了克服这些问题，Nedelman(2005)提出了一种诊断可能存在的混杂因素的方法。此外，Nedelman(2005)还提出了一个模型用来捕捉数据不准确的影响。

实际上，把群体 PK 研究作为临床试验的附加项目实施过程中，存在许多问题和挑战。这些问题和挑战包括：① 维持盲态；② 多中心试验中的数据管理和(或)数据合并；③ 修改入选、排除标准而不影响主体临床试验的主要目的；④ PK 程序的复杂性；⑤ PK 研究的监测方面，如给药历史、人口统计学、采样时间和样本处理等。

11.6.3 PK/PD

如前所述，PK 研究的关键概念是研究身体对药物的作用，而 PD 研究的关键概念是研究药物对身体的作用。图 11-1 显示了 PK 和 PD 在剂量、浓度和缓解之间的关系。因此，PK/PD 旨在研究剂量与缓解之间的关系，这提供了关于：① 如何最好地选择评价药物的剂量；② 如何在人群中最好地使用药物；③ 如何最好地使用一种药物治疗个体患者或亚群患者。从图 11-1 可

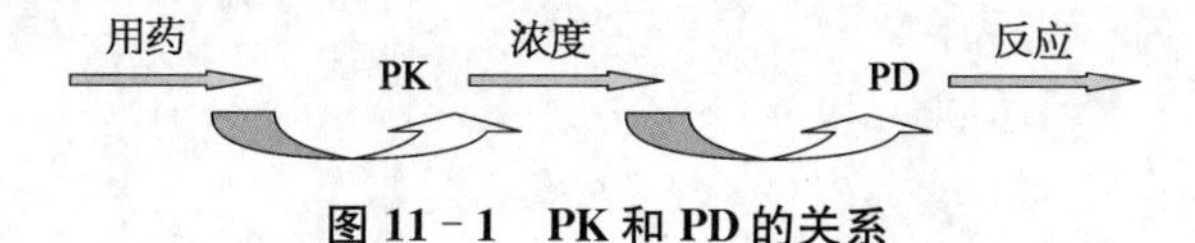

图 11-1 PK 和 PD 的关系

以看出，PK研究的是剂量与浓度之间的关系。

PK只是完整故事的一部分。群体PK/PD研究收集相同受试者的PK/PD数据。假设PD在t_{ij}^*时反映了药物y_{ij}^*。考虑t_{ij}^*时的血药浓度C_{ij}，然后，受试者内PD模型可描述如下

$$y_{ij}^* = g(C_{ij}, a_i) + e_{ij}^*$$

因此，受试者联合PK/PD模型描述如下

$$y_{ij} = f(x_{ij}, \beta_i) + e_{ij}$$

$$y_{ij}^* = g[f(x_{ij}^*, \beta_i)a_i] + e_{iju}^*$$

当

$$\beta_i = d(a_i, \beta, b_i), \ a_i = d^*(a_i, a, b_i^*)$$

且

$$(\beta'_i, a'_i) \sim H$$

11.6.4 计算机模拟

由于群体PK研究的复杂性，建议采用试验模拟的方法对不同设计方案的性能进行评价，用于群体PK研究的设计选择。试验模拟是一个使用计算机模拟群体PK研究的过程，通过创建虚拟患者，并根据预先指定的PK模型推断(或预测)每个虚拟患者的PK反应。实际上，在实际研究的群体PK研究的计划阶段，通常考虑试验模拟来预测不同假设和各种设计情境下的潜在PK反应，以更好地进行规划(即达到对实际研究的目标患者群体的人群特征估计的最优准确性和精确度)。

11.6.5 软件应用程序

对于群体PK研究，有许多软件包可用。其中大部分是基于最大似然法开发的。这些软件包包括：① NONMEN(Beal和Sheiner，1992)，这是第一个为群体PK/PD分析开发的软件包；② NLME(Pinheiro和Bates，2000)，是S-Plus的通用函数；③ NLINMIX(Wolfinger，1993) PROCNLMIXED，是SAS的宏函数和通用函数(SAS Institute，1990)；④ WinNonlin或WinNonlinMix(Pharsight，2000)。这些方法还允许通过增加固定效应参数或加入不同情况下的变异性来评价单个协变量对参数的影响，通过增加随机效应和需要估计的方差来量化不同采样情况下单个个体参数的变异性(Karless和Sheiner，1993)。基于其他方法进行分析的软件包也可用，例如，NPLM(Mallet，1986)是为非参数极大似然法开发的。此外，贝叶斯EM算法的SAS宏(Racine-Poon，1990)也可用。Edler(1998)提供了直至1998年可用的PK/PD软件包列表，该列表包括72个软件包。然而，这一清单尚未更新。

12 关于多成分仿制药的经验讨论

12.1 引言

如第10章所述，当创新药品失去专利保护时，制药公司或仿制药公司可以通过递交简略新药申请(ANDA)来获得仿制药的生产批准。可以通过体内和体外研究来获得或单独依据体外研究的适当证据来获得生物利用度和生物等效性。体内研究包括药代动力学/药效学(PK/PD)研究、生物利用度/生物等效性(BA/BE)研究和临床研究，而体外研究被称为溶出度测定/溶出曲线比较和体外含量均匀度测试、预充/再预充、喷雾模式、羽流几何形状和液滴分布检测。对于体内生物等效性测试，FDA要求制药公司或仿制药公司进行生物利用度和生物等效性研究，以提供实质证据来证明拟定仿制药产品与全新商品名药品的药物吸收相似性(FDA，2003a)。体内生物等效性试验是基于基本的生物等效性假设，即药物吸收可预测临床结果。同样，体外药物释放或递送的生物等效性试验主要是基于体内和体外相关性(IVIVC)的假设。IVIVC表明，体内试验结果和体外试验结果之间存在良好的相关性，也就是说，药物释放、递送的生物等效性试验可以有效预测药物吸收的结果。本章主要讨论与大多数只含有单一活性成分的西药不同的具有多种成分的仿制药的经验。多成分西药的一个典型例子是结合雌激素，该药被FDA批准用于治疗中度至重度绝经后性交困难。

结合雌激素片是绝经后妇女的重要药物。它们不仅适用于治疗与绝经相关的中度至重度血管舒缩症状，还可预防雌激素缺乏引起的骨质疏松症和与雌激素缺乏相关的多种其他疾病。其他适应证包括乳腺癌和前列腺癌的姑息治疗。结合雌激素片剂含有四种主要活性成分：非共轭雌酮、硫酸雌酮、非共轭马烯雌酮和硫酸马烯雌酮。新产品原料均来自天然材料。目前市场上有0.3 mg、0.625 mg、0.9 mg、1.25 mg和2.5 mg等多种规格。因此，结合雌激素片剂被认为是类似于中药的药品，因为它含有多种活性成分。

1991年8月21日，FDA发布了关于结合雌激素片剂体内生物等效性和体外药物释放(FDA，1991)的指导意见。如FDA指南所示，为获得批准生产所有5种规格的结合雌激素片剂，申请方必须要对该药品进行0.625 mg和1.25 mg规格的2项空腹研究和1.25 mg规格的非空腹研究，并以此来得出该药品的平均生物等效性(ABE)。每一项研究都需要建立所有活性成分药品的生物等效性证据，以证明其生物等效性。对于其他规格，如果剂量比例和溶出曲线可接受，则可通过1.25 mg片剂规格的空腹和非空腹研究的生物等效性证据来免除2.5 mg规格的研究要求。同样，如果剂量比例和溶出曲线可接受且空腹状态下表现出生物等效性，则可以免除0.3 mg和0.9 mg规格的研究。

1991年FDA指南的主要目的之一是建议对药品进行统计设计和分析，以确定所有5种规格的结合雌激素片仿制药的平均生物等效性。但是，指南中包含了许多重要的统计问题。这些问题包括研究设计、研究和活性成分的多样性、样本量确定、基线测量的使用、对数转换与存在显著的一阶遗留效应等。此外，它的生物等效性试验是通过 1.25 mg 剂量水平下通过非空腹和空腹研究以及 0.625 mg 剂量水平下的空腹研究来实现的，然后根据比例假设下参比制剂和试验制剂之间的溶出曲线数据批准 0.3 mg、0.9 mg 和 2.5 mg 剂量水平的药品生产。然而，1991 年 FDA 指南仅要求提供释放百分比的描述性统计数据，不要求提供制剂溶出曲线相似性的任何统计学证据。

在接下来的几节，将简要概述和讨论体内单次空腹生物等效性研究和体外结合雌激素片的药物释放测试。关于 FDA 对于结合雌激素生物等效性指南的综述见 12.4，随后将给出一些结论性意见。

12.2 体内单次空腹生物等效性研究

12.2.1 研究设计

为了评估结合雌激素片剂的试验药物和参比药物之间的生物等效性，1991 年 FDA 指南建议对两种治疗药物采用较为复杂的四序列三周期交叉设计，见表 12 - 1。

表 12 - 1 四序列三周期交叉表(两种治疗的设计)

序列	周期			序列	周期		
	Ⅰ	Ⅱ	Ⅲ		Ⅰ	Ⅱ	Ⅲ
1	T	R	T	3	R	T	T
2	R	T	R	4	T	R	R

注：R—参比品；T—供试品。

这种四序列三周期交叉设计是由两个两序列三周期交叉设计组成的，它由(TRT, RTR)和(RTT, TTR)组成。指南中反复陈述的一阶残差或残差效应实际上是一阶遗留效应。它有 11 个自由度(df)与总计 12 个序列-周期平均值相关。其中针对序列效应指定了 3 个自由度，可根据受试者间变异性进行检验。其余 8 个自由度与受试者内变异性统计推断效果相关。8 个自由度中，2 个自由度代表周期效应，4 个自由度分别代表各治疗效果、一阶遗留效应、治疗与一阶遗留效应之间的相互作用和二阶遗留效应。剩下 2 个自由度代表两个特定的序列-周期的交互对比，这在实际应用中几乎没有什么作用。表 12 - 2 中给出的这种四序列三周期设计的方差分析(ANOVA)总结了在每个序列中受试者数量相等的假设下每种结果的变异来源和自由度。

表 12 - 2 表 12 - 1 中设计的方差分析表

变异来源	自由度	变异来源	自由度
个体之间	$4n-1$	一阶遗留	1
序列	3	治疗×一阶遗留	1
残余	$4n-4$	二阶遗留	1
个体自身	n	序列×期间对比	2
治疗	1	残余	$8(n-1)$
周期	2	总计	$12n-1$

注：n—每个序列的受试者数量。

从表 12-2 可以看出，在存在一阶遗留效应的情况下，四序列三周期设计提供了处理效应的估计值。此外，在该设计下，还可以测试二阶遗留效应和一阶遗留治疗效应的相互作用。

然而，在实践中，如果周期之间有足够长的清洗期（如至少 7 天），则可合理假设不存在二阶遗留效应和治疗与一阶的相互作用。由于四序列三周期设计比标准的 2×2 交叉设计更复杂，因此存在以下缺点：① 研究过程可能非常耗时；② 实验中途放弃的人数可能会增多；③ 随机化计划中出现失误的概率可能会增加。

为了克服上述困难，本书提出了一种更简单的设计作为替代方案，即两序列三周期设计。本设计包括(RTT, TRR)。在该设计下，假设不存在二阶遗留效应，治疗效果也可以在存在一阶遗留效应的情况下进行估计。这种设计，总共有 5 个自由度，与 6 个序列-周期平均值相关。这种双重设计的方差分析见表 12-3。

表 12-3　对偶设计方差分析表

变异来源	自由度	变异来源	自由度
个体之间	$2n-1$	周期	2
序列	1	一阶遗留	1
残余	$2(n-1)$	残余	$4(n-1)$
个体自身	$4n$	总计	$6n-1$
治疗	1		

注：n—每个序列的受试者数量。

对于这种两序列双重设计，可在存在一阶遗留效应的情况下估计治疗效应。此外，治疗效应和一阶遗留效应之间彼此不相关。但是这两种效应在 FDA 指南推荐的四序列三周期设计中具有相关性。此外，如 ANOVA 表所示的这种两序列双重设计，其治疗和一阶效应的推断都是基于未配对的 t 检验。

尽管表 12-1 中给出了设计的稳健性分析，但分析采用的是加权平均值，且以每个对偶对的治疗效果的方差倒数作为权重。因此，必须估计方差，才能将 Satterwaite 的方法用于近似自由度。两种设计均可用于估计受试者内变异性。然而，两种设计仅使用一半的数据便可以估计每种制剂的受试者内的变异性。根据上述分析，双重设计(RTT, TRR)是评价结合雌激素片剂生物等效性的首选。

12.2.2　样本量

FDA 指南指出，考虑到统计要求，研究可能需要至少 36 名受试者以满足置信区间标准。样本量应根据以下因素确定：① 研究设计；② 受试者内变异性；③ 所需幂值；④ 试验制剂与参比制剂之间的平均比值。

对于 FDA 指南推荐的四序列四周期设计，存在一阶遗留效应时估计的治疗效果的方差如下

$$V(F \mid C)=\left(\frac{6}{13n}\right)\sigma^2$$

式中：σ 是受试者内变异性。另外，两序列双重设计(RTR, TRR)估计的治疗效果的方差表示为

$$V(F \mid C) = V(F) = \left(\frac{3}{4n}\right)\sigma^2$$

这两个方差的比值约为1.625。因此，四序列三周期设计比两序列双重设计效率高62.5%。将Chow和Liu(2008)给出的公式直接应用于这两种设计，可获得等效限度d的样本量序列，α的名义显著性水平和β的幂。对于平均生物等效性评估，在交叉设计下，通过对评估检验以下区间假设的幂函数，可获得建立生物等效性所需的样本量

$$H_0: \mu_T - \mu_R \leqslant \theta_L \text{ 或 } \mu_T - \mu_R \geqslant \theta_L \quad \text{vs} \quad H_a: \theta_L < \mu_T - \mu_R < \theta_U \tag{12-1}$$

式中：θ_L和θ_U是一些具有临床意义的等价限值。区间假设的概念是通过拒绝非等价的零假设来表现等价性。上述假设可以分解为两组单侧假设

$$H_{01}: \mu_T - \mu_R \leqslant \theta_L \quad \text{vs} \quad H_{a1}: \mu_T - \mu_R > \theta_L$$

和

$$H_{02}: \mu_T - \mu_R \geqslant \theta_U \quad \text{vs} \quad H_{a2}: \mu_T - \mu_R > \theta_U$$

Schuirmann(1987)对上述两种单侧假说提出了两种单侧检验程序。可以拒绝生物不等式的零假设，如果

$$T_L = \frac{\bar{Y}_T - \bar{Y}_P - \theta_L}{\hat{\sigma}_d\sqrt{(1/n_1) + (1/n_2)}} > t(\alpha,\ n_1 + n_2 - 2)$$

和

$$T_U = \frac{\bar{Y}_T - \bar{Y}_P - \theta_U}{\hat{\sigma}_d\sqrt{(1/n_1) + (1/n_2)}} < -t(\alpha,\ n_1 + n_2 - 2)$$

设$\theta = \mu_T - \mu_P$，$\phi_S(\theta)$为θ处Schuirmann两个单侧检验的幂。假设$n_1 = n_2 = n$，$\theta = 0$时的幂为

$$1 - \beta = \phi_S(0) = P\left\{\frac{-\Delta}{\hat{\sigma}_d\sqrt{2/n}} + t(\alpha,\ 2n-2) < \frac{Y}{\hat{\sigma}_d\sqrt{2/n}} < \frac{\Delta}{\hat{\sigma}_d\sqrt{2/n}} - t(\alpha,\ 2n-2)\right\} \tag{12-2}$$

其中

$$Y = \bar{Y}_T - \bar{Y}_P$$

因为一个中心t分布在0左右对称，下端和上端也在0左右对称

$$\frac{-\Delta}{\hat{\sigma}_d\sqrt{2/n}} + t(\alpha,\ 2n-2) = -\left\{\frac{\Delta}{\hat{\sigma}_d\sqrt{2/n}} - t(\alpha,\ 2n-2)\right\}$$

因此，$\phi_S(0) \geqslant 1 - \beta$意味着

$$\left|\frac{\Delta}{\hat{\sigma}_d\sqrt{2/n}} - t(\alpha,\ 2n-2)\right| \geqslant t(\beta/2,\ 2n-2)$$

或者

$$n(\theta = 0) \geqslant 2[t(\alpha,\ 2n-2) + t(\beta/2,\ 2n-2)]^2 \left[\frac{\hat{\sigma}_d}{\Delta}\right]^2 \tag{12-3}$$

如果必须用80%的把握度来检测安慰剂平均值的20%差异，那么式(12-3)就变成

$$n(\theta=0) \geqslant 2[t(\alpha, 2n-2)+t(\beta/2, 2n-2)]^2\left[\frac{CV}{20}\right]^2 \tag{12-4}$$

现在考虑 $\theta \neq 0$ 的情况。因为 Schuirmann 的两个单侧检验程序的幂曲线是关于 0 对称的(Phillips, 1990),因此只考虑 $0<\theta=\theta_0<\Delta$ 的情况。在这种情况下,统计

$$\frac{Y-\theta_0}{\hat{\sigma}_d\sqrt{2/n}}$$

使得中心 t 分布有 $2n-2$ 个自由度。Schuirmann 双单侧检验程序的幂值可以在 θ_0 处估计,由以下公式得出

$$1-\beta=\phi_S(\theta_0)=P\left\{\frac{-\Delta-\theta_0}{\hat{\sigma}_d\sqrt{2/n}}-t(\alpha, 2n-2)<\frac{Y-\theta_0}{\hat{\sigma}_d\sqrt{2/n}}<\frac{\Delta-\theta_0}{\hat{\sigma}_d\sqrt{2/n}}-t(\alpha, 2n-2)\right\} \tag{12-5}$$

请注意,与 $\theta=0$ 的情况不同,下限和上限端点不关于 0 对称。因此,如果选择

$$\frac{\Delta-\theta_0}{\hat{\sigma}_d\sqrt{2/n}}-t(\alpha, 2n-2)=t(\beta/2, 2n-2)$$

那么产生的样本量可能太大,不具有实际意义,把握度可能超出人们的需要。作为替代方案,Chow 和 Liu(2008)考虑获得 n 的近似公式的不等式

$$\phi_S(\theta_0) \leqslant P\left\{\frac{Y-\theta_0}{\hat{\sigma}_d\sqrt{2/n}}<\frac{\Delta-\theta_0}{\hat{\sigma}_d\sqrt{2/n}}-t(\alpha, 2n-2)\right\}$$

结果是,$\phi_S(\theta_0) \geqslant 1-\beta$,给出

$$\frac{\Delta-\theta_0}{\hat{\sigma}_d\sqrt{2/n}}-t(\alpha, 2n-2)=t(\beta, 2n-2)$$

或者

$$n(\theta_0) \geqslant 2[t(\alpha, 2n-2)+t(\beta, 2n-2)]^2\left[\frac{\hat{\sigma}_d}{\Delta-\theta_0}\right]^2 \tag{12-6}$$

同样,如果必须用 80%的把握度检测出安慰剂平均值的 20%差异,那么式(12-6)就变成

$$n(\theta_0) \geqslant [t(\alpha, 2n-2)+t(\beta, 2n-2)]^2\left[\frac{CV}{\Delta-\theta'_0}\right]^2 \tag{12-7}$$

其中

$$\theta'_0=100\times\frac{\theta'_0}{\mu_P}$$

对于高阶交叉设计(表 12-4),要求获得建立平均生物等效性所需样本量达到 80%。设 $m=1$(Balaam 设计)、2(两序列双重设计)、3(两序列四周期设计)和 4(四序列四周期设计),并表示如下

$$v_1=4n-3,\ v_2=4n-4,\ v_3=6n-5,\ v_4=12n-5$$

$$b_1=2,\ b_2=\frac{3}{4},\ b_3=\frac{11}{20},\ b_4=\frac{1}{4}$$

表 12-4　常用的高阶交叉设计

设　计	序　列	周　期	设　计
1	4	2	Balaam 设计
2	2	3	两序列双重设计
3	2	4	两序列四周期设计
4	4	4	四序列四周期设计

因此当 $\theta=0$ 时，n 需要达到 α 显著性水平的 $1-\beta$ 把握度的第 m 个设计公式是

$$n \geqslant b_m[t(\alpha,\ v_m)+t(\beta/2,\ v_m)^2]\left[\frac{CV}{\Delta}\right]^2 \tag{12-8}$$

如果 $\theta=\theta_0>0$，n 的近似值为

$$n(\theta_0) \geqslant b_m[t(\alpha,\ v_m)+t(\beta,\ v_m)^2]\left[\frac{CV}{\Delta-\theta}\right]^2 \tag{12-9}$$

式中：$m=1$、2、3 和 4。

对于平行组设计下的生物等效性评估，建立生物等效性所需的样本量同样可由下列公式获得。

假设 $n=n_1=n_2$，如果 $\sigma_1^2=\sigma_2^2$，则

$$n=\frac{(\sigma_1^2+\sigma_2^2)[Z(\alpha)+Z(\beta)]^2}{\Delta^2}=\frac{2\sigma^2[Z(\alpha/2)+Z(\beta)]^2}{\Delta^2} \tag{12-10}$$

对于单侧检验，上述所需样本量的表达式如下

$$n=\frac{(\sigma_1^2+\sigma_2^2)[Z(\alpha)+Z(\beta)]^2}{\Delta^2} \tag{12-11}$$

注意，当总体方差未知时，不能直接选择样本量。例如，当真值 $\mu=\mu_0+\Delta$，统计量

$$\frac{\bar{Y}-(\mu_0+\Delta)}{s/\sqrt{n}}$$

遵循一个非中心 t 分布和非中心参数 $\delta=\Delta/\sigma$。

12.2.3　评述

需要注意的是，四序列三周期设计包含 4 个序列，而拟定的两序列双重设计仅涉及 2 个序列。假设受试者内变异性和等效性限值相同，则 FDA 指南设计要求的受试者总数比拟定的两序列双重设计多 23%，因此，就有了使用双重设计的另一个理由。然而，应该注意的是，比较不同设计之间的相对效率应考虑以下因素：① 药物总暴露量；② 总受试天数；③ 检测总数；④ 上述因素的相关成本。

因为在每个周期内受试者仅接受单次给药，因此，总暴露量、总受试天数和检测总数可以以周期为单位进行测量。因此，基于研究对象数量的相对效率的讨论含蓄地将这些因素部分考虑

在内。Liu(1995)讨论了平均生物等效性评估中重复交叉设计的相对效率。

12.2.4 研究和成分的多重性

FDA 指南要求申请方提供在一项 1.25 mg 规格的空腹研究和另一项 0.625 mg 规格的空腹研究中的生物等效性证据,以获得所有规格的批准。然而,要声明一项研究的生物等效性,必须证明所有 4 种活性成分的等效性,即非结合雌酮和马烯雌酮以及结合雌酮和马烯雌酮。因此,这种情况下得出生物等效性结论的概率可能较低。例如,如果仿制药每种成分与其创新产品的相应成分具有生物等效性的实际概率(即把握度)为 90%,假设 4 种活性成分之间无依赖性,则一项研究得出生物等效性结论的概率降为$(0.9)^4=0.6561$,并且两项空腹研究得出生物等效性的概率仅为 0.43。如果生物等效性的结论仅基于所有成分和所有研究的 90%置信区间,则还可计算仿制药满足 FDA 要求的至少一种成分的概率。因为 90%置信区间的方法在操作上等同于两种单侧检验程序的名义显著性水平为 5%的方法,考虑到一项研究中至少一种活性成分实际上不具有生物等效性,因此认为它们具有生物等效性的概率,一项研究中为 0.185 5,两项研究中为 0.336 6。

因此,FDA 指南中关于生物等效性结论的要求存在两个问题。一方面,由于试验的多样性,如果仿制药的每种成分确实具有生物等效性,那么两项研究中所有四种成分的生物等效性概率仅为 43%。因此,该要求似乎让申请方受到一定限制,对他们也不公平。另一方面,如果受试制剂和参比制剂中单个成分的生物等效性声明错误的概率为 5%,则至少有一种活性成分的概率为 34%。因此,FDA 指南中规定的规则不能将犯Ⅰ类错误的高风险降至最低。那么在这种情况下,可应用多重比较技术,但是,由于必须考虑始终存在的活性成分之间的依赖性,因此,这方面还需要更多的研究。

12.2.5 基线调整

FDA 指南要求,对于每种活性成分要采集 48 h 和 24 h 血样。这两个时间点和即将给药前(即时间 0)的测量值作为 4 种成分的基线测量值。FDA 指南建议将这三次测量的平均值作为单个基线值。FDA 指南要求申请方提供血药浓度的药代动力学数据、血药浓度-时间曲线下面积(AUC)和进行、不进行基线校正峰浓度(C_{max})。但是,如果三个基线测量值之间存在巨大波动,则平均值可能不足以代表真实的基础基线值。在这种情况下,建议在不给药的情况下基于这三次重复测量值进行方差分析,以量化所测定的测量误差变异性。如果测量误差相对较小,则三次测量的平均值可作为每名受试者基线值的可靠估计值。如果测量误差变异性较大,则应谨慎使用平均基线值来校正观察到的药代动力学反应。

根据 FDA 指南的建议,协方差分析要使用从第一个阶段获得的单个平均基线值作为协变量。但是,如果假设从第一个阶段开始的每个平均基线值在不同受试者之间都存在差异,那么协变量与受试者效应就会混淆。此外,由于治疗效应是根据每名受试者的主体内对照来估计的,并且对于同一受试者,整个设计从第一个阶段获得的平均基线相同,协变量的影响将由于对照而抵消。因此,治疗效果的估计值不会受到该协变量的影响。换言之,使用第一个阶段的平均基线无法确定该模型是否充分调整了受试者潜在雌激素水平的差异。此外,由于协变量是连续变量,在执行 SAS 的 PROC GLM 时受试者是类变量,如果序列间受试者数量不同,SAS 声明 LSMEANS 给出的治疗效果的最小二乘均值为不可估计。使用第一周期的平均基线作为协变量的方法是对每名受试者计算出的受试者内对比进行协方差分析。此外,建议可以在每个阶段开始时进行基线值方差分析，以检查基线值是否相同。这是检查实施效果的可行方法。

12.2.6 对数变换与显著一阶遗留效应的关系

FDA 指南说明，如果在模型中有一阶遗留效应项，则无法估计治疗效应，因此如果发现有明显的一级遗留效应（$P < 0.05$），则需要进行对数转换。此外，在没有显著一阶遗留效应的情况下，数据分析应基于未转换的数据。从表 12－2 中给出的方差分析表中可以看出，对于四序列三周期交叉设计，与标准 2×2 交叉设计不同。众所周知，即使存在显著的一阶遗留效应，也可以估计治疗效应。因此，是否进行对数转换对一阶遗留效应的统计学显著性无影响，但是对数据分布有影响。为了与 1992 年颁布的《生物等效性研究统计程序指南》中规定的使用标准的双处理交叉设计保持一致，建议对校正和未校正的 AUC 和 C_{max} 进行对数转换。因此，生物等效性限度也应相应地变更为(80%，125%)。

12.3 体内药物释放试验

FDA 指南仅要求在每个时间间隔内提供每个剂量单位的药物释放百分比、平均药物释放百分比、12 个剂量单位的药物释放百分比范围和平均药物释放百分比的变异系数。然而，指南并未具体规定如何比较受试制剂和参比制剂的两种溶出曲线。因为对于每个剂量单位，不同时间间隔的药物释放百分比是相关的，所以传统的单侧和双侧方差分析以及协方差分析是不合适的(Gill，1988)。因此，应使用重复测量技术考虑相关反应(Lindsey，1993)。一种简单的方法是假设协方差矩阵的复合对称性，因为只需要估计两个方差分量。然而由于只有 12 个剂量单位，这种方差成分的估计可能不精确，并且这种假设也很难验证。但是这种方法比单侧或双向侧 ANOVA(方差分析)或 ANCOVA(协方差分析)更具有统计学意义。

大部分溶出度数据的分析是为了检测两个曲线是否不同。该方法基于两个相同曲线和两个不同备选方案的曲线的零假设。因此，未能拒绝零假设只能得出以下结论：没有充分的证据表明两个曲线不相等，并且也不能暗示两个曲线相同。此外，拒绝零假设不是由于真正有意义的差异，而是由于极小的变异性。对于溶出度检查，尤其如此。体外释放试验通常在比体内生物等效试验更严格的控制条件下进行。试验的变异性一定要足够小，这样即使结果差异非常小也具有统计学意义。因此，生物等效性的概念应适用于体外溶出度测试。零假设和备择假设应重新表述如下。

零假设：两条溶出曲线不相似。

备择假设：两条溶出曲线相似(等同)。

如果拒绝上述零假设，则可以说溶出曲线相似。等效性限度应由这方面的研究人员确定，最好由一些独立于参比制剂结果的固定数字确定。与生物等效性问题类似，应采用置信区间的方法，因为它可以用概率陈述来衡量两条曲线之间差异的接近程度，并可作为判断两条曲线是否等效的工具。可以建议计算每个时间间隔的 90%置信区间。然而，上面提到的多重性问题仍然存在。

Tsong(1995)从两个方面定义了相似性。如果所有时间点的平均溶出速率差异小于 10%，则认为两条溶出曲线具有全面相似性。对于一些特定时间点，如果平均溶出速率的差异小于 15%，则认为这些时间点的两条溶出曲线局部相似。然而，多重性的问题仍然存在于他所定义的相似性中。为了避免这一问题，提出了基于所有时间积分的组合差构造一个 90%置信区间的方法。组合差异可以是不同时间点所有差异的加权平均值。可根据每个时间点的相对重要性选择权重。

在比较两种溶出曲线时，为了考虑 USP 质量标准，Chow 和 Ki(1997)提出了一种时间序列方法，用于解释不同时间点溶出速率之间的相关性。此外，可以考虑以下步骤。

第 1 步：单个曲线——在每个规定的时间间隔，每个单个曲线必须符合所有 USP 质量标准；否则，不满足两条曲线相似。

第 2 步：制剂溶出曲线比较——仅在跳过第 1 步时，才比较试验制剂与参比制剂的溶出曲线。如果基于组合差异的 90%置信区间在预先规定的限度内，则可声明两条溶出曲线相似；否则不满足。

12.4 关于 FDA 结合雌激素生物等效性指南的问题

在体内单剂量空腹生物等效性研究中，本书已经讨论过研究设计、样本量确定、研究和成分的多样性、基线测量的使用和对数转换。FDA 指南建议的四序列三周期设计虽然过于复杂，但是，它确实提供了治疗、一阶遗留效应和相互存在时的二阶遗留效应的估计值。根据受试对象内的变异性，可得出推论。因此，FDA 指南第 9 页底部脚注 5 中的阐述："当在统计模型中包含了残差效应数据时，这种要求将导致无法估计治疗效应的最小二乘均值。"对四序列三周期交叉设计无效。此外，与 FDA 指南第 9 页的声明相反，对观察到的药代动力学反应进行对数转换不会影响一阶遗留效应的统计学意义。另外，在 FDA 指南中，将第一阶段的平均基线值作为协变量的描述将无法评价模型是否已经充分调整了受试者间雌激素水平的差异。

作为替代方案，建议使用双重设计(RTT，TRR)来研究结合雌激素片剂的生物等效性。在存在一阶遗留效应的情况下，这种两序列双重设计也可以提供治疗效应的无偏估计，其推论也是基于个体内变异性，并且还提供了两种设计的样本量确定公式。不过四序列三周期交叉设计所需的受试者总数似乎多于两序列双重设计。

研究和活性成分的多样性是一个更为复杂的统计学问题。为控制整体研究Ⅰ类误差，可根据观察到的 4 种活性成分之间的最大差异和研究范围分布的上分位数，在对数标尺上构建 90%置信区间。如果反对数转换后得到的 90%置信区间在(80%，125%)范围内，那么就得出该研究的生物等效性结论。

关于体外药物释放(溶出度)检测，0.3 mg、0.625 mg 和 0.9 mg 片剂的取样时间分别为 2 h、5 h 和 8 h，1.25 mg 和 2.5 mg 片剂的取样时间分别为 2 h、5 h、8 h 和 10 h。由于 3 个或 4 个时间点的表征似乎不能很好地表示溶出曲线，建议至少选择 5 个时间点，以充分描述溶出曲线。另外，FDA 指南仅要求 12 个剂量单位。但是 USP 中规定的取样计划可检测多达 24 个剂量单位。目前尚不清楚 12 个剂量单位是否足以通过 USP 检测。应注意，将 USP 溶出度试验与 USP 取样计划(Chow 和 Liu，1995)作为两条溶出曲线相似性测定标准的组成部分是非常重要的。

近日，FDA 发布速释口服固体制剂放大生产和批准后变更(SUPAC)指导原则：化学，生产和控制、体外溶出试验和体内生物等效性文件。本指导原则采用相似性概念比较两种溶出曲线。此外，该指导原则要求申请方使用以下相似因子 f_2 比较基于至少 12 个个体剂量单位的溶出曲线

$$f_2 = 50\log_{10}\left\{\left[1+\frac{1}{n}\sum(R_i - T_i)^2\right]^{-0.5} \times 100\right\}$$

式中：R_i 和 T_i 是在时间点 i 的溶出百分比。

该相似因子为受试制剂与参比制剂之间所有时间溶出量差异的均方根(均方根之和)的对数倒数转换值。FDA 表示,如果 $f_2=50\sim100$,那么两种溶出度应该是相似的。首先,指南中没有确切说明溶解百分比是指到时间点 t 之前的累积溶解百分比,还是指从以前的时间点 $t-1$ 到现在的时间点 t 所观察到的增量溶解百分比。其次,不知道 R_i 和 T_i 是 t 时刻各剂量单位溶出率的平均值还是分别指受试制剂和参比制剂的单个剂量单位的溶解百分比。最后,f_2 范围是 $-\infty\sim100$,其不关于 0 对称。

因此,可以理解为 $f_2=100$ 时,对应于所有时间点溶出百分比均方差的值为零。另外,为什么需要解释和澄清选择 50 作为 f_2 要求的相似性的下限,因为它表明均方差为 99,这似乎非常随意并且没有给出任何有意义的解释。最后,指南没有提供任何关于使用 f_2 用于评估两条溶出曲线相似性的统计依据。因此,在将溶出曲线间相似性评估的任何结果付诸实践之前,需要在理论和应用统计学方面进行深入的研究。

12.5 结语

继 1991 年 FDA 关于结合雌激素片剂的指南发布后,Liu 和 Chow(1996)对该指南进行了全面审查,并对未来多组分药物的生物等效性研究提出了建议。值得注意的是,虽然关于药物产品体内生物等效性测试和用于局部作用的鼻腔喷雾剂和鼻腔喷雾剂药物产品体外生物等效性测试的监管指南已经建立(FDA, 2003a、b),但是其重点关注的是具有单一活性成分的药品,而不是具有多种活性成分或组分的药品。对于含有多种成分(如中药)的药品,本书前几章中描述的许多科学因素和统计学问题仍未解决。

与通常含有单一活性成分的传统西药不同,结合雌激素片剂含有几种主要活性成分(组分),如非共轭雌酮、硫酸雌酮、非共轭马烯雌酮和硫酸马烯雌酮,因此它被认为是具有多种成分的药品。对于多种成分药品的监管要求通常与药物的良好特征评估(如纯度、质量、安全性、效价和稳定性)大致相似,但是由于多种成分药物组分间相互作用及其作用机制和药理活性的相关关系等,两者略有不同。实际上,由于中药通常含有多种活性和非活性成分,因此可将其视为含有多种成分的药品,如结合雌激素片剂。因此,FDA 对于结合雌激素片剂的研究设计、样本量确定和评价成分多样性的经验有助于中药的开发。

13 多组分制剂的稳定性分析

13.1 引言

对于市场上的每种药品，美国 FDA 要求必须在直接接触药品的容器标签上标明有效期(或保质期)。有效期的定义是制剂(或药品)特性(如规格)在生产后保持在批准质量标准范围内的时间间隔。据此，Shao 和 Chow(2001b)研究了几种药物有效期的统计方法。在 FDA 授予药品的保质期之前，生产商(制药公司)需要通过稳定性研究来证明药物的特性在所标明的保质期内能够满足批准的质量标准。

为了确定制剂的有效期，FDA 稳定性指导原则和 ICH 发布的稳定性指导原则均要求开展长期稳定性研究，以描述和证明适当储存条件下一段时间内制剂的降解情况。FDA 和 ICH 的稳定性指南均建议稳定性试验在第一年每 3 个月进行一次，第二年每 6 个月进行一次，此后每年进行一次。然后可以根据降解曲线建立适用于所有未来批次的制剂的有效期或保质期。

对于单一批次，FDA 稳定性指南指出，对于预期随时间减少的制剂，较合适的方法是如 USP/NF(FDA, 2000)中的规定的确定平均降解曲线的 95%单侧置信下限与可接受的产品下限相交的时间、规格限度。有关稳定性研究设计和分析的详细信息，参见 Chow 的相关工作(2007)。

13.2 监管要求

如前所述，美国 FDA 发布了首部稳定性指导原则。然而，直到 1987 年(FDA, 1987)才有关于稳定性研究的统计设计和分析的具体要求。随后美国对这些指导原则进行了修订，以反映国际协调监管环境的变化(FDA, 1998)。为了在欧盟、日本和美国三个区域内对注册申请的稳定性试验要求进行国际协调，ICH 的专家工作组(EWG)制定了新原料药和制剂稳定性试验的三方指导原则，并于 1993 年发布。本节将简要描述 FDA 稳定性指导原则和 ICH 稳定性指导原则中描述的稳定性试验的监管要求。

13.2.1 FDA 稳定性指导原则

1987 年 FDA 稳定性指导原则的目的有两个：一是为稳定性研究的设计和分析提供建议，以确定适当的有效期和产品要求；二是为了向 FDA 提供关于研究新药申请以及产品许可的稳定性信息和数据的相关建议。1987 年 FDA 稳定性指导原则指出，稳定性方案不仅必须描述如何设计和执行稳定性，还必须描述用于数据分析的统计方法。正如 1987 年 FDA 稳定性指导原则所指出的，稳定性方案的设计旨在确立适用于在类似情况下生产的所有未来批次制剂的有效期。因此，如 1987 年 FDA 稳定性指导原则中所述，稳定性研究的设计应考虑以下可变性：① 单个剂量单位；② 批次中的容器；③ 批次。目的是确保每个批次产品的所得数据能够真正代表整批产品，并量化批次间的变异性。此外，1987 年 FDA 稳定性指导原则提出了许多要求，用于进行稳定性研究以确定药物产品的有效期。

13.2.1.1 *批量取样考虑因素* 1987 年 FDA 稳定性指导原则指出，稳定性研究取样应至少检测 3 个批次，检测批次越多越好，这样做的目的是估算批次间的变异性，并检验所有批次的单个有效期是否合理的假设。值得注意的是，单个批次的检测无法评估批次间变异性，2 个批次的检测可能无法提供可靠的估计值。所以需要关注至少 3 个待测批次的质量标准。一般而言，检测批次越多，估计值越精确。

13.2.1.2 *容器(密封系统)和制剂取样* 为了确保所选择的稳定性研究样品能够代表整个批次，1987 年 FDA 稳定性指导原则建议在稳定性研究中取药容器应包括瓶装、普通包装及小瓶分装。因此，建议在稳定性研究中至少对与采样次数一样多的对照品进行采样。在任何情况下，鼓励在每个采样时间内至少利用两个容器进行取样。

13.2.1.3 *取样时间考虑* 1987 年 FDA 稳定性指导原则建议稳定性研究的取药时间在第一年每 3 个月进行一次，第二年每 6 个月进行一次，之后每年进行一次。换言之，建议在持续 4 年的稳定性研究期间，在第 0、3、6、9、12、18、24、36 和 48 个月进行稳定性试验。当然，如果待检测药品制剂降解速率非常快的话，取样要更频繁。

13.2.2 ICH 稳定性指导原则

ICH Q1A 稳定性指导原则通常被称为稳定性的母体指导原则，因为：① 该原则进行了多次修订；② 该原则是 ICH EWG 自 1993 年发布以来制定后续稳定性开发指导原则的基础(ICH Q1A，1993；ICH Q1A［R2］，2003)。附录 A 中给出的 ICH Q1A(R2)稳定性指南提供了稳定性测试要求的一般说明，但留有足够的灵活性，以涵盖各种实际情况。ICH 稳定性指导原则确立了以下原则：在欧盟、日本和美国的任何一个地区产生的稳定性信息在其他两个地区均可通用，前提是其符合指导原则的要求，且其标签符合国家和地区要求。表 13－1 列出了过去 10 年发布的与稳定性试验相关的 ICH 指导原则。但是需要注意的是，ICH 指导原则中定义的试验条件的选择是基于对欧盟、日本和美国三个地区的气候条件影响的分析。因此，世界任何地区的主要动力学温度都可以从气候数据(ICH Q1F，2004)中得出。基本上，ICH Q1A(R2)稳定性指导原则与 1987 年 FDA 稳定性指导原则以及当前 FDA 稳定性指导原则草案(FDA，1998)相似。例如，ICH 指导原则建议在规定的长期条件下，药品的稳定性检测在第一年应每 3 个月进行一次，第二年每 6 个月进行一次，此后每年进行一次。并要求药品在长期的实时稳定性评价中使用的容器与用于储存和分销的实际容器包装相同或相似。对于批次的选择，要求至少提供 3 个批次的短期加速试验和长期稳定性的信息，并且提交 3 个批次的长期稳定性试验应至少持续 12 个月。对于制剂，要求这 3 个批次在拟定上市的容器和密封件中具有相同的形式和剂型。3 个批次中 2 个批次应为中试规模，第三批可能规模较小(如 25 000～50 000 片片剂或固体口服剂型胶囊)。然而，ICH Q1A(R2)稳定性指导原则还要求，批准生产后的原料药或制剂的前 3 个生产批次，如果未在原注册申请中提交，则采用与已批准药物申请中相同的稳定性方案进行长期稳定性研究。对于储存条件，ICH Q1A(R2)稳定性指导原则要求进行加速试验在高于指定长期储存温度至少 15℃的温度下进行，并结合该温度的适当相对湿度条件指定的长期试验条件将反映在标签和复检日期中。复检日期为原料药样品复检以确保材料仍适用的日期。ICH Q1A(R2)稳定性指导原则还表明，如果药品在 40℃±2℃/75%±5%相对湿度的加速试验条件下储存 6 个月期间发生了显著变化，那么对于长期在25℃/60%相对湿度条件下对原料药进行加速试验以检验其稳定性的制药公司来说，其产品质量可能不符合质量标准，这时需要增加原料药在中等条件下（如30℃±2℃/60%±5%相对湿度）的加速试验以进一步检测药品的稳定性。

表 13-1 稳定性试验相关 ICH 指导原则

ICH 指导原则	签发年份	说明
Q1A	1993	新原料药和制剂的稳定性试验
Q1A(R2)	2003	新原料药和制剂的稳定性试验
Q1B	1996	新原料药的光稳定性试验和产物
Q1C	1997	新剂型的稳定性试验
Q1D	2003	稳定性试验的括号法和矩阵设计新原料药和制剂
Q1E	2004	稳定性数据评价
Q1	2004	适用于气候带Ⅲ和Ⅳ的登记申请的稳定性数据包
Q3A	2003	新原料药中的杂质
Q3B(R)	2003	新制剂中的杂质
Q5C	1995	生物技术产品/生物制品的稳定性试验
Q6A	1999	质量标准：检测方法和验收标准新原料药和新制剂：化学物质
Q6B	1999	质量标准：检测方法和验收标准新原料药和新制剂：生物技术/生物制品

对于稳定性数据评估，ICH Q1A(R2)稳定性指导原则指出，应采用统计方法检验所有批次和合并批次（如果适用）数据与假定降解曲线或曲线的拟合优度。如果合并多个批次的数据是不适当的，则整个复检期的时间可能取决于预期批次保持在可接受及合理限度范围内的最短时间。复检期定义为原料药或制剂在规定条件下储存时，可被视为保持在规格范围内，可用于生产特定制剂的时期。

13.2.3 评述

如前所述，欧盟、日本和美国有不同但相似的稳定性要求（Mazzo，1998）。根据不同的要求，制药公司可能不得不针对不同的市场反复进行稳定性测试。ICH 稳定指导原则反复强调这些要求，以便欧盟、日本和美国这三个地区中任何一个地区产生的信息都能被其他两个地区所接受。以下简要总结了欧盟、日本和美国在稳定性方面要求的差异，这些要求是在1991年11月5—7日比利时布鲁塞尔举行的稳定性测试研讨会中讨论所得。

13.2.3.1 稳定性试验的最短持续时间　在欧盟，稳定性试验要求申请方提交一份基于至少6个月存储后进行的稳定性测试结果的申请。然而在美国，FDA 的要求是提供一份至少12个月的稳定性数据。日本厚生劳动省则要求提供12个月的稳定性试验数据。从统计学上讲，在研究的取样间隔之外，对药品的有效性进行过长的推断是不可取的。因此，根据经验，通常建议稳定性的外推时长不得超过6个月，试验应获得涵盖预期有效期前6个月的稳定性数据。换言之，如果某药品预期有效期为18个月，那么针对该药品的稳定性试验应提供至少涵盖1年的稳定性数据。然而，如1987年 FDA 稳定性指导原则所述，尽管可基于短期稳定性研究批准药品的暂定有效期，但预计制药公司将承诺获得涵盖完整有效期的完整数据。

13.2.3.2 稳定性试验所需的最低批量 根据现行稳定性指导原则，FDA 要求至少检测 3 个批次的药品，当然最好检测更多批次，以便合理评价药品批次间的变异性，并检验所有未来批次药品的单个有效期是否合理的假设。但是，欧盟仅要求提交 2 批活性药物的稳定性数据，用于评价药物有效期。对于稳定性试验中所要求的药品批次数量，日本厚生劳动省的要求与 FDA 的一致，1987 年 FDA 稳定性指导原则提供了使用最少 3 个批次进行稳定性试验的一些正当理由，该原则还表明，检测单个批次的药品不允许评估批次间变异性，检测 2 个批次所提供的估计值也并不可靠。为了更精确地估计药物有效期，建议最好对较多批次的药品进行稳定性试验。然而，出于诸如成本、资源和容量等实际考虑，可能会让多批次取样收集数据变得非常困难。因此，至少检测 3 个批次的质量标准已经成为统计、监管以及实际操作中所需达到的最低要求。

13.2.3.3 室温定义 根据 USP/NF，在美国室温的定义为 15～30℃。然而，在欧洲，室温定义为 15～25℃；在日本，室温定义为 1～30℃。如果制剂对温度范围 0～30℃敏感，则在该范围内，不同温度之间制剂的降解可能存在差异。在这种情况下，统一室温的定义可能是没有意义的，因此，如果制剂要在不同地区上市，研究不同温度范围内制剂的稳定性是很重要的。但是，如果制剂对该温度范围不敏感，为了避免重复进行相似的稳定性试验以满足不同的要求，可能需要统一不同地区关于室温的定义。

13.2.3.4 有效期延长 实际上，当申请方提交新药申请(NDA)时，有关制剂稳定性的数据通常有限。在美国，FDA 基于某制剂有限的稳定性数据暂时授予该制剂的上市许可是一种常见做法。然而，FDA 要求制药公司进一步提交截至批准的有效期内获得的制剂稳定性研究结果。但是，欧盟不接受延长超过提交的实时数据的有效期的申请。

13.2.3.5 最不稳定批次 当批次与批次之间存在差异或批次不等效时，欧洲卫生监管机构希望制药行业考虑使用最不稳定批次测定的有效期，避免使用统计平均值。当存在批间变异性时，1987 年 FDA 稳定性指导原则建议考虑药品单个有效期的最小值。值得注意的是，使用最不稳定批次的结果来确定药品有效期是相对保守的。

13.2.3.6 保护性最差的包装 日本厚生劳动省倾向于根据使用最不稳定包装材料的稳定性试验结果确定药物有效期，而不是对所有包装中的产品进行试验。但是，1987 年 FDA 稳定性指导原则鼓励在所有情况下，在每个取样时间内，对每种包装材料至少取两份样本。测试最不稳定包装材料的想法很好；然而，如何识别最不稳定的包装材料是一个有趣的统计问题。为了确定最不稳定的包装材料，可能需要进行试点研究。因此，可采用部分析因设计。值得注意的是，所选择的试验设计应该能够避免任何可能的混淆和相互作用效果。

13.2.3.7 重复性 在日本，每项药物稳定性试验必须重复 3 次，无须提供科学和统计学依据。然而，1987 年 FDA 稳定性指导原则鼓励在后续采样时间(尤其是最新采样时间)重复检测越来越多样本。这样可以提高有效期估计的精密度，因为与长期稳定性研究的早期时间点相比，降解最有可能发生在更晚的采样时间点。尽管基于重复检测结果来估计有效期，其准确度和精密度可以得到改善，但检测的改善程度尚不清楚。每个采样时间点的重复测定不仅提高了有效期估计值的精密度，而且提供了用于将不合格试验利用简单线性回归拟合到每个批次的数据。实际上，研究每个采样时间点重复样品对有效期估计的准确度和精密度的影响是有意义的。

13.2.3.8 一般原则 ICH 稳定性指导原则提出了以下评价生物类似药产品稳定性的一般原则。这些一般原则表明，申请人应：

(1) 开发支持声明有效期的数据。

(2) 考虑影响效价、纯度和质量的外部条件。

(3) 支持申请的有效期的原始数据应基于长期、实时、真实条件下的稳定性研究。长期稳定性方案的设计至关重要。

(4) 复检期不适用于生物技术。

13.3 统计模型和方法

13.3.1 统计模型

考虑药物特性预期随时间降低的情况,其他的案例可给予类似处理。假设药物特性随时间呈线性下降(即降解曲线为直线),在这种情况下,直线的斜率被认为是产品的稳定度损失率。将 X_j 作为 j 个采样(检测)时间点(即 0 个月、3 个月等),Y_{ij} 为第 i 批的相应检测结果 ($j=1, \cdots, n$; $i=1, \cdots, k$),然后

$$Y_{ij}=\alpha_i+\beta_i X_j+e_{ij} \tag{13-1}$$

假设 e_{ij} 为独立且相同分布(i.i.d.)的随机误差,均值为 0,方差为 σ_e^2,观察总数 $N=kn$; α_i (截距)和 β_i(斜率)因批次不同而随机变化。假设 $\alpha_i (i=1, \cdots, k)$ 为 i.i.d.,均值为 a,方差为 σ_a^2; β_i ($i=1, \cdots, k$) 是 i.i.d.,均值为 b,方差为 σ_b^2。e_{ij}、α_i 和 β_i 相互独立。

如果 $\sigma_a^2=0$ (即 α_i 均相等),则上述模型具有共同截距。同样,如果 $\sigma_b^2=0$(即 β_i 均相等),则上述模型具有共同的斜率。如果两者均为 0(即 $\sigma_{a=}^2 0$ 和 $\sigma_b^2=0$),则说明药物产品无批间差异并将上述模型简化为简单的线性回归。在上述模型下,Chow 和 Shao(1989)提出了若干批间变异的统计检验。

13.3.2 统计方法

13.3.2.1 *固定批次方法* 如果没有批次间差异,则上述模型的常用拟合方法是普通最小二乘和 95%置信下限 $E(Y)=a+b\xi$, 在 ξ 时刻的预期药物特征可获得为

$$\hat{a}+\hat{b}\xi-t_{0.95}S(\xi)$$

式中: $\hat{a}$ 和 $\hat{b}$ 分别是 a 和 b 的普通最小二乘的估计量; $t_{0.95}$ 是自由度为 $n-2$ 的 t 分布的单侧 95% 的估计值,且

$$S^2(\xi)=\text{MSE}\left\{\frac{1}{N}+\frac{(\xi-\bar{X})^2}{k\sum_{j=1}^{n}(X_j-\bar{X})^2}\right\}$$

其中

$$\bar{X}=\frac{1}{n}\sum_{j=1}^{n}X_j$$

且

$$\text{MSE}=\frac{1}{N-2}\sum_{i=1}^{k}\sum_{j=1}^{n}(Y_{ij}-\hat{a}-\hat{b}X_j)^2$$

可通过求解以下方程获得估计有效期

$$\eta = \hat{a} + \hat{b}\xi - t_{0.95}S(\xi)$$

式中：η 是给定的批准规格下限。

当批次与批次之间存在差异时(即存在不同的截距和不同的斜率)，FDA 建议使用最小值方法估计制剂的有效期。最小值方法考虑了单个批次估计有效期的最小值。然而，最小值的方法由于缺乏统计理由而受到相当大的争议。作为替代方法，Ruberg 和 Hsu(1992)提出了一种使用多重比较的概念来得出一些标准用以合并最差批次。其目的是将那些斜率与等效极限下的最差降解率相似的批次合并。

13.3.2.2　*随机批次方法*　如 FDA 稳定性指导原则中所述，用于确立药物有效期的长期稳定性研究的批次应构成未来总体生产批次的随机样本。此外，所有估计的药物产品有效期应适用于所有未来批次。因此，基于随机效应模型的统计方法更为合适。近年来，已有学者考虑了几种使用随机批次测定药物有效期的方法(Chow 和 Shao, 1989, 1991; Murphy 和 Weisman, 1990; Chow, 1992; Shao 和 Chow, 1994)。在批次为随机变量的假设下，稳定性数据可用随机系数线性回归模型描述。考虑以下模型

$$Y_{ij} = X'_{ij}\beta_i + e_{ij}$$

式中：Y_{ij} 是第 i 批次的第 j 个测定结果(标记声明的百分比)；X_{ij} 是第 i 批次的回归量的第 j 个值的 pxl 向量，X'_{ij} 是其转置；β_i 是 pxl 向量；对于第 i 批的随机效应，e_{ij} 是观察 Y_{ij} 时的随机误差。注意，$X'_{ij}\beta_i$ 是 X_{ij} 的第 i 批次的平均药物特征(以 β_i 为条件)。该模型的主要假设与模型 4.1 的主要假设相似。因为对于所有 i，X_{ij} 通常被选择为 x_j，其中 x_j 是非随机协变量的 pxl 向量，其可以是$(1, t_j, t_jw_j)'$或$(1, t_j, w_j, t_jw_j)'$的形式，其中 t_j 是第 j 个时间点，w_j 是非随机协变量的 qxl 向量的第 j 个值(如包类型和剂量强度)。令 $x_j = x(t_j, w_j)$，其中 $x(t, w)$是 t 和 w 的已知函数。如果没有批次之间的差异，时间 t 的平均药物特征是 $x(t)'\beta$，真实的保质期等于

$$\bar{t}_{\text{true}} = \inf\{t: x(t)'\beta \leqslant \eta\}$$

这是一个未知但非随机的量。然后通过以下公式给出有效期

$$\hat{t} = \inf\{t: L(t) \leqslant \eta\}$$

其中

$$L(t) = x(t)'\bar{b} - t_{\alpha,\, nk-p}\left[\frac{x(t)'(X'X)^{-1}x(t)}{k(nk-p)}\text{SSR}\right]^{1/2}$$

式中：SSR 是普通最小二乘回归的残差平方和。

当批次与批次之间存在差异时，由于 t_{true} 是随机的，因此 β_i 也是随机的。Chow 和 Shao (1991)与 Shao 和 Chow(1994)提出考虑到 $(1-\alpha)\times 100\%$ 的 ε 分位数的置信下限低于 t_{true} 标注的有效期，其中 ε 为给定的小正常数，即

$$P\{t_{\text{label}} \leqslant t_\varepsilon\} \geqslant 1-\alpha$$

其中 t_ε 满足

$$P\{t_{\text{true}} \leqslant t_\varepsilon\} = \varepsilon$$

因此

$$t_\varepsilon = \inf\{t: x(t)'\beta - \eta = z_\varepsilon\sigma(t)\}$$

式中：$z_\varepsilon=\Phi^{-1}(1-\varepsilon)$ 和 $\sigma(t)$ 是 $x(t)'\beta_i$ 的标准差。因此，有效期为

$$\hat{t}=\inf\{t: x(t)'\bar{b}\leqslant\bar{\eta}(t)\}$$

其中

$$\bar{\eta}(t)=\eta+c_\kappa(\varepsilon, \alpha)z_\varepsilon\sqrt{v(t)}$$

$$c_\kappa(\varepsilon, \alpha)=\frac{1}{\sqrt{k}\,z_\varepsilon}t_{\alpha,\,k-1,\,\sqrt{k}z_\varepsilon}$$

$$v(t)=\frac{1}{k-1}x(t)'(X'X)^{-1}X'SX(X'X)^{-1}x(t)$$

请注意 $t_{\alpha,\,k-1,\,\sqrt{k}z_\varepsilon}$ 是自由度为 $k-1$ 且非中心参数 $\sqrt{k}\,z_\varepsilon$ 的 t 分布的 α 的上百分位。

13.3.2.3　**评注**　如 FDA 稳定性指导原则中所示，可在平均降解曲线的 95%单侧置信下限与可接受的质量标准下限相交的时间点获得药物有效期的估计值。实际上，研究估计有效期的偏倚是有意义的。如果偏倚为正，则估计的有效期高估了真实的有效期。另外，如果存在向下偏倚，估计的有效期被认为低估了真实的有效期。为了药品的安全性，FDA 可能更倾向于保守的方法，即低估而不是高估真实的有效期。Sun 等(1999)研究了 Chow 和 Shao(1991)与 Shao 和 Chow(1994)对于有及没有批次差异的案例分析，提出的估计有效期的分布特性。结果表明，当批次与批次之间无差异（即 $\sigma_a^2=\sigma_b^2=0$），存在向下偏倚，偏倚为

$$\frac{t_\alpha\sigma_e}{b^2}\left[\frac{b^2}{n}+\frac{(b\bar{X}+a-\eta)^2}{\sum_{j=1}^{n}(X_j-\bar{X})^2}\right]^{1/2}$$

式中：t_α 是具有 $k-1$ 自由度的 t 分布的 $(1-\alpha)$ 分位数。

13.3.3　两阶段有效期估算

与大多数制剂不同，一些制剂需要在－20℃、5℃和 25℃(室温)等多个温度下储存，以便在使用前保持稳定性(Mellon, 1991)，此类制剂通常称为冷冻制剂。与通常的药品不同，冷冻药品的典型有效期声明通常包含不同储存温度的多个阶段。例如，通常采用的冷冻产品有效期声明可以是：① －20℃下 24 个月，然后 5℃下 2 周或 25℃下 2 天；② －20℃下 24 个月，然后 5℃下 2 周和 25℃下 1 天。结果根据两组稳定性研究确定药物有效期。第一阶段稳定性研究是测定药物在冷冻储存条件下的有效期，如－20℃，而第二阶段稳定性研究是估算药物在冷藏或环境条件下的有效期。第一阶段稳定性研究通常称为冷冻研究，第二阶段稳定性研究称为解冻研究。

因为冷冻制剂的稳定性研究包括冷冻和解冻研究，所以有效期的确定涉及两阶段线性回归。冷冻研究通常与常规长期稳定性研究相似，只是药物以冷冻状态保存。换言之，稳定性试验通常在第一年以 3 个月间隔进行，第二年以 6 个月间隔进行，此后每年进行一次。解冻研究的稳定性试验是在冷冻研究的稳定性试验后进行的，可能以 2 天间隔进行，直至 2 周。应当注意的是，第二阶段的稳定性(即解冻研究)可能取决于第一阶段的稳定性(即冷冻研究)。换言之，解冻研究和冷冻研究 3 个月时稳定性试验的估计有效期可能长于解冻研究和冷冻研究 6 个月时获得的有效期。为简单起见，Mellon(1991)建议单独分析冷冻研究和解冻研究的稳定性，以获得制剂的合并有效期。作为替代方法，Shao 和 Chow(2001a)根据 Chow 和 Shao(1991)与 Shao 和 Chow(1994)提出的相似概念，考虑采用以下方法确定两个阶段的药物有效期。

13.3.3.1 第一阶段有效期 对于第一阶段有效期，获得了稳定性数据

$$Y_{ik}=\alpha+\beta_{ti}+\varepsilon_{ik}$$

式中：$i=1, \cdots, I\geqslant 2$(通常，$t_i=0$、3、6、9、12、18个月)，$k=1, \cdots, K_i\geqslant 1$；$\alpha$ 和 β 为未知参数；ε_{ik} 是 i.i.d.的随机误差，均值为0，方差 $\sigma_1^2>0$。第一阶段的数据总数为 $n_1=\sum_i K_i$ ($=IK$ 如果 $K_i=K$ 适用于所有 i)。在时间 t_i，$K_{ij}>I$ 的二期稳定性数据 t_{ij}，$j=1, \cdots, J\geqslant 2$ 时间间隔收集。第二阶段的数据总数 $n_2=\sum_i\sum_j K_{ij}$ ($=IJK$ 如果 $K_{ij}=K$ 适用于所有 i 和 j)，两个阶段的数据独立。一般来说，$t_{ij}=t_i+s_j$，其中 $s_j=1$、2、3天等。

设 $\alpha(t)$ 和 $\beta(t)$ 为时间点 t 的第二相降解曲线的截距和斜率。因为两相的降解曲线相交，则

$$\alpha(t)=\alpha+\beta t$$

然后，在 $t_i(i=1, \cdots, I)$，有稳定性数据

$$Y_{ijk}=\alpha+\beta t_i+\beta(t_i)s_j+e_{ijk}$$

式中：$\beta(t)$ 是 t 的一种未知功能；e_{ijk} 是 i.i.d.的随机误差，均值为0，方差 $\sigma_{2i}^2>0$。假设 $\beta(t)$ 是 t 的多项式。一般来说

$$\beta(t)=\beta_0 \quad \text{共同斜率模型}$$

$$\beta(t)=\beta_0+\beta_1 t \quad \text{线性趋势模型}$$

或者

$$\beta(t)=\beta_0+\beta_1 t+\beta_2 t_2 \quad \text{二次趋势模型}$$

一般来说

$$\beta(t)=\sum_{h=0}^{H}\beta_h t^h$$

式中：β_h 是未知参数，对于所有的 i，$H+1<\sum_j K_{ij}$，且 $H<I$。

可根据第一阶段数据确定第一阶段有效期 $\{Y_{ik}\}$ 作为产品质量标准下限与平均降解曲线95%置信下限相交的时间点(FDA, 1993; ICH, 1993)。设 $\hat{\alpha}$ 和 $\hat{\beta}$ 为 α 和 β 的最小二乘估计，基于第一相位数据，并且令

$$L(t)=\hat{\alpha}+\hat{\beta}t-t_{0.05;\, n_1-2}\sqrt{v(t)}$$

为 $\alpha+\beta t$ 的95%置信下限，其中 $t_{0.05;\, n_1-2}$ 是自由度为 n_1-2 的 t 分布的上0.05分位数。

$$v(t)=\hat{\sigma}_1^2\frac{nt^2-(2\sum_{i,k}t_i)t+\sum_{i,k}t_i^2}{n\sum_{i,k}t_i^2-(\sum_{i,k}t_i)^2}$$

和

$$\hat{\sigma}_1^2=\frac{1}{n_1-2}\sum_{i,k}(Y_{ik}-\hat{\alpha}-\hat{\beta}t_i)^2$$

是基于残差的常见误差的方差估计。假设药物特征的下限是 η(假设 $\alpha+\beta t$ 随着 t 的增加而减

小)。那么第一阶段的有效期是 $L(t)=\eta$ 的第一个解,即

$$\hat{t}=\inf\{t: L(t)\leqslant\eta\}$$

应注意,第一阶段的有效期是这样构建的

$$P\{\hat{t}\leqslant \text{第一阶段实际有效期}\}=95\%$$

假设 e_{ik} 呈正态分布。在没有正态性假设的情况下,结果大致适用于较大 n_1。

13.3.3.2 第二相斜率相等的情况 为了引入这个想法,首先考虑第二相降解线斜率相同的简单情况。当 $\beta(t)=\beta_0$,斜率 β_0 可通过基于第二阶段数据的最小二乘估计值进行估计

$$\hat{\beta}_0=\frac{\sum_{i,j,k}(s_j-\bar{s})Y_{ijk}}{\sum_{i,j,k}(s_j-\bar{s})^2}$$

式中: s_j 是第二阶段时间间隔; $\bar{s}$ 是 s_j 的平均值。β_0 的方差是

$$V(\hat{\beta}_0)=\frac{\sigma_2^2}{\sum_{i,j,k}(s_j-\bar{s})^2}$$

可通过以下方式估算

$$\hat{V}(\hat{\beta}_0)=\frac{\hat{\sigma}_2^2}{\sum_{i,j,k}(s_j-\bar{s})^2}$$

其中
$$\hat{\sigma}_2^2=\frac{1}{n_2-2}\sum_{i,j,k}[Y_{ijk}-(\hat{\alpha}+\hat{\beta}t_i)-\hat{\beta}_0 s_j]^2$$

用于固定 t 和 s,令

$$v(t, s)=v(t)+\hat{V}(\hat{\beta}_0)s^2$$

和

$$L(t, s)=\hat{\alpha}+\hat{\beta}t+\hat{\beta}_0 s-t_{0.05;\, n_1+n_2-4}\sqrt{v(t, s)}$$

对于任何固定的小于第一阶段的真实有效期的 t,即 t 满足 $\alpha+\beta t>\eta$,第二阶段有效期可估计为

$$\hat{s}(t)=\inf\{s\geqslant 0: L(t, s)\leqslant\eta\}$$

如果对于所有 s,$L(t, s)<\eta$,则 $\hat{s}(t)=0$。也就是说,如果药物产品在时间 t 从第一阶段储存条件中取出,则估计的第二阶段保质期是 $\hat{s}(t)$。

$\hat{s}(t)$ 的理由是,对于任何满足 $\alpha+\beta t>\eta$ 的 t,有

$$P\{\hat{s}(t)\leqslant \text{第二阶段实际有效期}\}=95\%$$

假设 e_{ik} 和 e_{ijk} 呈正态分布。在没有正态性假设的情况下,上述结果大致适用于较大 n_1 和 n_2。

实际上,制剂从第一阶段储存条件中取出的时间未知。在这种情况下,可采用以下方法评估第二阶段有效期。选择一组时间,间隔 $t_l<\hat{t}$, $l=1, \cdots, L$,并为 $[t_l, \hat{s}(t_i)]$, $l=1, \cdots, L$,来构建一个表(或图)。如果制剂在第一相储存条件下取出 t_0,其介于 t_l 和 t_{l+1},那么它的第二阶段有效期是 $s(t_l+1)$。但是,可能需要单个有效期标签。

13.3.3.3 单个两相有效期标签确定 在大多数情况下，对于所有 s，$L(\hat{t},\ s)$小于 η，即 $\hat{s}(\hat{t})=0$。因此，建议选择 $\hat{t}_1<\hat{t}$，使 $\hat{s}(\hat{t})>0$，并使用 $\hat{t}_1+\hat{s}(\hat{t}_1)$ 作为两相保质期标签。这个两相保质期标签的理由是：

（1）如果制剂在第一阶段储存条件下储存直至时间$\hat{t}_1$，那么

$$P\{\hat{t}_1 \leqslant \text{第一阶段实际有效期}\} \geqslant 95\%$$

因为 $\hat{t}_1<\hat{t}$。

（2）如果制剂从第一阶段储存条件中取出时间 $\hat{t}_1<\hat{t}$，则其估计的第二阶段保质期为 $\hat{s}(\hat{t})$，并且

$$P\{\hat{s}(\hat{t}_1) \leqslant \text{在时间 } t_0 \text{ 的第二阶段实际有效期}\}$$
$$\geqslant P\{\hat{s}(\hat{t}_0) \leqslant \text{在时间 } t_0 \text{ 的第二阶段实际有效期}\} \geqslant 95\%$$

然而，如果 t_0 太过小于$\hat{t}_1$，这种两相有效期标签是非常保守的。

选择$\hat{t}_1$ 的一般规则是$\hat{t}_1$ 应该接近$\hat{t}$，同时$\hat{s}(\hat{t})$要足够大。例如，如果第一阶段和第二阶段有效期的单位分别为月和日，如果 $\hat{t}=24.5$，那么可以选择 $\hat{t}_1=24$，如果 $\hat{t}=24$；那选择 $\hat{t}_1=23$。$[t_l,\ \hat{s}(t_i)]$，$l=1,\ \cdots,\ L$ 的表将用于选择 $\hat{t}_1$。

13.3.3.4 第二相斜率不等的一般情况 通常，第二相降解线的斜率随时间变化。设 Y_i 是具有固定 i 的 Y_{ijk}的平均值，$Z_{ijk}=Y_{ijk}-\bar{Y}_i$ 和 $X_{hij}=(s_j-\bar{s})t_i^h$。然后 $(\beta_0,\ \cdots,\ \beta_H)$ 的最小二乘估计由 $(\hat{\beta}_0,\ \cdots,\ \hat{\beta}_H)$ 表示，是以下线性回归模型的最小二乘估计

$$Z_{ijk}=\sum_{h=0}^{H}\beta_h X_{hij}+\text{error}$$

令

$$\hat{\beta}(t)=\sum_{h=0}^{H}\hat{\beta}_h t^h$$

且

$$\hat{V}(\hat{\beta}(t))=\hat{\sigma}_2^2 1'(X'X)^{-1}1$$

式中：$1'=(1,\ t,\ t^2,\ \cdots,\ t^H)$；$X$ 是设计矩阵，然后

$$\hat{\sigma}_2^2=\frac{1}{n_2-(H+2)}\sum_{i,\ j,\ k}\left(Z_{ijk}-\sum_{h=0}^{H}\hat{\beta}_h X_{hij}\right)^2$$

可采用与上一节相同的方法确定第二阶段有效期和两阶段有效期标签，即

$$L(t,\ s)=\hat{\alpha}+\hat{\beta}t+\hat{\beta}(t)s-t_{0.05;\ n_1+n_2-(H+4)}\sqrt{v(t,\ s)}$$

和

$$v(t,\ s)=v(t)+\hat{V}(\hat{\beta}(t))s^2$$

对于两阶段有效期估算的拟定方法，假设不同阶段间的变量变异性相同。关于两阶段有效期估计的详细信息可参见 Shao 和 Chow(2001a)以及 Chow 和 Shao(2002)的研究。实际上，试验变异性可能因阶段而异。在这种情况下，必须修改拟定方法，以测定制剂的有效期。

实际上，确定每个阶段的样本量分配是有意义的。对于总样本量固定的情况，考察第一阶段

采用较多的取样时间点和第二阶段采用较少的取样时间点或第一阶段采用较少的取样时间点和第二阶段采用较多的取样时间点估算有效期的相关效率是有意义的。因此每个阶段采样时间点的分配成为两阶段有效期估计的一个有趣的研究课题。此外，由于第二阶段的降解与第一阶段的降解高度相关，因此在未来的设计规划中检查这种相关性可能很有意义。

13.4　稳定性设计

由于稳定性数据是使用线性回归分析的，所以在选择给出斜率最小方差的观察结果时，需要在研究开始时取一半，在研究结束时取一半。稳定性研究的开始通常称为 $t=0$。稳定性研究通常在几个不同的时间进行。实际上，没有最优的稳定性研究。因此，设计的选择必须基于这样一个事实，即分析将在收集额外数据后进行。Nordbrock(1992)引入了几种稳定性研究中的常用设计，下面简要描述这些设计。

13.4.1　基本矩阵 2/3 的时间设计

一个包装中某种剂型的一种规格的完整长期研究有 3 个批次，第一年每 3 个月检测一次，第二年每 6 个月检测一次，此后每年检测一次。因此，如果预期有效期为 36 个月，并且使用完整研究，则在第 0、3、6、9、12、18、24 和 36 个月时对 3 个批次进行检测。如表 13－2 所示，在中间时间点(0 和 36 时间点除外)检测的 3 个批次中，基本矩阵 2/3 设计仅有 2 个批次。如果在 18 个月后进行分析(如对于注册申请)，则可通过在第 18 个月时检测所有批次来修改时间设计的基本矩阵 2/3。

表 13－2　基本矩阵 2/3 时间设计

批　次	测试次数					
A	0	3	9	12	24	36
B	0	3	6	12	18	36
C	0	6	9	18	24	36

13.4.2　具有多个包装的时间设计矩阵

基本设计的第一个扩展是当一个规格包装成三个包装时(即当每个批次包装成三个包装)。如表 13－3 和表 13－4 所示，基本矩阵 2/3 时间设计以平衡的方式应用于每个包装。平衡定义为每个批次在每个中间时间点检测两次，同时每个包装在每个中间时间点检测两次。如果分析将在 18 个月后完成(如对于注册申请)，则该设计可以在 18 个月内通过逐批包装组合测试进行修改。

表 13－3　具有多个包装的时间设计矩阵 2/3

批　次	包装 1	包装 2	包装 3
A	T1	T2	T3
B	T2	T3	T1
C	T3	T1	T2

表 13-4 试验代码定义

代　码	测试次数				
T1	3	9	12	24	36
T2	3	6	12	18	36
T3	6	9	18	24	36

注：在时间点 0 检测批次。

13.4.3 矩阵 2/3 的时间设计、多包装、多规格的基本情况

进一步假设每种规格有 3 个包装，当利用相同配方的不同权重来生产 3 种规格的产品时(如 10、20 和 30)，得到 9 个亚批次。在这种情况下，基本矩阵 2/3 的时间设计可以以平衡的方式应用于 9 个亚批的每一个(表 13-5)。在本设计中，每个亚批在每个中间时间点测试 2 次，每个包装在每个批次的每个中间时间点检测 2 次，每个批次在每个中间时间点检测 6 次，每个包装在每个中间时间点检测 6 次。如果分析将在 18 个月后完成(如对于注册申请)，该设计可在 18 个月内通过批次-规格-包装组合设计来修改。

表 13-5 Matrix 2/3 准时多包装多规格设计

批　次	规　格	包装 1	包装 2	包装 3
A	10	T1	T2	T3
A	20	T2	T3	T1
A	30	T3	T1	T2
B	10	T2	T3	T1
B	20	T3	T1	T2
B	30	T1	T2	T3
C	10	T3	T1	T2
C	20	T1	T2	T3
C	30	T2	T3	T1

13.4.4 矩阵 1/3 时间设计

通过将每个先前设计的试验从 2/3 减少到 1/3，以进一步减少试验数量。例如，如表 13-6 所示，基本的 1/3 时间点设计在每个中间时间点检测 3 个批次中的 1 个批次。如果分析将在 18 个月后完成(如对于注册申请)，则可通过在 18 个月时检测所有批次来修改该设计。

表 13-6 基本矩阵 1/3 时间设计

批　次	测试次数			
A	0	3	12	36
B	0	6	18	36
C	0	9	24	36

13.4.5 按批次、规格、包装组合的矩阵

如果有多种规格和多种包装，也可以选择仅测试按规格和包装组合的一部分。适当情况下的一个示例是有 3 个批次，每个批次分成 2 个规格，得到 6 个亚批次。虽然将使用 3 个包装，但批量很小，并且每个规格的亚批次中只能生产 2 个包装。表 13 - 7 给出了逐个堆叠组合的矩阵设计，为 6 个亚批次中的每一个选择了 2 个包装，其中时间也由因子 1/2 矩阵化。这种设计大致平衡，因为每个亚批次测试 2 个包装，按批次测试每个选定包装的一个或两个规格，每个包装测试 4 个亚批次等。

表 13 - 7 矩阵 1/2 时间和批量矩阵×规格×包装

批　次	规　格	包装 1	包装 2	包装 3
A	10	T1	T2	—
A	20	T2	—	T1
B	10	T2	—	T1
B	20	—	T1	T2
C	10	—	T1	T2
C	20	T1	T2	—

13.4.6 均匀矩阵设计

设计的另一种方法是均匀矩阵设计，其中相同的时间协议用于其他设计因素的所有组合(Murphy, 1996)。策略是删除某些时间(如 3、6、9 和 18 个月的时间点)，这样，测试仅在 12、24 和 36 个月进行。这种设计具有简化研究设计的数据输入和消除时间点的优点，这些时间点几乎不会减少回归线斜率的变化。缺点是如果稳定性存在重大问题，则没有早期警告，因为没有进行早期测试。此外，可能无法确定线性模型是否合适(如可能无法确定是否存在立即减少，然后是非常小的减少)。然而，主要的缺点是设计可能不被某些监管机构所接受。

13.4.7 设计比较

Nordbrock(1992)比较了基于功率方法的设计。该方法计算当存在指定的替代斜率配置时统计测试呈显著性的概率。可以在 SAS 中轻松计算功率。策略是为多个设计计算功率，然后选择具有可接受功率和最小样本量(或成本)的设计。在这个阶段，可接受的功率没有明确定义。Ju 和 Chow(1995)以及 Pong 和 Raghavarao(2000)给出了比较设计的其他方法，其中标准是估计保质期的精度。

在评价设计时，回答以下问题也很重要："能够通过研究保护预期有效期的概率是多少"(Nordbrock, 2004)。换言之(假设预计参数会随时间推移而降低)，对于特定数据子集的指定斜率值，斜率的 95%单侧置信下限可接受的概率是多少，其中可能仅包括一个规格和(或)仅一个包装。如果发现包装和(或)规格之间存在差异，在设计阶段了解统计学处罚(关于有效期)是很重要的。同样，Nordbrock(2009)使用达到预期有效期的概率将矩阵设计与完整设计进行了比较。

Lin(1994)指出，如果活性成分的比例、容器规格和即时采样时间点无变化，则矩阵设计可能

适用于规格。应仔细评价矩阵设计在密闭系统、储存期间容器原始状态、包装形式、生产工艺和批量等情况下的应用。不建议在两个终点(即初始和最后)和超出预期有效期的任何时间点对采样时间应用矩阵设计。如果制剂对温度、湿度和光照敏感,应避免使用矩阵设计。

13.5 具有多种活性成分制剂的稳定性分析

在前面的章节中,仅考虑含有单一活性成分的制剂。实际上,一些药品可能含有多种活性成分。例如,已知倍美力(结合雌激素,USP)至少含有5种活性成分:雌酮、马烯雌酮、17α-二氢马烯雌酮、17α-雌二醇和17β-二氢马烯雌酮。其他例子包括复方制剂,如中药(Stefan和Chantal,2005)。对于含有多种活性成分(或组分)的制剂,逐种成分(或逐种组分)的稳定性分析可能不适用,因为这些活性成分可能存在一些未知的相互作用。在本节中,描述了拥有多个组分的药物制剂(如中药)有效期估计值的基本思路。

13.5.1 基本思路

设 $y(t, k)$ 为制造给定药品后时间 t 的第 k 成分的效力,$k=1, \cdots, p$。对于成分 k,其有效期是 $E[y(t, k)]$($y[t, k]$的期望值)保持在规定限度内的时间间隔,而药品的有效期可以是 $E[f(y(t, 1), \cdots, y(t, p))]$ 保持在指定限制内的时间间隔,其中 f 是一个函数(如 $y[t, 1], \cdots, y[t, p]$ 的线性组合),可以表征所有活性成分的影响。通常,f 是具有维度 $q \leqslant p$ 的向量值函数。如果从 $y(t, 1), \cdots, y(t, p)$ 观察数据并且前面讨论中的函数 f 是已知函数,则可以通过使用变换数据来进行稳定性分析。$z(t)=f[y(t, 1), \cdots, y(t, p)]$。如果 f 的维数为1,那么 $z(t)$ 可以作为单一成分处理。如果 f 的维数 $q>1$,则可以将有效期定义为有效期的最小值 $\tau_1, \cdots, \tau_q$,其中 τ_h 是当 $z(t)$ 的第 h 个组分被视为单一成分时的有效期。一个特殊情况是 f 是同一性函数,因此有效期是对应于不同成分 $y(t, k)$,$k=1, \cdots, p$ 的所有有效期中的最小值。然而,在实践中,f 通常是未知的。虽然估算 f 的最佳方法是拟合 y 和 z 变量之间的模型,但它需要从 y 和 z 中观察到的数据,这在制药行业中并不常见,因为变量 z 在许多情况下并未明确,例如传统中药(Chow等,2006)。Chow和Shao(2006)假设 z 的成分是 y 的组分的线性组合,并提出了建立有效期的方法。请注意,Chow和Shao的方法基本上是因子模型在多变量分析中的应用(Johnson和Wichern, 1998)。

13.5.2 模型和假设

令 $y(t)$ 表示 p 的维度向量,其中第 k 个组分是在生产给定药物产品后 t 时间点的第 k 个成分的效力,$k=1, \cdots, p$。假设药物效价会随时间降低。如果 $p=1$,即 $y(t)$ 是单变量的,那么目前确定有效期的既定程序是利用平均降解曲线 $E[y(t)]$ 95%置信下限的时间点,而这符合1987年FDA稳定性指导原则中规定的可接受产品质量标准下限[ICH Q1A(R2), 2003]。设 η 为 $y(t)$ 的第 k 个组分,且为USP/NF规定的产品规格的下限。Chow和Shao(2006)提出了一种统计方法来确定中药的有效期,该方法遵循了FDA提出的类似想法,他们假设药品的组分是一些因素的线性组合。设 $y(t)$ 表示 p 维向量,其中第 k 个分量是在给定的中药生产后 t 时刻第 k 个组分的效力,$k=1, \cdots, p$。假设对于任何一个时间 t,有

$$y(t)-E[y(t)]=LF_t+\varepsilon_{t'} \tag{13-2}$$

式中：L 是一个 $p\times q$ 非随机未知完全秩的矩阵；F_t 和 ε_t 分别是维数 q 和 p 的未观测的独立随机向量，$E(F_t)=0$，$\mathrm{var}(F_t)=Iq$（有序的单位矩阵 q），$E(\varepsilon_t)=0$，$\mathrm{var}(\varepsilon_t)=\Psi$，$\Psi$ 是一个未知的 p 阶对角矩阵。令 $z(t)=(L'L)^{-1}L'y(t)$，从式(13-2)可知

$$z(t)-E[z(t)]=F_t+(L'L)^{-1}L'\varepsilon_t \tag{13-3}$$

现在，设 $x(t)$ 是与时间 t 处的 $y(t)$ 相关联的协变量。Chow 和 Shao(2005)接下来假设以下模型

$$E[y(t)]=Bx(t),\ \mathrm{var}[y(t)]=\sum \quad i=1,\cdots,m;\ j=1,\cdots,n \tag{13-4}$$

式中：B 是未知参数的 $p\times s$ 矩阵；$\sum>0$ 是未知的 $p\times q$ 正定协变量矩阵。因为 $z(t)=(L'L)^{-1}L'y(t)$，所以从式(13-4)得出

$$E[z(t)]=\gamma'x(t)=(L'L)^{-1}L'Bx(t) \quad i=1,\cdots,m;\ j=1,\cdots,n \tag{13-5}$$

其中
$$\gamma=B'L(L'L)^{-1}$$

13.5.3 有效期确定

假设可以独立观察数据 y_{ij}，$i=1,\cdots,m$；$j=1,\cdots,n$，其中 y_{ij} 是第 j 次重复检测 $y(t_i)$，$t_1,\cdots,t_m$ 为稳定性分析设计时间点。定义

$$x_i=x(t_i),\quad z_{ij}=(L'L)^{-1}L'y_{ij} \quad i=1,\cdots,m;\ j=1,\cdots,n \tag{13-6}$$

考虑 $q=1$ 的情况，根据 FDA(1987)的规定，如果可以观测到 z_{ij}，有效期由以下公式给出

$$\tau=\inf\{t:\ l(t)\leqslant\eta\} \tag{13-7}$$

式中：η 为 USP/NF 中规定的产品质量标准下限。然而，如果未观测到 z_{ij}，而是观测到 y_{ij}，那么，置信下限 $l(t)$ 中的式(13-7)需要修改如下

$$l(t)=\hat{\gamma}'x(t)-t_{0.95,\,mn-s}\sqrt{x(t)'Vx(t)} \tag{13-8}$$

其中
$$V=\frac{mn-1}{mn}\sum_{i=1}^{m}\sum_{j=1}^{n}(\hat{\gamma}_{i,j}-\hat{\gamma})(\hat{\gamma}_{i,j}-\hat{\gamma})'$$

其中删除了第(i,j)个数据点的 γ 估计量。对于 $1<q\leqslant p$ 的情况，令 $\hat{B}$ 为 B 的最小二乘估计，λ_k 是基于 $y_{ij}-\hat{B}x_i$，$i=1,\cdots,m$，$j=1,\cdots,n$ 的样本协方差矩阵的第 k 个最大特征值。$j=1,\cdots,n$ 和 e 是对应于 λk 的归一化特征向量。然后，L 的估计量是 $p\times q$ 矩阵，其第 k 列是 $\lambda_k e_k$，$k=1,\cdots,q$。令 γk 为 $\gamma=B'L(L'L)^{-1}$ 的第 k 列，其为 $s\times q$ 矩阵。因此，得到

$$l_k(t)=\hat{\gamma}'_k x(t)-t_{0.95/q,\,mn-s}\sqrt{x(t)'V_k x(t)} \tag{13-9}$$

其中
$$V_k=\frac{mn-1}{mn}\sum_{i=1}^{m}\sum_{j=1}^{n}(\hat{\gamma}_{k,i,j}-\hat{\gamma}_k)(\hat{\gamma}_{k,i,j}-\hat{\gamma}_k)'$$

其中 $\gamma_{k,i,j}$ 与 γ_k 相同，但是是在删除第(i,j)个数据点的情况下计算的。这样，$l_k(t)$，$k=1,\cdots,$

q 同时是 $\zeta_k(t)$，$k=1, \cdots, q$ 的近似95%的置信下限，其中 $\zeta_k(t)$ 是 $E[z(t)]=\gamma' x(t)$ 的第 k 个组分。然后给出估计的有效期

$$\tau = \min_{k=1, \cdots, q} \tau_k$$

其中 τ_k 由式(13-8)的右边定义，$l(t)$ 由 $l_k(t)$ 代替，实际上是 z 的第 k 个分量在置信水平 $(1-0.05/q)\times 100\%$ 的估计有效期。

13.5.4 示例

为说明用于确定含有多种活性成分的制剂有效期的拟定方法，考虑为治疗类风湿关节炎患者而新开发的传统中草药的稳定性研究。本药含有三种活性植物药成分，即淫羊藿(HE)、B浸提液和C浸提液。这三种成分自古以来都被用作药用，并在中国药典中有详细记载。各组分的比例总结见表13-8。

表13-8 示例草药组分

组　　分	制　　剂
淫羊藿	60 mg
B浸提液	25 mg
C浸提液	25 mg
辅料	90 mg
总计	200 mg

为了确定该产品的有效期，在25℃温度和60%相对湿度的测试条件下进行18个月的稳定性研究。每个组件的产品规格下限为90%。在表13-9中给出了3种组分在各取样时间点的稳定性数据(标示量百分比)。

表13-9 组分在各取样时间点的稳定性数据

组　　分	采样时间点(月)					
	0	3	6	9	12	18
淫羊藿	99.6	97.5	96.8	96.2	94.8	95.3
	99.7	98.3	97.0	96.0	95.1	94.8
	100.2	99.0	98.2	97.1	95.3	94.6
B浸提液	99.5	98.4	96.3	95.4	93.2	91.0
	100.5	98.5	97.4	94.9	94.5	92.1
	99.3	99.0	97.3	95.0	93.1	91.5
C浸提液	100.0	99.5	98.9	98.2	97.9	97.5
	99.8	99.4	99.0	98.5	98.0	97.9
	101.2	99.9	100.3	99.5	98.9	98.0

由于 $p=3$，认为 $q=1$。使用前面章节中描述的所建议的程序，在式(9-8)中得到各种 t(月)的 $l(t)$，见表 13-10。因此，该产品的估计有效期为 27 个月。

表 13-10　各种 t(月)的 $l(t)$

t	19	20	21	22	23	24	25	26	27	28
$l(t)$	4.97	4.36	3.75	3.14	2.52	1.90	1.28	0.66	0.03	−0.60

13.5.5　讨论

本节介绍了 Chow 和 Shao(2006)提出的含 p 活性成分的药品保质期的测定方法。基本上，Chow 和 Shao(2006)假设这些活性成分是 q 因子的线性组合，因为这些因素是使用主成分分析来选择的，所以第一个因素可以被视为主要的活性因素，第二个因素可以被视为次要的活性因素。Chow 和 Shao(2006)假设活性成分随时间会减少。如果一种或多种成分随时间增加，则转换如 $g(y)=-y$ 或者 $g(y)=1/y$ 可应用。如果 p 较小或中等，则建议 $q=1$。如果 p 很大，则可以考虑添加更多因子。由于主成分是正交的，加入更多的因子不会影响先前选择的因素(除了 $t_{0.95,\,mn-s}$ 更改为 $t_{1-0.05/q,\,mn-s}$)，以便在敏感性分析中比较结果。最终，增加更多因素总是导致过程更加保守。值得一提的是，在他们提出的方法中，Chow 和 Shao(2006)假设多组分供试制剂中无明显毒性降解产物。对于大多数中药，这是一个合理的假设，因为当与主要治疗联合使用时，多种成分可用于降低毒性。但是，当检测到毒性降解产物时，应特别注意：① 鉴别(化学结构)；② 交叉参考关于生物学效应的信息和可能遇到的浓度的意义；③ FDA 稳定性分析指导原则中指出的药理作用或不作为的适应证。Chow 和 Shao 的方法在不同成分相互降解时是有用的，这对于大多数中药来说都是如此。如果多种成分独立降解，则可能需要逐种成分分析。如果应用 Chow 和 Shao 的方法，建议 q 被选定为 $q=1$ 或 $q=2$ 作为变异性最大的成分因子。

13.6　离散响应稳定性分析

对于片剂和胶囊等固体口服剂型，FDA 稳定性指导原则指出，在稳定性研究中应研究以下特征：① 片剂-外观、脆碎度、硬度、颜色、气味、成分、规格和溶出度；② 胶囊-规格、水分、颜色、外观、形状脆性和溶出度。其中的一些特征需要使用离散评定量表来测量。因此，使用常规方法进行稳定性分析可能不合适。Chow 和 Shao(2003)提出了一些统计方法，根据 FDA 稳定性指南中描述的概念，基于具有和不具有批次间变化的离散响应来估计药物有效期。为了进一步说明，下面简要描述它们在随机批次情况下的方法。

假设稳定性研究中有 k 个制剂批次，从第 i 个批次开始，y_{ij}，$j=1, \cdots, n_i$，并且在某些时间点观察到二元响应。那么考虑以下 Logistic 回归模型

$$E(y_{ij})=\Psi(\beta' x_{ij}) \quad i=1, \cdots, k$$

$$\mathrm{var}(y_{ij})=\tau(\beta' x_{ij}) \quad j=1, \cdots, n_i \qquad (13-10)$$

式中：$\Psi(z)=e^z/(1+e^z)$；$\tau(z)=\Psi(z)[1-\Psi(z)]$；$x_{ij}$ 是协变量的 p 向量；β 是 p 向量的未知参数，β' 是它的转置。通常，$x'_{ij}=(1, t_{ij})$，$(1, t_{ij}, t_{ij}^2)$，$(1, t_{ij}, w_{ij}t_{ij})$ 或 $(1, t_{ij}, w_{ij}, w_{ij}t_{ij})$，其中 t_{ij} 是第 j 个时间点的第 i 批次，而 w_{ij} 是协变量的向量，例如瓶子大小或容器类型等。在存

在批次间变化的情况下，等式(13-10)中的参数向量β对于不同批次采用不同的值，因此应该由β_i表示，$i=1, \cdots, k$。一些研究人员在评估药物有效期时认为β是未知的固定效应(Ruberg 和 Hsu, 1992)。然而，如果基于来自k批次的稳定性数据，这种固定效应方法可能无法提供适用于同一药物未来所有批次的有效期。不过，Shao 和 Chow(1994)认为以下混合效应模型考虑了随机批量方法

$$E(y_{ij} \mid \beta_i)=\Psi(\beta'_i x_{ij}) \quad i=1, \cdots, k$$

$$\operatorname{var}(y_{ij} \mid \beta_i)=\tau(\beta'_i x_{ij}) \quad j=1, \cdots, n_i$$

$$\beta'_i s \text{ are independently distributed as } N(\beta, \sum) \tag{13-11}$$

式中：Ψ和τ与式(13-10)相同；$E(y_{ij} | \beta_i)$和$\operatorname{var}(y_{ij} | \beta_i)$是$y_{ij}$的条件期望和方差；$\beta_i$是鉴于随机效应；$\beta=E(\beta_i)$是一个未知的向量；且$\sum=\operatorname{var}(\beta_i)$是未知的协方差矩阵。如果$\sigma=0$，则不存在批次间差异，式(13-11)降至式(13-10)。

现在让$\Psi[\beta'_{\text{future}} x(t)]$是药物产品未来批次在时间$t$的平均降解。然后给出该批次的真实保质期

$$t^*_{\text{future}}=\inf\{t: \beta'_{\text{future}} x(t) \leqslant \Psi^{-1}(\eta)\}$$

这是一个随机变量，因为β_{future}是随机的。因此，对于β^*_{future}有效期估计值应为95%预测下限(而非置信下限)。因为$\beta_i s$如果是未观察到的随机效应，则必须基于边际效应获得预测界限

$$E(y_{ij})=E[E(y_{ij} \mid \beta_i)]=E[\Psi(\beta'_i x_{ij})]$$

和

$$\operatorname{var}(y_{ij})=\operatorname{var}[E(y_{ij} \mid \beta_i)]+E[\operatorname{var}(y_{ij} \mid \beta_i)]=\operatorname{var}[\Psi(\beta'_i x_{ij})]+E[\tau(\beta'_i x_{ij})]$$

但是，无论是$E(y_{ij})$还是$\operatorname{var}(y_{ij})$，它们都不是$\beta'_i x_{ij}$的显性函数，因此，$\beta$的有效估计量，如极大似然估计量，是很难计算的。此外，当k较小时，最大似然估计量的计算需要一个可能不收敛的迭代过程。另外，对于k较小时($k=3$)，Chow 和 Shao(2003)提出了以下方法。

假设$n_i s$均较大，因此式(13-10)会适合每个固定批次的药物产品。对于每个固定i，让$\hat{\beta}_i$成为一个解

$$\sum_{j=1}^{n_i} x_{ij}[y_{ij}-\Psi(\beta'_i x_{ij})]=0$$

即$\hat{\beta}_i$是β_i的最大似然估计，从第i批次中观察到的数据，记为β_i。对于大的n_i，$\hat{\beta}_i$近似分布为$N[\beta_i, V_i(\beta_i)]$，调整β_i，其中

$$V_i(\beta_i)=\Big[\sum_{j=1}^{ni} x_{ij} x'_{ij} \tau(\beta'_j x_{ij})\Big]^{-1}$$

无条件地，β_i大致分布为$N(\beta, D_i)$，其中

$$D_i=E[\operatorname{var}(\hat{\beta}_i \mid \beta_i)]+\operatorname{var}[E(\hat{\beta}_i \mid \beta_i)] \approx E[V_i(\beta_i)]+\operatorname{var}(\beta_i)=E[V_i(\beta_i)]+\sum$$

令

$$\hat{\beta}=\frac{1}{k}\sum_{i=1}^{k}\hat{\beta}_i$$

那么$\hat{\beta}$近似分布为$N(\beta, k^{-1}D)$，其中

$$D = k^{-1} \sum_{i=1}^{k} D_i$$

$$v(t) = x(t)' \left[\frac{1}{k-1} \sum_{i=1}^{k} (\hat{\beta}_i - \hat{\beta})(\hat{\beta}_i - \hat{\beta})' \right] x(t)$$

然后$[\hat{\beta}' x(t) - \Psi^{-1}(\eta)]/\sqrt{v(t)/k}$大致分布为具有$k-1$个自由度的非中心$t$分布和$[\beta' x(t) - \Psi^{-1}(\eta)]/\sqrt{x(t)' \sum x(t)}$的非中心参数。

根据 Shao 和 Chen(1997)的观点，Chow 和 Shao(2003)提出了以下约 95%的预测界限作为t^*_{future}估计的有效期

$$\hat{t}^*_{\text{future}} = \inf\{t: L(t) \leqslant \Psi^{-1}(\eta)\} \tag{13-12}$$

其中

$$L(t) = \hat{\beta}' x(t) - \rho_{0.95}(k) \sqrt{\frac{v(t)}{k}} \tag{13-13}$$

$$\rho_0(k) \text{ satisfies}$$

$$\int_0^1 P\{T_k(u) \leqslant \rho_a(k)\} \mathrm{d}u = a$$

$T_k(u)$表示具有非中心t分布的具有$k-1$自由度和$\sqrt{k}\Psi^{-1}(1-u)$的非中心参数，Ψ是标准正态分布函数，$\rho_{0.95}(k)$由 Shao 和 Chen(1997)给出的。

可以看出，在式(13-12)中的$\hat{t}^*_{\text{future}}$为$t^*_{\text{future}}$真实有效期的约 95%预测下限(Chow 和 Shao, 2003)。请注意式(13-12)中的$\hat{t}^*_{\text{future}}$与$t^*$的形式相同，只是将$L(t)$替换为式(13-13)中包含批次之间的差异的更保守的界限。Chow 和 Shao(2003)也提出了批次间变异性的一些检验方法，以确定上述方法(即随机批法)是否适当。

实际上，可以考虑连续响应变量(如规格)和离散响应变量[包括二元响应或两个以上类别(如颜色或硬度)的有序响应]的混合物可能更有意义，但是这需要进一步的研究。

13.7 结语

对于药物稳定性的研究，FDA 指导原则要求对所有药物特性进行评价。在大多数制剂中，主要基于活性成分规格稳定性的研究来获得估计的药物有效期。然而，有一些药品可能含有一种以上的活性成分。例如，倍美力(共轭雌激素，USP)含有三种活性成分：雌酮、马烯雌酮和 17α一二氢马烯雌酮。各组件的质量标准限度不同。为确保各组分的同一性、规格、质量和纯度，建议单独评价各组分，以确定药物的有效期。在这种情况下，尽管可以应用类似的概念，但必须修改 FDA 稳定性指导原则中建议的方法。此外需要注意的是，各组分的含量测定值可能不等于固定的总和，这是各组分的含量测定值的变异性所致。修改后的模型应该能够解释这些变异来源。Pong 和 Raghavarao(2001)提出了一种统计方法，用于估算含有两个组分的制剂的有效期。Pong 和 Raghavarao(2002)在不同设计下评价了两种组件的有效期分布。

14 案例研究

14.1 引言

中医药开发的西医方法包括非临床开发和临床前、临床开发。非临床开发的目的是确保中药在开发过程中符合产品质量标准和监管标准。通过识别、减少和控制原材料、实验过程中的材料和最终成品的不同来源造成的变异性来实现质量保证。因此，在中药开发过程的不同阶段，通常会对原材料、在制品和最终成品进行一致性检测。另外，临床前、临床开发的目的是关注开发中的中药的安全性和有效性，尽管实验是在进行人体试验之前进行的，但是是否应在动物中对成熟的中草药进行试验尚存在争议。

近年来，中医药的现代研究主要集中在中西医结合方面(如癌症研究)。这种方法综合利用了西医的力量和中医的力量来治疗疾病。例如，在一项治疗 211 名肺癌患者的癌症试验中，Chen(2002)报告说接受化疗联合中草药治疗 1 年的患者生存率为 85%，而单纯化疗 1 年的患者生存率为 69%。此外，在某些情况下，研究者也单独使用中医药治疗晚期癌症患者。虽然这种方法不是大多数研究人员的首选，但 de Lemos(2002)指出，中医药治疗本身对癌症进展有深远影响。

在中医药的开发过程中饱受争议的一点是部分中医师只报告成功的临床病例，而那些失败的病例并没有记录。这导致对正在开发的中药进行公平、可靠评价时出现重大偏倚。本章的目的是通过回顾相关治疗领域的非临床和临床病例研究，以西式的方法考查中医药发展的有效性。

在 14.2 中，引入了 FDA 提出的设计质量概念，并将其应用于中药生产工艺。14.3 提供了几个(孤立的)成功的临床案例审查，表明中医治疗工作。14.4 讨论了在癌症护理、心血管疾病(高血压处方)领域的中医药进展、用针灸治疗糖尿病和利用中医治疗多发性硬化症的案例研究。最后的总结见 14.5。

14.2 非临床设计质量

14.2.1 质量设计概念

在制药行业，人们认识到，只有付出巨大的努力和成本，才能合理实现产品的高质量。在实践中，制药公司主要专注于企业发展，并未把重点放在生产上。实际上在很多情况下，有的生产工艺不仅无法达到预先规定的质量标准，而且还不能预测成品的外部效应。质量设计(quality by design，QbD)是一个概念，意味着质量可以规划和设计，大多数质量危机和问题都与质量设计的方式有关。近年来，FDA 已将质量设计作为药物发现、开发和商业制造方式转变的载体。

在过去几年中，FDA将QbD的概念落实到其上市前的流程中。该概念的重点是，质量设计应该建立在对产品本身及其生产过程都非常了解的基础上，这样才会了解产品生产过程中涉及的风险，从而可以有效地采取相应措施以缓解这些风险。这是一直持续到20世纪90年代的“质量控制(QC)”[或“设计后质量(quality after design)”]方法的延伸。Winkle(2007)提供了传统方法与系统性QbD方法的全面比较(表14-1)。

表14-1 传统方法与QbD系统方法的比较

方面	传统方法	质量设计方法
制药	经验性	系统性
开发	单变量实验	多变量实验
生产工艺	固定	可调
过程控制	进行、不进行离线分析的进程中测试，响应速度慢	PAT用于实时反馈和预测
产品规格	主要的质量控制手段基于批量数据	整体质量控制策略
控制策略	基于中间和最终产品测试	控制向上游移动
生命周期管理	积极处理问题、扩大规模和批准后更改	在设计空间内实现持续改进

注：PAT—过程分析技术。

Winkle(2007)指出设计实施质量不仅有益于行业，也有益于FDA。例如，从制药工业的角度来看，设计质量保证了在生产出更好的产品的同时减少了制造中的问题。设计质量的使用不仅减少了上市后变更所需的生产供应品数量，同时允许采用新技术在无须监管审查的情况下改进生产。此外，它还可以改善与FDA审评人员的互动，从而加快审批流程。而从FDA的角度来看，通过实施质量设计方法：首先，不仅增强了审评的科学基础，而且可以更好地协调FDA的审评、合规和检查部门之间的关系；其次，它不仅改善了监管提交和审查质量中的信息，而且促进了决策的灵活性和一致性；此外，它还确保了对科学而不是经验信息的决策。设计质量不仅涉及决策中的各种规则，而且让FDA可以使用有限的资源来更有效地解决较高风险。

14.2.2 QbD案例研究

质量设计的概念已被广泛接受并应用于医药制造业。但是在中草药质量设计实施中仍有两个关键问题有待解决。第一个问题是中草药原料的质量变化，第二个问题是很难确定关键质量属性(CQA)的可接受范围。最近，Yan等(2014)提出了前馈控制策略和确定CQA可接受范围的方法。为了介绍Yan等(2014)提出的前馈控制策略的方法，以下符号需要提前了解。

为简单起见，斜体字母用于标量，小写字母表示向量，数据矩阵用大写字母表示。对于一个批次工艺，M批生产记录的数据由三部分组成，用X、Z和Y表示，即矩阵$X(M\times K)$包含对原材料进行测量的K个属性；矩阵$Z(M\times J)$由J个工艺参数组成；基质$Y(M\times I)$由中间体测定的I个属性组成或产品。$x_{\mathrm{new}}(1\times K)$是由新输入材料的属性组成的向量。$Lo_{x,k}$和$Hi_{x,k}$是历史批次中第$k$个材料属性的最小值和最大值。$z_{\mathrm{new}}(1\times J)$是将在新一批次生产中使用的工艺参数，$z_{\mathrm{new},j}$是第$j$个过程参数。$Lo_{z,j}$和$Hi_{z,j}$是第$j$个过程参数下限和上限。$y_{\mathrm{des},i}$是第$i$个CQA的期望值，并且$Lo_{\mathrm{des},i}$和$Hi_{\mathrm{des},i}$是第$i$个CQA的控制下限和控制上限。中间产生的$y_i$的第$i$个

CQA 的预测值具有 z_{new} 的过程参数。向量 $b_{i,x}(1\times K)$ 包括描述输入材料属性对第 i 个 CQA 的影响的回归系数。向量 $b_{i,z}(1\times J)$ 包括描述过程参数对第 i 个 CQA 的影响的回归系数。

通过以下步骤描述了根据输入物料属性调整工艺参数的前馈控制策略和确定 CQA 可接受范围的方法。

步骤 1：同时对输入材料属性和工艺参数对 CQA 的影响进行建模。使用从工业生产或实验设计(DOE)获得的数据(X, Z, Y)，将输入材料属性和工艺参数与 CQA 联系起来的定量关系以 $Y=f(X, Z)$ 的形式建立。由于输入变量的数量通常与批次数相比较大且输入变量通常是相互关联的，因此通常使用偏最小二乘(PLS)回归(Eriksson 等，2001)来代替多变量线性回归。利用建立的模型，可以在进行该过程之前基于 x_{new} 和 z_{new} 来预测 CQA。

步骤 2：建立用于计算最佳过程参数的优化模型。根据步骤 1 中的回归模型，采用工艺参数构建优化模型，见式(14-1)～式(14-3)，z_{new} 作为决策变量。输入材料属性 x_{new} 包含在目标函数和约束函数的系数中。可以优化 z_{new} 以使预测的 CQA 尽可能接近目标值并且在 $Lo_{des,i}$ 和 Hi_{des} 的控制限制中，换言之，相对于以下目标函数最小化 z_{new}

$$\sum_{i=1}^{I} w_i \cdot \left(\frac{\hat{y}_i - y_{des,i}}{y_{des,i}}\right)^2 \tag{14-1}$$

例如

$$Lo_{des,i} \leqslant \hat{y}_i \leqslant Hi_{des,i} \quad 1 \leqslant i \leqslant I \tag{14-2}$$

和

$$Lo_{z,j} \leqslant z_{new,j} \leqslant Hi_{z,j} \quad 1 \leqslant j \leqslant J \tag{14-3}$$

目标函数[式(14-1)]为 CQA 预测值与预期值之间误差的加权平方。w_i 代表了第 i 个 CQA。如 Muteki 和 MacGregor(2008)的研究中所述，如果需要，可在目标函数中添加与过程效率相关的其他术语。式(14-2)为各 CQA 控制范围的约束条件，式(14-3)为各工艺参数调整范围的约束条件。可以添加基于工艺参数相互关联的约束条件。然而，由于实验设计中的工艺参数是正交的，所以在本案例研究中不使用这种约束。

步骤 3：界定可行的物料空间。文献中提出了输入材料的质量标准(Duchesne 和 Macgregor，2004；Garcia-Munoz，2009；Cui 等，2012)。确定输入材料质量标准的简单方法仅基于生产出合格质量产品的材料质量。但是这种方法不包括工艺参数的调整作用，这样会使得输入物料属性的可接受范围变小，从而使一些物料将被错误归类为不可接受。因此，本研究在前馈控制条件下确定可行物料空间(FMS)，使步骤 2 中的优化模型产生可行的解决方案。FMS 的计算方法如下所述。为简化公式推导，如果输入物料属性与工艺参数之间的相互作用项未纳入步骤 1 建立的回归模型中，则可采用式(14-4)预测第 i 个 CQA。

$$\hat{y}_i = b_{i,x} \cdot x_{new}^T + b_{i,z} \cdot z_{new}^T \quad 1 \leqslant i \leqslant I \tag{14-4}$$

如果在步骤 1 中建立的回归模型中包含一些术语，如平方项，则这些术语包括在 x_{new} 和 z_{new} 的式中，相应的回归系数包括在 $b_{i,x}$ 和 $b_{i,z}$ 中。表达式 $b_{i,x} \cdot x_{new}^T$ 表示输入材料 T 对 CQA 的影响，而 $b_{i,z} \cdot z_{new}^T$ 表示工艺参数对 CQA 的影响，其范围是工艺参数的调整能力。每个 y_i 应该在 $Lo_{des,i}$ 和 $Hi_{des,i}$ 的范围内可接受。这导致

$$Lo_{\text{des}, i} - \max(b_{i, z} \cdot z_{\text{new}}^{T}) \leqslant b_{i, x} \cdot x_{\text{new}}^{T} \leqslant Hi_{\text{des}, i} - \min(b_{i, z} \cdot z_{\text{new}}^{T}) \quad 1 \leqslant i \leqslant I \tag{14-5}$$

这样各工艺参数的调节范围为

$$Lo_{z, j} \leqslant z_{\text{new}, j} \leqslant Hi_{z, j} \quad 1 \leqslant j \leqslant J \tag{14-6}$$

输入材料的知识空间有限,即所研究的物料属性范围有限。因此,物料属性应在知识空间中,使 CQA 预测可靠[式(14-7)]。如 Duchesne 和 Macgregor(2004)所述,基于物料属性相互关联结构的约束可以增加;然而,为简单起见,在本书中不使用。

$$Lo_{x, k} \leqslant x_{\text{new}, k} \leqslant Hi_{x, k} \quad 1 \leqslant k \leqslant K \tag{14-7}$$

然后,可根据式(14-5)～式(14-7)计算可行物料空间。此外,如果将输入物料属性与工艺参数之间的相互作用项纳入步骤 1 建立的回归模型中,则式(14-5)将变得略微复杂。然而,在用数值代替变量后,FMS 仍然可以通过数值计算来定义。

步骤 4:为先前过程定义可接受的 CQA 范围。由于先前工艺生产的中间体作为当前研究工艺的输入物料,因此当前工艺的 FMS 对先前工艺的 CQA 可接受范围进行了限制。这样可以基于 FMS 定义先前过程的可接受的 CQA 范围,或者简单地,与 FMS 相同。

14.2.3 CQA 案例研究

以丹参注射液乙醇沉淀过程为例,首先建立了进料量、工艺参数与 CQA 之间的回归模型,建立了根据进料量计算最佳工艺参数的优化模型。然后,定义了可行的物料空间,并确定了先前工艺的 CQA 可接受范围。

乙醇沉淀是中草药人工制作中常用的纯化工艺(Gong 等,2010, 2011; Huang 和 Qu,2011; Zhang 等,2013)。丹参注射液的前三个生产工艺如图 14-1 所示,包括提取、浓缩和乙醇沉淀,这是许多中草药的典型起始生产工艺。首先通过热水提取草药原料,然后通过在减压和加热下进行的浓缩过程处理提取物,以获得浓缩物。然后,在乙醇沉淀过程中,随着乙醇加入浓缩液中,大量在乙醇中溶解度差的杂质被沉淀下来。中草药原料的质量差异导致了浓缩物的批量质量偏差。因此,需要采用一种工艺控制策略来调整工艺参数,以补偿浓缩物质量偏差的影响。另外,原料药与杂质一起沉淀,很难确定上清液中应该保留多少原料药。因此,对于许多中草药生产工艺(如乙醇沉淀),CQA 的可接受范围尚未明确。丹参注射液乙醇沉淀工艺为前馈控制策略方法学的应用实例。

按照表 14-2 中的随机顺序进行乙醇沉淀实验。在工艺过程中,通过提取和浓缩工艺,将设计浓度的乙醇溶液泵送至原材料(图 14-1)。在提取过程中,先用沸水将丹参生药在 100℃左右提取,然后在浓缩过程中,将提取液在 80℃左右的温度下减压浓缩,得到浓缩液。四种酚酸的标准物质,包括丹参素(DSS)、原儿茶醛(PA)、迷迭香酸(RA)和丹酚酸 B(SaB)购自国家药品和生物制品控制研究所(中国北京)。

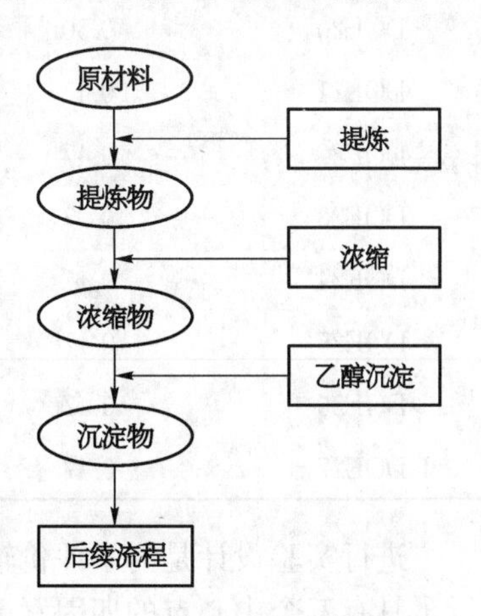

图 14-1 丹参注射液前三个制造工艺流程图

注:制造过程以矩形框显示;原料和中间体以椭圆形框表示。

表 14-2　两个物料属性和两个工艺参数四因素乙醇沉淀的 Box-Behnken 设计

标准顺序	浓缩物中的水含量（质量分数）	乙醇浓度（体积分数）	乙醇流量（ml/min）	乙醇消耗量（ml/g）
DOE1	0.44	0.92	20	2.1
DOE2	0.50	0.92	20	2.1
DOE3	0.44	0.98	20	2.1
DOE4	0.50	0.98	20	2.1
DOE5	0.47	0.95	16	1.7
DOE6	0.47	0.95	24	1.7
DOE7	0.47	0.95	16	2.5
DOE8	0.47	0.95	20	2.5
DOE9	0.44	0.95	20	1.7
DOE10	0.50	0.95	20	1.7
DOE11	0.44	0.95	20	2.5
DOE12	0.50	0.95	20	2.5
DOE13	0.47	0.92	16	2.1
DOE14	0.47	0.98	16	2.1
DOE15	0.47	0.92	24	2.1
DOE16	0.47	0.98	24	2.1
DOE17	0.44	0.95	16	2.1
DOE18	0.50	0.95	16	2.1
DOE19	0.44	0.95	24	2.1
DOE20	0.50	0.95	24	2.1
DOE21	0.47	0.92	20	1.7
DOE22	0.47	0.98	20	1.7
DOE23	0.47	0.92	20	2.5
DOE24	0.47	0.98	20	2.5
DOE25	0.47	0.95	20	2.1
DOE26	0.47	0.95	20	2.1
DOE27	0.47	0.95	20	2.1

进行实验设计是为了评价输入物料的属性和工艺参数对 CQA 的影响，如图 14-2 所示，进行了具有三个中心点的四因素 Box-Behnken 设计（表 14-2）。因为认为浓缩物中的含水量是重要的物质属性（Gong 等，2010），因此将其作为 DOE 的一个因素。将三批浓缩液与一定量的去离子水混合，调整至不同水含量（分别为 0.44、0.47 和 0.50 g/g），然后作为 DOE 中的不同输入材料。乙醇浓度是工业生产中又一重要的物质属性，因此，将其作为 DOE 的另一个因素。4 个

DOE 因子的范围是根据其实际生产经验设定的。按照表 14-2 中的随机顺序进行乙醇沉淀实验。过程中,在连续搅拌下,将设计浓度的乙醇溶液以设计流速泵入 150 g 浓缩液中。当乙醇消耗量达到设计量时停止加入乙醇。然后将混合物在 5℃冷藏 15 h,最后收集上清液。对 3 批浓缩液和 27 批上清液进行分析,以测定酚酸和总固体的浓度。根据国家药品标准(SFDA, 2012)中的方法,采用高效液相色谱法(HPLC)系统 HP1100 系列,通过 HPLC 分析测定了 4 种酚酸。105℃热风干燥 3 h 测定总固体的浓度。

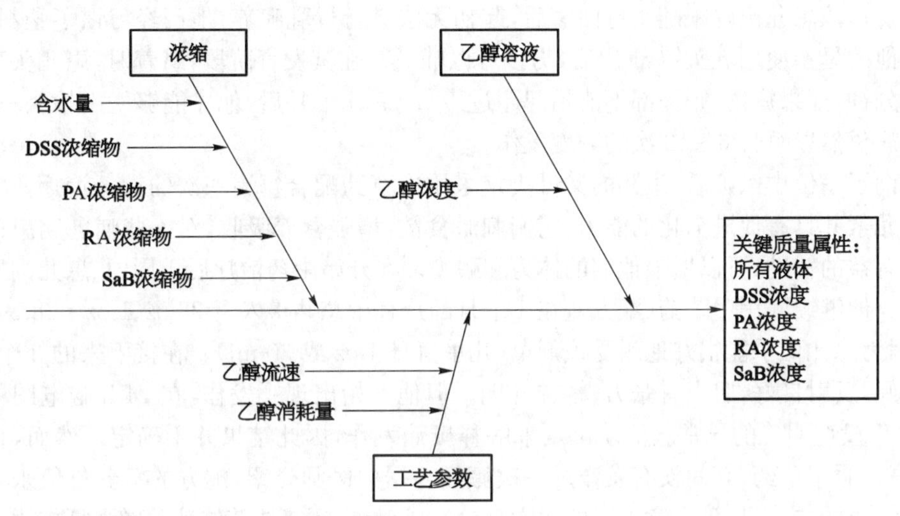

图 14-2 显示乙醇沉淀工艺的投入物料属性、工艺参数和输出关键质量属性(CQA)的鱼骨图

建立符合原料属性的最佳工艺参数优化计算模型。CQA 的预期值设定为 DOE 中 3 个中心点(即 DOE 25~27)的 CQA 平均值,CQA 的控制范围设定为 CQA 预期值的 90%~110%(表 14-3)。根据乙醇沉淀工艺后工艺的输入物料要求,或根据历史产品批次的 CQA,可以更好地确定控制范围。然而,出于本个案研究的解释目的,控制范围的设定不是一个重要问题。因此,对照范围的设置仅如上所述。所有 w_i 在式(14-1)中设定为 1,则认为 CQA 相同。式(14-3)设定 $Lo_{z,j}$ 和 $Hi_{z,j}$ 为 DOE 中使用的工艺参数的最小值和最大值。

表 14-3 乙醇沉淀关键质量属性的预期值和控制限度

	y_{TS}(%)	y_{DSS}(mg/g)	y_{PA}(mg/g)	y_{RA}(mg/g)	y_{SaB}(mg/g)
y_{des}	6.360	2.950	0.755	0.646	4.640
Hi_{des}	6.996	3.245	0.831	0.711	5.104
Lo_{des}	5.724	2.655	0.680	0.581	4.760

来源:Yan, B.等,植物化学分析,25,59-65,2014。

14.3 中医临床成功案例

如前所述,在中医药发展过程中的一个争议点是,部分相关的临床数据没有进行科学的评估和记录,特别是那些负面的结果或失败的案例。因此,报告的相关临床数据可能因存在偏倚而具有误导性。此外,观察到的阳性结果可能没有显著的统计学意义,因为它们可能是偶然发生的,因而不会受到重视。本节中，为达到阐释的目的，介绍几个临床病例，这些病例体现了中医药的作用，具体见 www.chinese-medicine-work.com/herb-formula 网站。

14.3.1 案例 1：中草药治疗小儿癫痫

有一出生 42 周的患儿，该患儿在出生后的第一个 24 h 内经历了一次癫痫发作。出生后第 2 日，又发作一次。这个患儿出生后住院 2 周。住院期间，脑电图显示脑水肿，MRI 显示皮质和脑干中度损伤。该患儿出院跟随父母回家后，起初无法进行母乳喂养，他已经习惯了塑料喂养管。医生建议他的母亲使用乳头罩，1 周后，男孩可以哺乳。在其发育阶段，趴着时，患儿头部无法抬起超过几分钟，如果疲倦，则头部不能抬起超过 1 min。几个月后，他才能够一次抬头三四分钟，但他的癫痫仍然以每日 6～12 次的频度发作。

在咨询了一位中医师后，患儿的父母决定采用中草药配合每周一次的针灸治疗。草药本身含有营养元素并具有促进消化的能力，它们刺激食欲，增强营养吸收，对一些哺乳期患儿来说可能是一个有益的辅助，可以增强他们的体力和耐力。在开始中药治疗后 1 周内，患儿的癫痫发作完全停止。他继续服用中草药(配方)，在 1 个月的疗程中总共摄入了 28 oz(1 oz＝28.349 523 g)的配方，因为患儿似乎能很好地耐受该剂量(几乎每日 1 oz 或 30 ml)。在接下来的 3 个月里，患儿表现良好，反射良好，肌肉有张力，精神开朗。但他开始出现小发作，在 24 h 脑电图中记录到 10 次。由于没有明确的异常脑活动位点来解释癫痫发作，因此结果并不确定。然而，在第 2 个月末，他停止服用草药，其间没有发作过一次癫痫。据中医师介绍，配方的营养价值来自补肾健脾和补益气血的中药(见第 1 章中医的医学理论)。该配方还能调节体液并增强抵抗力。对于经常患感冒、流感、过敏或哮喘的儿童，处方药物在他们茁壮成长的过程中增强他们抵抗风、湿、寒邪侵袭的能力。

这个患有癫痫病的患儿的故事几乎是一个奇迹，它强烈地证明了中医的力量，以及患儿适应严重创伤和发育挑战的能力；证明了中医思维的力量，它能够认清问题根源、找准连贯解决方案；证明了一种简单治疗方法的力量，它使得一个稚嫩的生命战胜严重复杂的疾病。不幸的是，科学和严格的临床评价(基于开展充分和良好对照的临床试验)无法证实这种案例的有效性。

14.3.2 案例 2：中草药缓解湿疹、过敏和压力

患者 36 岁，男性，患慢性湿疹，主诉其颈部、前额和头皮出现红色脱皮性皮疹，多年来一直复发。其幼年健康史显示常发皮疹，用支气管扩张剂和吸入类固醇治疗哮喘，用抗生素治疗反复感染。在一年前，患者因皮肤感染接受了一个疗程的抗生素治疗。然而，来自工作的压力加剧了患者皮肤问题，对日常生活造成了负面影响。

一位中医师的诊断结果表明，该患者舌淡白，胖大，苔薄黄，表明患者气血不足、胃中有热。此外，患者脉象似乎并不能如实反映热象，除了存在明显的肝部血热和不甚明显的典型症状和体征，心跳强度伴随频率不断变化提示患者可能处于紧张和焦虑状态。中医师怀疑这名男子的早期健康问题归结于他的慢性皮炎。患者复发性皮疹是一种信号，其身体的热量和毒素在通过皮肤寻求出口。然而，患者反复使用抗生素和吸入类固醇治疗哮喘，抑制了身体释放热量和毒素，导致皮疹反复发作。虽然抗生素治疗过程可以清除急性感染，但它延续了同样的积累模式，未能消除潜在的致病因素。

正如中医师所指出的，气血亏虚、血热和热毒内蕴，使得该患心脉显著跳动并出现强度的变

化，以及压力下皮疹的加重，表明不仅仅是因为致病因素的累积，还有阴虚阳亢以及心神不宁。于是，中医开出了中草药方，以实现受影响脏腑之间的动态平衡。

由于湿疹可表现为血热毒盛，故选用上述中药作为基本方。即治以泻火解毒，滋阴养血。此外，由于男子紧张易激动的天性使他容易产生多余的热量，安神有助于舒缓他亢奋的神经，放松他的思想，抑制阳气过盛。经过几周的治疗，该男子的病情大大改善，他正在经历的只是偶尔的发热汗出或亢奋。此时，处方减去了安神药，但是仍需进一步清热和补血。

总之，中草药不仅显著改善了患者的皮肤，而且似乎更能够调节他的能量、活动和兴奋性。该临床病例表明了脏腑间整体动态平衡的重要性(中医基本医学理论)。观察到的体征和症状表明某些脏腑失衡，使用中草药可以帮助其恢复全身动态平衡(即健康状况)。

14.3.3　案例 3：中草药治疗上呼吸道感染伴眩晕症

患者 45 岁，女性，因咳嗽、消化不良伴胀气、疲乏和眩晕寻求治疗。患者诉这些症状已经持续了 2 个月。此外，由于最近的职业变动，患者在过去几个月中压力很大。在临床评估期间，中医师注意到，患者舌头略显苍白，前乳区有一些红色乳头，被毛变厚，略潮湿，呈黄白色，表明致病因素仍然存在于肺、胃和肠道中。患者脉象在肺部位置略有冲击和膨胀，伴随着胃部位置的紧张，有冲击和濡滑的特质。因此，中医得出的结论是，病情是由于卫气亏虚，风邪侵袭肺胃，导致痰湿内聚。

需要注意的是，在中医学理论中，风是一种致病邪气，肯定会影响身体，就像突然的大风会影响树木，摇动树叶和树枝，造成暂时的破坏。当风邪袭表时，普通感冒或流感的症状会出现，包括头晕及关节、肌肉和头部的游走性疼痛。当风邪阻塞循环时，可发生眩晕或呼吸道充血。

为了驱除致病因素，有必要补益脾胃，从而化生气血，补肺固表。于是，中医师给了她最初的处方以解决问题。

在接下来一周接受随访时，该女性报告称她的症状在 4 天内完全恢复，没有复发。中医师表示，这是因为补益能改善气虚，协调脾胃，并增强防御气虚的能力，从而清除风、热和痰，缓解流鼻涕、喉咙痛、耳痛、发烧，以及感冒、流感、耳炎或过敏性充血。本案中的中药方具有缓解咳嗽，舒缓喉咙，温和祛痰，补充水分，纠正肺气，祛风清热，并增强营血滋养和卫气防护功能。

本临床病例表明，为了保证中医药的成功，对中医药背后的医学理论和(或)机制的理解极为重要。在实践中，由于中医师的中医理论和经验水平有差异，因此其诊疗效果也会有差异。

14.3.4　案例 4：中草药治疗急性便秘

患者 63 岁，女性，该患者前一日在餐厅进食后出现左侧腹痛和便秘而求医。该患者之前因弥漫性甲状腺肿伴甲亢在手术切除甲状腺后曾出现多次肠道不适，包括腹泻。因此，谨慎的做法是选择一种既有效又不会加重胃肠道(GI)负担的药物。在临床评估过程中，中医师发现她的舌苔稍增厚，呈黄白色，符合多种形式的消化不良。舌头外侧缘也发红，连同她的个性和既往病史，认为她是具有肝脾和肝肺不和特征的木性体质。

在上述观察和诊断的基础上，中医师开具了中医处方以解决此问题。患者在接受中药治疗后，表示在 48 h 内恢复，没有任何不良反应。此时，指导患者停止服用中药。本案是根据中医理论，调理肝脾，祛湿补血，驱散风热，促进消化，缓解紧张。对于食滞与湿滞，健胃可以缓解消化不良、嗳气和腹胀，激活肠道，改善食物停滞和积聚导致的便秘。

14.3.5 评述

上述成功的临床病例确实提供了中药在某些疾病领域发挥作用的证据。为了实现中药现代化和(或)西方化的最终目标,需要通过对目标患者人群(患有研究疾病的患者人群)进行充分和良好对照的临床试验,对处方(剂量)的作用进行科学评价。也就是说,中医药的发展应该从基于经验的(主观的)临床评价转向基于证据的(客观的)临床评价,以考察中医药的科学有效性。

14.4 中药材案例研究

在中国,癌症(实体肿瘤)、心血管疾病和糖尿病被公认为是威胁生命的三大疾病,因此研究中医药疗法已成为中国公共卫生关注的焦点。在本节中,将重点关注这些疾病领域的案例研究。

14.4.1 癌症护理中的中医药

中医药在中国已广泛应用于肿瘤的治疗。中医药在减少残疾、保护癌症患者免受并发症之苦、帮助改善患者生存质量方面发挥着重要作用(Yoder, 2005)。Ernst(2009)指出,中医药还可以通过减少常规治疗的副作用或改善生活质量来辅助支持性及姑息治疗。在西方,乳腺癌幸存者使用补充/替代医学(如中药)有增加趋势(Boon 等,2007)。

Li 等(2013)在对中文对照临床研究的回顾中发现,中国最早的临床试验开始于 20 世纪 70 年代末,中医药领域的第一个临床试验是 1983 年发表的中药注射剂治疗心绞痛的研究(Wu 等,2004)。在过去几年中,一些研究人员对病例报告进行了系统回顾(Liu 等,2011)和病例系列研究(Yang 等,2012)。尽管自 1984 年以来在中文文献中发表了大量的对照临床研究,但直到 Li 等(2013)对中文发表的对照临床研究进行全面综述后,才进行了系统检索和分析。

14.4.1.1 *研究选择和数据提取* 研究所纳入的患者类型包括恶性肿瘤、恶性血液病和癌前病变患者在内的所有类型癌症相关患者,采取的随机对照试验(RTC)或非随机(临床)试验(CCS)研究至少一组涉及中医药治疗。结构化数据提取表设计用于获取文献计量信息,包括引文信息、出版物类型和资金信息(如可用)。所有的文献提取均由独立 PI 进行验证,并通过与其他 PI 对一些分歧进行讨论以达成共识。结果系统识别并分析了 1984—2011 年约 2 964 篇中医药治疗癌症的对照临床研究,获得了目前中医药治疗癌症的对照临床研究获益的证据。

14.4.1.2 *中医药干预* 正如 Li 等的工作中所表明的那样(2013),统计 2 964 项研究报告所涉及的中医药干预措施包括中药、穴位刺激、饮食疗法、按摩、中医心理干预、中医五行音乐疗法和气功。中药包括口服汤剂、针剂、外用、灌注、雾化吸入、漱口和鼻饲,是治疗组(2 667 例研究,89.98%)和对照组(327 例研究,11.03%)最常用的干预措施。在所有类型的中药中,超过一半(1 720 个中的 1 145 个,66.57%)的汤剂在大多数研究中是个体化的。另外,在 2 964 项研究中报告的常规治疗包括化疗、西医常规治疗、放疗、介入治疗和手术。化疗是治疗组(1 170 项研究,2 128 项研究中 54.98%报告中药加传统药物)和对照组(1 328 项研究,2 774 项研究中 47.87%报告中药加传统药物或仅传统药物)的主要常规治疗,其次是西药或其他常规治疗。

14.4.1.3 *随机化* Li 等(2013)指出,在 2 385 项随机对照试验中,约 16.5% (394/2 385)采用了随机化方法,如随机表格、计算机软件随机化、抽签和投掷硬币。有 33 项研究使用传统信封法(或随机信封)作为随机化方法。这些方法可能不严谨,然而,Li 等(2013)认为它们是充分的随机化方法。在该病例研究中,一个有趣的发现是,在提及的随机化研究中,会议记录和论文报告中使用随机化方法的比率较高。

14.4.1.4 设盲 在中医药临床试验中,盲法似乎是一个问题。在该病例研究中,仅少部分研究(63 项研究)报告了对参与者设盲的使用。在这 63 项研究中,仅有 40 项研究(63.5%)表明参与者设盲,包括患者、医师、评价者(结局测量者)和生物统计学家。其他 23 项研究仅提及设盲、单盲或双盲,未提供关于设盲方法的任何详细信息。与随机化相似,当提及设盲时,会议记录和论文报告的参与者更多地采用设盲。

14.4.1.5 结果测量 该病例研究中最常报告的结局指标为临床症状(1 667 项研究,56.2%),其次为实验室指标或检查结果(1 270 项研究,42.9%)、生活质量(1 129 项研究,38.1%)、化疗/放疗诱导的副作用(1 094 项研究,36.9%)、肿瘤大小(869 项研究,29.3%)和安全性(547 项研究,18.5%)。然而,这些结果测量与西方公认的终点不同,如反应率、疾病进展时间和总生存期。在该病例研究中,433 例(14.6%)研究报告了生存期,109 例(3.9%)研究和 101 例(3.41%)研究分别报告了转移和复发。在 1 129 项报告生活质量作为结局指标的研究中,大多数研究(942 项研究,83.4%)应用了 Karnofsky 评分。有 41 项研究报告了通过 QOL 评分测量的生活质量,但未提供关于使用的 QOL 评估工具及其确认的详细信息。此外,约 17.4%的研究(共 516 项)报告了多种手段联合作用的不同临床有效性水平,并未提供每个手段单独的作用。

14.4.1.6 重要证据 就 Li 等(2013)而言,在本病例研究中,仅有 5 项研究设计采用良好的随机化临床试验来研究中药并获得具有阳性生存期的结果。一项研究使用草药提取物颗粒,另一项研究使用草药胶囊,还有 3 项研究使用传统的中药煎剂。其中 2 项研究报告单独使用中医药作为治疗干预,其他 3 项研究涉及中西医结合和常规药物。

14.4.1.7 总体结论 在 2 964 项研究中,Li 等(2013)总结了各项研究中描述的结论。他们发现,756 项(25.5%)研究根据观察到的治疗效果向更广泛的社区推荐了正在研究的试验治疗。最常见的结论和(或)建议是试验治疗非常有效且安全性良好,非常适合在临床应用中推广。

14.4.1.8 评述 本案例研究揭示了中药在癌症治疗中的以下问题:首先,中药临床研究仍侧重于经验而非证据;其次,中药临床研究结果测量不够客观;最后,部分临床研究被认为是不充分和不完全对照的临床研究。例如,未采用随机化和设盲来尽可能减少偏倚。如前所述,只有通过开展充分和良好对照的临床研究,才能提供关于有效性和安全性的实质性证据。然而,有迹象表明,中医药在癌症治疗方面正朝着正确的方向发展,如从基于经验的临床研究转向基于证据的临床研究。大多数临床医师开始接受进行随机临床试验的药物临床试验质量管理规范(GCP)培训,以评估中药材的有效性和安全性。例如,北京大学临床研究所(PUCRI)每年至少在北京所在区域为临床医师提供两次临床试验培训。

14.4.2 案例研究:高血压处方建模

与上一节讨论的治疗癌症的中医药一样,大多数评估治疗心血管疾病(如高血压)的中药的有效性和安全性的临床研究也发现了类似的缺点和问题。高血压是一种复杂的慢性疾病,患者的血压异常升高。虽然许多西药可用于治疗高血压,但由于其复杂的发病机制所造成的局限性,效果并不令人满意,且有一些不良反应。因此,许多患者寻求中医等治疗。正如 Shi 等(2004)和 Wang(2008)所指出的,已经开发出了各种治疗高血压的中医治疗方法,并证明是有效的。因此,在本节中，将重点关注 Xu 等(2011)开展的一项病例研究，该研究涉及通过所谓的定量公式-活性关系(QFAR)模型开发、验证和证明高血压处方的配方说明。介绍高血压方剂的 QFAR 模型，需要从中药的性质和作用来理解中药的特性，从而实现体内脏腑的整体动态平衡。

14.4.2.1 草药性质和医疗实践 如前所述，在中医理论和实践中，中药的基本特性包括四气和五味，升、降、浮、沉(LLFS)，归经和毒性(Xu 等，2011)。四气是指寒、热、温、凉，来源于草药作用于机体的效应。例如，用于消除或减少热性质的草药是冷或冷性质，凉性弱于寒性。五味有辛、甘、酸、苦、咸，具有相似味道的药草往往有类似的作用。Xu 等(2011)指出许多疾病有向上(如呕吐和咳嗽)、向下(如腹泻和直肠脱垂)、向外(如自汗)或向内(如未解决的外部症状扩展到内部)的趋势。LLFS 的特性反映了草药逆转或消除这种倾向的能力。例如，举重与俯冲相反，升提与下沉相反。归经指的是与脏腑相关的经络及其分支。例如，对于所有能消除或减少热的冷性质的药草，更有效地减少来自肺、肝的热的药草被指作用于肺、肝。另外，草药的毒性被称为其对人体的不良影响。表 14-4 提供了 24 种与单一草药特性有关的特征。

表 14-4 按特征分类的基本草药特性

属　性	序　号	特　征	范　围
性质	1	寒	强烈/中度/轻度/无
	2	热	强烈/中度/轻度/无
	3	温	中度/轻度/无
	4	凉	中度/轻度/无
	5	平	轻度/无
口味	6	酸	中度/轻度/无
	7	苦	中度/轻度/无
	8	甘	中度/轻度/无
	9	辛	中度/轻度/无
	10	咸	中度/轻度/无
归经	11	归脾经	有/无
	12	归胃经	有/无
	13	归肺经	有/无
	14	归肾经	有/无
	15	归心经	有/无
	16	归心包经	有/无
	17	归大肠经	有/无
	18	归小肠经	有/无
	19	归膀胱经	有/无
	20	归胆囊经	
	21	归三焦经	有/无
	22	归肝经	有/无
毒性	23	毒性	强烈/中度/轻度/无
LLFS	24	LLFS	下沉/下降/提升和浮动/不明显

来源：转载自 Xu 等，化学计量学与智能实验系统，109，186-191，2011。

在实践中，处方中药配方是中医治疗各种疾病最常用的方法。配方通常根据病因学诊断和药物配伍的原则，由选择的多种草药和合适的剂量组成。近年来，多种治疗疾病的中药配方被设计、报道和验证。后续中医师根据自己的临床经验，对这些药物进行调整。因此，在中国文献中存在数以万计的治疗各种疾病的有效中药方剂，这些方剂被认为是经过中医理论和成功的临床案例验证的。

14.4.2.2 最小二乘支持向量机 Xu 等(2011)提出通过检验公式之间的关系及其相应的活动来研究这些公式。为了表明目的，表 14-5 列出了单味药可能的主要作用或影响。因此，Xu 等(2011)提出了定量公式-活性关系(QFAR)的概念，通过考虑公式中所含不同水平的不同信息，对公式活动进行建模。在 QFAR 模型下，Suykens 和 Vandewalle(1999)提出的最小二乘支持向量机(LS-SVM)不仅用于分类有效/否定公式(基于一些预先规定的中药特性和主要作用或效果标准)，而且用于将风险进行最小化处理。LS-SVM 简要总结如下。

表 14-5 单味中药可能的主要作用

序 号	特 征	反应值(是=1 /否=0)
1	辛温解表	1/0
2	辛凉解表	1/0
3	清热泻火	1/0
4	清热燥湿	1/0
5	清热解毒	1/0
6	清热凉血	1/0
7	清内热	1/0
8	攻下，泻下	1/0
9	润下	1/0
10	峻下逐水	1/0
11	祛风除湿散寒	1/0
12	祛风除湿清热	1/0
13	祛风除湿，强筋壮骨	1/0
14	芳香化湿	1/0
15	利水消肿	1/0
16	利尿通淋	1/0
17	祛湿，退黄疸	1/0
18	温中	1/0
19	理气	1/0
20	消食化滞	1/0
21	驱虫	1/0
22	凉血止血	1/0

（续表）

序　　号	特　　征	反应值(是=1 /否=0)
23	止血散瘀	1/0
24	收敛止血	1/0
25	温经止血	1/0
26	活血止痛	1/0
27	活血调经	1/0
28	活血疗伤	1/0
29	活血逐瘀散结	1/0
30	温经化痰	1/0
31	清化痰热	1/0
32	止咳平喘	1/0
33	镇定安神	1/0
34	养心安神	1/0
35	平肝潜阳	1/0
36	息风止痉	1/0
37	芳香开窍	1/0
38	补气	1/0
39	温阳	1/0
40	养血	1/0
41	滋阴	1/0
42	固表止汗	1/0
43	敛肺涩肠	1/0
44	涩精止尿止带	1/0
45	催吐	1/0
46	解毒驱虫止痒	1/0
47	解毒排脓生肌	1/0

来源：转载自 Xu 等，化学计量学与智能实验系统，109，186－191，2011。

Xu 等(2011)考虑了以下最简单的方法来生成公式描述符

$$X = CS^T$$

式中：C 和 S 是单味药的剂量矩阵和特征矩阵，其列分别包含不同方剂中某一中药的剂量和该中药的特征(如性质和主要作用)。假设有兴趣区分有效公式和无效公式。那么在公式中的等式约束类型下，将一类(有效公式)表示为$+1$，另一类(无效公式)表示为-1，则支持向量机(SVM)分类的构造如下

$$w^T\varnothing(x_k)+b\geqslant 1 \quad 如果\ y_k=+1,\ k=1,\ \cdots,\ n$$

$$w^T\varnothing(x_k)+b\leqslant 1 \quad 如果\ y_k=-1,\ k=1,\ \cdots,\ n$$

式中：x_k和y_k分别是第k个输入向量和第k个输出值；w和b是要估计的模型参数；n是一个函数；$\varnothing$是将输入空间映射到另一个高维空间的函数。因此，LS-SVM的公式如下

$$\min_{w,\ b,\ e} f(w,\ b,\ e)=\frac{1}{2}w^Tw+\gamma\frac{1}{2}\sum_{k=1}^{n}e_k^2$$

受以下等式限制

$$y_k[w^T\varnothing(x_k)+b]=1-e_k \quad k=1,\ \cdots,\ n$$

因此，拉格朗日方程被定义为

$$L(w,\ b,\ e;\ \alpha)=f(w,\ b,\ e)-\sum_{k=1}^{n}\alpha_k\{y_k[w^T\varnothing(x_k)+b]-1+e_k\}$$

式中：α_k为拉格朗日乘数。可以通过取w、b、e_k和α_k的导数推导出最优条件，并将它们设置为等于0，得到以下等式

$$w=\sum_{k=1}^{n}\alpha_k y_k\varnothing(x_k)$$

$$\sum_{k=1}^{n}\alpha_k y_k=0$$

$$\alpha_k=\gamma e_k \quad k=1,\ 2,\ \cdots,\ n$$

$$y_k[w^T\varnothing(x_k)+b]-1+e_k=0 \quad k=1,\ 2,\ \cdots,\ n$$

因此，LS-SVM的解可以通过求解以下方程获得

$$\begin{bmatrix}0 & -y^T \\ y & ZZ^T+\frac{1}{\gamma}I\end{bmatrix}\begin{bmatrix}b \\ \alpha\end{bmatrix}=\begin{bmatrix}0 \\ 1\end{bmatrix}$$

式中：$y_k\varnothing(x_k)=[\varnothing(x_1)y_1;\ \varnothing(x_2)y_2;\ \cdots;\ \varnothing(x_n)y_n]$，$I=[1;\ 1;\ \cdots;\ 1]$，$e=[e_1;\ e_2;\ \cdots;\ e_n]$，$\alpha=[\alpha_1;\ \alpha_2;\ \cdots;\ \alpha_n]$。现在，考虑高斯非线性变换(即激进基函数)。然后，输入矩阵X由下面给出的$n\times n$核矩阵K代替

$$K=\begin{bmatrix}k_{11} & \cdots & k_{1n} \\ \vdots & \ddots & \vdots \\ k_{n1} & \cdots & k_{nn}\end{bmatrix}$$

其中$k_{ij}(k=1,\ \cdots,\ n)$由根基函数定义为

$$k_{ij}=\exp\left(\frac{-\parallel x_i-x_j\parallel^2}{\sigma^2}\right)$$

需要注意的是，在基于基函数变换的LS-SVM分类模型的训练中，只需要优化两个参数(即γ和σ)。核宽度参数(即σ)与数据的置信度相关，因为σ的大小也影响回归的非线性性质。

换言之，随着σ的减小，内核变得更窄，这迫使模型走向更复杂的解。而正则化参数γ则控制着试验误差最小与最大边缘之间的权衡。γ值过小将导致模型不拟合，而γ值过大将导致试验数据的过度拟合，这样模型的预测性能较差。因此，建议将γ与核宽度参数σ同时优化。

14.4.2.3 示例 Xu等(2011)收集235个治疗高血压的中医方剂进行了案例研究。从官方数据库和文献中收集了这235个由1～18种单味中药组成的方剂，参见 http://www.tcm120.com/1w2k 或 http://www.cintcm/opencms/index.html。Xu等(2011)指出，这些配方在治疗高血压方面显示有效，数据来源可靠。根据单味药的特性(表14-4)和单味药的主要作用或效应(表14-5)，使用LS-SVM模型分析数据。这样做的目的不仅是为了区分有效公式与无效公式，而且是为了优化LS-SVM中的两个参数，避免过度拟合。为了建立一个稳健和可靠的分类模型，使用稳健主成分分析检测有效公式中的离群值(Hubert等，2009)。剔除离群值后，对剩余229个有效公式拆分，形成测试集(含200个公式)和验证集(含29个最活跃的公式)。为了使模型稳健可靠，确定最优参数为$\sigma^2=0.55$和$\gamma=10$。利用优化后的参数建立LS-SVM模型，预测试验样本的类别。结果表明，样品1～29为有效处方，而30～229为无效处方。分析结果还表明，29个有效配方中有2个(6.9%)分类错误，200个无效配方中有7个(3.5%)预测错误。有效公式和无效公式的预测准确率分别为93.1%(27/29)和96.5%(193/200)。

14.4.2.4 评述 在Xu等(2011)的案例研究中，通过应用具有新公式描述符的LS-SVM模型，显示高血压公式的QFAR模型可以高精度地区分有效公式与无效公式。但是，没有提供关于模型解释的详细信息。

14.4.3 案例研究：针刺治疗糖尿病

14.4.3.1 糖尿病中医分型 在中医学，糖尿病被称为“消渴”。根据中医理论和实践，糖尿病典型分为上、中、下消渴三型，各有特征性症状。上型表现为极度口渴，中型为过度饥饿感，下型为小便过多。这些类型分别与肺、胃和肾密切相关(Covington，2001)。

14.4.3.2 诊断和治疗 对于患有慢性糖尿病患者的评估，中医通常会采集详细、多系统的病史，并通过四诊进行观察，从而提供有关患者健康状况的信息。这些观察包括舌头的形状、颜色和舌苔，面部的颜色和表情，呼吸和身体的气味，以及脉搏的力量、节律和质量。中医最常见的辨证方法之一是按阴阳、表里、寒热、虚实的八纲辨证。这些特征分别总结于表14-6(热、寒和实、虚)和表14-7(阴和阳)。

表14-6 热、寒和实、虚体征总结

一般体征	说明	舌	脉搏
热证	面赤 高热 恶热 喜凉 喜动 喜冷饮 尿黄赤 便秘	舌质红 舌苔黄	快

（续表）

一般体征	说明	舌	脉搏
寒证	苍白 面白 四肢厥冷 畏寒 喜温 运动缓慢 喜静 口不渴，不欲饮 小便清澈 水样便	舌质白 舌苔白	慢
实证	沉重 重运动 粗重呼吸 压力和触觉会增加不适感	舌苔厚	强
虚证	身体虚弱，乏力 疲劳 呼吸急促 喜按 语声低微 头晕 食欲不振	舌质白 舌苔薄	弱

来源：转载自 Covington，M.B.，糖尿病谱，14，154－159，2001。

表 14－7　阴阳消长规律

检查	阴的指征	阳的指征
望	安静 退缩 缓慢 体倦，嗜蜷卧 精神不振 排泄物和分泌物水样稀薄 舌淡、胖大、质润 舌苔厚而白	激动 快速 脸红 患者躺下时会喜欢伸展 舌质为红色或猩红色，干燥 舌苔黄而厚
闻	语声低微、乏力 少言 呼吸浅而弱，急促 辛味	声音粗糙，强烈 健谈 呼吸充分而深刻 腐臭味

（续表）

检　查	阴的指征	阳的指征
问	畏寒怕冷 食欲不振 口淡 喜温，喜按 小便量多，色清 月经色淡	发热 恶热 便秘 尿少，尿黄赤 口干 口渴
切	虚，微，细，空或弱	实，快，滑，浮或强

来源：转载自 Covington，M.B.，糖尿病谱，14，154－159，2001。

与西医不同，中医并不关心测量和监控糖尿病患者的血糖水平。中医注重治疗个别患者的虚损和不和（相关脏腑之间）。针灸现已被用于治疗糖尿病，以降低血糖和调节内分泌功能。在实践中，有许多临床研究证明，针刺对降低血清葡萄糖水平有有益的作用（Mao，1984；Chen 等，1994）。

14.4.3.3　*成功案例*　Covington（2001）提供了关于使用针刺治疗糖尿病的两个成功实例。正如 Covington（2001）所指出的，第一个成功的例子涉及一项 46 名疼痛性周围神经病变患者的研究，该研究评价了针刺镇痛短期和长期疗效（Abuaisha 等，1998）。对于短期疗效，结果表明约 74%（46 名中的 34 名）患者的症状显著改善。对于长期疗效，在长达 52 周的随访期后，67% 的患者能够停止或显著减少他们的止痛药。约 15%（46 名受试者中的 7 名）表示他们的症状完全消失。第二个成功的例子与一项在 50 例 2 型糖尿病受试者中进行的随机、对照、交叉研究有关，该研究旨在评价经皮神经刺激（PENS）治疗神经性疼痛的有效性（Hamza 等，2000），结果显示，活性 PENS 治疗可改善所有患者的神经病理性疼痛症状。此外为了减少疼痛，该治疗有助于改善体力活动水平、幸福感和生活质量。

14.4.4　案例研究：多发性硬化的治疗

14.4.4.1 *疾病*　如维基百科中所述，多发性硬化症（MS）是一种脑和脊髓中神经细胞绝缘层受损的炎症性疾病。这种损伤破坏了部分神经系统的交流能力，导致了广泛的体征和症状，包括身体、心理甚至精神问题。因此，多发性硬化症有时也称为播散性硬化或脑脊髓炎。多发性硬化有多种类型，新的症状（新发型）或者是孤立发作（复发型），或者是逐渐形成（进展型）。发作间歇期症状可逐渐消失；然而，该病经常会导致永久性的神经系统问题，特别是随着疾病的进展。

多发性硬化是影响中枢神经系统最常见的自身免疫性疾病。虽然病因尚不清楚，但一些新的治疗和诊断方法正在开发中。其潜在机制被认为是免疫系统破坏或髓磷脂生成细胞失效。提出的原因包括遗传和环境因素，如感染。MS 的诊断通常基于目前的体征和症状以及支持性医学检查的结果。MS 目前尚无根治方法，治疗只是试图改善发作后的功能，并防止新的发作。用于治疗 MS 的药物在适度有效的情况下可产生不良反应，且耐受性差。尽管缺乏证据，许多人仍在寻求替代疗法。长期结局难以预测，良好结局常见于女性、生命早期发病者、病程复发者和最初很少发作者。预期寿命比未受影响的人群平均低 5～10 年。

14.4.4.2 中药疗法 用于治疗肝肾亏虚型痿证的推荐传统药配方是虎潜丸(Huang 和 Wang, 1993)。该方具有滋阴的作用。与其他传统器械同时治疗时,可根据临床表现对配方进行适当调整,特别是在治疗开始时,效果尤为明显。如果长期应用,也被认为是一种良好的处方。

虎潜丸是由朱丹溪(1280—1358)所发明,记录在他的《丹溪心法》一书中。朱丹溪原名朱震亨,是1150—1350年间发展起来的中医金元四大家之一。朱氏是这些学者中的最后一位,也是随后几个世纪最有影响力的学者之一(《雅各布》,1985)。

14.4.4.3 多发性硬化临床试验 MS中医治疗的最大规模研究是由Lu和Wang(1986)在福建的神经科和中医科进行的。首先将患者分为4组进行辨证治疗,2组为虚证,2组为实证。证型和治法为:

(1) 肝肾阴虚证:生熟地黄、枸杞子、知母、丹参、芍药、山茱萸、女贞子、鹿角胶、龟板胶、牛膝(川牛膝)、当归、甘草,是左归丸加知母、女贞子、丹参、当归、芍药,有点类似于虎潜丸。除甘草(5 g)外,每味药每天用量为10~12 g。

(2) 脾胃虚弱证:黄芪、丹参、党参、白术、茯苓、半夏、陈皮、大枣、甘草,是六君子汤与黄芪、丹参相加。除大枣(12枚)、甘草(4 g)外,每味药每天用量8~15 g。

(3) 气滞血瘀证:黄芪、党参、丹参、生地黄、芍药、柴胡、当归、黄芩、蛇床子、半夏、甘草,是小柴胡汤配三味活血化瘀药丹参、芍药和蛇床子加黄芪。除甘草(4 g)外,每味药每天用量9~15 g。

(4) 湿热证:青蒿、滑石、芍药、黄芩、柴胡、淡竹叶、木通、茯苓、枳实、半夏、大黄、大枣。此方剂与几个世纪前所描述的温病治法相似,如蒿芩清胆汤。每味药用量为8~12 g,除大枣(12枚)外。

针对某些症状对配方进行加减。如尿失禁,加菟丝子、高良姜、蔷薇果;大便秘结者,加何首乌、桃仁、肉苁蓉、大黄;神志不清者,加五味子;脘腹胀满者,加厚朴、枳实;肌萎缩者,加当归、明胶、续断。

将煎剂放凉后饮用(非热服,因为许多MS患者对热有厌恶感),每天1次。急性活动期给予抗炎西药(地塞米松或泼尼松)。35例患者接受了治疗,除3例患者在前10天内停止治疗外,其他患者均有所改善。2例分别服用45、68剂后视为基本治愈,15例显效,另15例有所好转,大部分服用20~40剂。其中11例患者在改用传统的草药组合之前曾尝试过皮质类固醇,但没有成功;其中7例显效,3例好转,仅1例无效。

这些研究人员对他们进行了随访,试图防止病情加重(Lu等,1995)。他们让30例患者服用平复汤(pacify recurrence decoction),时间为3~13年(平均6年)。方中含有黄芪、党参、茯苓、白术、半夏、甘草、大枣、柴胡、黄芩、龟板、女贞子、当归、芍药、麦冬、熟地黄、枸杞子、知母。该方具有益气养阴活血,清虚热之功效。由此可见,本方来源于上一篇治疗多发性硬化文章中列出的前两篇处方,基于肝、肾、脾三脏的不足(也有一些小柴胡汤的药材,如下所述)。预防治疗基本上是补益配方。处方以汤剂形式,每天2~3剂服用,每味药(除甘草、大枣较少量外)用8~15 g。据研究人员称,除了2名患者每人只经历了一次轻微的病情加重,每次都是在病毒感染(普通感冒)后发生的以外,均预防了复发。对未接受该药物治疗的MS患者对照组进行为期3年的监测:他们的病情以每年1~4次的频率反复。

平复汤包括熟地黄、龟板、芍药、知母,这些虎潜丸的成分具有滋阴养血和清虚热的作用。此外,他们还加入了女贞子、枸杞子、麦冬来滋阴。一个补益精血的方法是补气,使更多的营养物质从食物中获得。该配方包括黄芪、党参、茯苓、白术、甘草和大枣(这些中药还可增强免疫力,以帮助抵抗诱发急性加重的感染)。同时,由于患者持续接受滋阴补药治疗,无须强烈抑制虚火,因此,处方中不需要黄柏(知母与黄柏不同,其次要性质是滋阴)。因此,治疗很大程度上反映了朱丹溪治疗弛缓综合征的原则。中医师解释说,他们开发这个配方的部分想法是基于目前对自身免疫的认识,这就解释了为什么配方中有这么多的补气药(如半夏、柴胡、黄芩等)及小柴胡汤,因为这些成分对慢性炎症性疾病治疗有帮助。

如果 T 细胞对髓鞘的攻击是由流感、普通感冒、鼻窦炎或其他感染引发的,那么预防此类感染或阻止其进展的能力将是防止因恶化诱发事件导致损伤的一个明显的关键步骤。防止可传播的病毒感染,例如远离那些目前正遭受感染的人,是一种预防方法。另一种方法是用补益中药增强免疫系统的功能。(许多西方人认为,写得不好的关于免疫紊乱的文章,增强免疫系统会使免疫性疾病恶化;然而,这只是急性加重期间的潜在问题;即便如此,免疫系统中帮助关闭自身免疫攻击的其他部分也可能会被适当的免疫调节药治疗策略诱导活性。)

14.4.4.4 *肌萎缩侧索硬化和进行性脊柱肌肉萎缩研究* Lin(1983)报告了 ALS 的病例研究。在一个案例中,主要的配方结合了补益中药:黄芪、当归、丹皮、熟地黄、芒硝、肉桂和枸杞子,以及一些用于促进血液循环和缓解痉挛(痉挛是许多 ALS 案例中的一个重要问题)的草药:蜈蚣、蝎子、桃仁、红花、桑枝和威灵仙。这些中药制成煎剂,每天分 3 次服用,连服数天。另取马钱子、麝香制成的散剂各少量(每支 0.25 g,每天 3 次)。随后,对煎剂配方进行了加减(分别加入蛇床子、桔梗、栀子、鹿茸、乌梢蛇,桑枝、威灵仙删去)制成丸剂——丸中包括麝香、马钱子散,代替汤剂,每天服 18 g。这些丸药服用了 2 年,直到疾病痊愈。3 年后未接受进一步药物治疗的随访记录显示患者疾病已缓解。第二例患者服用黄芪、白术、肉桂、当归、桃仁、红花、蜈蚣、土鳖虫、胡芦巴、附子、川乌、甘草、乌梢蛇。经用此煎剂数天后,用上述丸剂长期服药,获临床治愈,5 年后随访证实疗效满意。

第三个病例强调治疗阴虚火旺,使用黄柏、生地黄、丹皮、泽泻、知母、茯苓、千金藤、薏苡仁、金鸡菊、续断、牛膝、蜈蚣和全蝎的煎剂。此汤剂给药 2 个多月后,减千金藤、薏苡仁、金鸡菊,加入续断、鹿茸、淫羊藿、当归、蛇床子、红花。然后这个方子用了 3 个多月。最后,再次使用上述药丸进行长期治疗,患者被治愈后,在没有药物的情况下,到 2 年结束时没有复发。

Kang(1985)报道了 2 例进行性脊髓性肌萎缩症,给予的主要处方是生肌益髓汤。该方包含了当归、枸杞子、白术、麦冬、龟板、牛膝、黄柏、泽泻、木瓜、甘草等滋阴药和鹿角胶、杜仲、白术、黄芪、补骨脂、麦芽、山楂、半夏、党参、芥子、威灵仙、泽泻、木瓜、牛膝、肉桂等补阳药。治疗时间为 6 个月,同时辅以针灸和按摩疗法。长期随访显示患者在治疗中持续获益,其神经传导和身体活动恢复正常。

在一项对 15 例进行性 ALS 患者的研究中,加味的虎潜丸被使用(Xie, 1985)。此方中含有黄芪、淫羊藿、鹿茸、海龙、海马、人参、龟板胶、当归、芍药、熟地黄、枸杞子、杜仲、续断、菟丝子、锁阳、白术、薏苡仁、陈皮、牛膝、木瓜、陈皮、蝮蛇、补骨脂、知母、黄柏、桂枝、羌活、独活。配方基于传统处方健步虎潜丸。丸剂服用量每次 3~9 g,每天 2~3 次,根据人的体质和病情轻重而定,但对表现为阴虚火旺证的患者不宜使用。这些丸药患者将在几年内定期使用,其中 2 例患者治愈,5 例有好转。

马钱子有时被提到作为 ALS 治疗的一部分。一种被称为活化粉末的肌肉强化配方可以缓解肌肉松弛。配方包括马钱子、麝香、蜈蚣。小剂量的马钱子能强健肌肉,大剂量则能麻痹肌肉,用于治疗其他自身免疫性疾病，包括 MG 和类风湿关节炎。不幸的是，这种中药不能进入西方治疗自身免疫性疾病，因为考虑到其中一个主要活性成分毒性士的宁的安全性。

Huo(1985)描述了进行性脊肌萎缩症(80 例)和 ALS(30 例)的大规模研究。用于治疗的主要配方为益髓汤，用党参、白术、黄芪、熟地黄、补骨脂、续断、菟丝子、牛膝、升麻、当归、芍药、鸡血藤、龟板、鹿角胶制成(每味中药 9～15 g 水煎)，配黄柏、知母各 5 g。这个配方是虎潜丸的一个实质性修改，利用几种补阳药来代替古代处方中的虎骨。根据报告，认为 59 例治愈(症状缓解、肌肉再生和肌肉功能恢复)，18 例显效，25 例改善，8 例无改善。

14.4.4.5 *重症肌无力病例研究* Yakazu(1985)报道，含有麻黄的配方，如葛根汤和小青龙汤可改善 MG 患者的症状，至少短期治疗有效。他将这种作用归因于活性成分麻黄碱，此前 Nabi Ryoken 在其著作 *the Revised Practical Medical Service* 中报道麻黄碱对肌无力有效。麻黄传统上用于治疗肌肉疼痛，已知麻黄碱可促进横纹肌的血液循环。Yakazu 还推荐使用芍药和甘草，称这种组合可"调整肌肉的紧张度"。甘草也具有可的松样作用。这两味药常用于缓解肌肉痉挛，对虚证患者效果更佳。同样，他认为葛根，传统上用于放松颈部和肩部紧张的肌肉，当给予 MG 患者时，可能有助于治疗这些肌肉的松弛。邵念芳提出的早期 MG 病例研究中，加入了葛根。

在一项治疗 MG 的研究中，Qiu(1986)报告了 8 例患者接受了含有马钱子的胶囊(每粒胶囊 0.2 g)，逐渐增加每天剂量至每次 7 粒胶囊，每天 3 次。另外，根据带下病辨证分型给予汤剂治疗。对于脾虚者，人参与黄芪合用(补中益气汤)加淫羊藿；对于脾肾两虚者，给予黄芪、淫羊藿、当归、白术、党参、熟地黄、薯蓣、郁金、知母、巴戟天煎服；阳气虚寒较重者，加桂枝、附子、鹿角胶。治疗结果显示 8 例患者中的 5 例得到显著改善。

Li(1986)报告了在 5 年内累积治疗 250 例患者的结果，长期摄入补益脾肾的草药可以临床治愈近一半的患者。眼肌型(较易治愈)所需治疗时间为 3～5 个月，普通型为 6～8 个月。Yakazu 认为，那些没有治愈的补益疗法可能会受益于麻黄配方。

14.4.4.6 *评述* 1975 年开始进行正式的临床试验，涉及数位患者而非个体病例研究，目前仅纳入了几百位患者。由于西医对该病的认识有限，且缺乏先进的医疗设备，早期的研究几乎完全基于对弛缓综合征治疗的传统分析和对自身免疫治疗的猜测。声称的阳性结果，从显著改善的高比例患者到宣布治愈的大量病例，通常是根据诊断类别使用不同配方治疗患者的结果，并且在治疗的前几周或几个月内处方发生变化。补益脾、肾、肝为主要治法。把汤剂和丸剂结合起来，用丸剂作长期疗法，有时可持续 2 年，这是很普遍的。在某些情况下，据说使用了针灸、西药和其他疗法，毫无疑问，在大多数三联疗法中，患者接受了医师认为在可提供的限制范围内必要的治疗干预。

14.5 结语

本章介绍了癌症护理、高血压处方、糖尿病针灸治疗和多发性硬化症中医治疗的几个成功案例和案例研究。这些案例研究确实提供了证据，表明中医药能够有效地治疗各种重大疾病。但是，观察到的病例是否为可能存在选择偏倚的孤立病例(即仅报告了成功病例)和(或)可能不具有统计学意义(即观察到的治疗效应可能是偶然的，因此可能不具有代表性)仍值得反思。换言之，成功的病例可能不会成为研究中药疗效和安全性的实质性证据，特别是当大多数临床研究不是随机临床试验，且未采用随机化和(或)盲法预防偏倚时。最重要的是，大多数临床研究不符合临床试验质量管理规范。

然而，近年来在中国进行的中医药治疗多种疾病的临床研究大多开始采用随机临床试验的理念，包括有效的研究设计、样本量计算的把握度分析、随机化(盲法)、适当的数据分析统计方法、有效的临床结果统计，以为所研究的中医药的有效性和安全性提供实质性证据。

15 目前存在的问题及近期进展状况

15.1 引言

近年来，随着越来越多的创新药物产品专利到期，美国国立卫生研究院(NIH)等众多制药公司和研究组织开始重点关注并寻找能够治疗危重和(或)危及生命疾病的新型或替代药物(如植物药产品)，植物药品通常被称为传统中药。这种情况促进了中医药的发展，特别是那些用于治疗危重和(或)危及生命疾病(如癌症)的药品。在美国尽管关于中药临床安全性和有效性的科学证据(文献记载)不多，但是用中药来治疗人类的各种疾病已有几千年的历史。因此，如何有效、科学地开发出具有良好发展前景的中药(以西医的方式)已成为公共卫生领域的一个重要课题。

西药(如小分子化学药物产品)通常含有单一活性成分，而中药(如植物药产品)通常由多种活性和非活性成分组成。这些活性和非活性成分可能不被表征，它们的关系通常是未知的。因此，在实践中，由于西医和中医之间的一些根本差异，能否用西方的方法对中医进行科学的评价是一个值得关注的问题。中西医之间的根本差异包括医学理论、机制和实践、诊断技术(即望、闻、问、切)、临床试验安全性和有效性评价标准以及治疗方面(即西药固定剂量与中药灵活剂量)的差异。

本章的目的包括以下几个方面：首先，对西药(如化学药物产品)与传统中药(如植物药产品)之间的根本差异进行比较。第二，根据2004年发布的指南(FDA，2004)，概述了植物药产品开发的监管要求。最后，讨论在植物药品或中药的开发过程中经常遇到的关键科学或监管问题。这些问题包括但不限于：知识产权(IP)、原材料多变性(或一致性)、组分间相互作用、动物研究、匹配的安慰剂和临床试验研究终点的校准、包装说明书以及从基于经验的临床实践向基于证据的临床实践的转变。

15.2简要描述中医药发展过程中经常遇到的关键问题，15.3提出了中医药在美国发展的常见问题(从监管角度)，15.4讨论了中药的最新进展，15.5阐述了一些结论。

15.2 中医药发展中的关键问题

15.2.1 知识产权

Song(2011)指出，中医药创新可以分为两类：一类是中药自主创新，另一类是基于中药知识和技术的创新。这两项创新都提出了源自过去事件的不同知识产权问题。正如Song(2011)所指出的，在市场经济条件下，在私权合法、利益必须最大化的情况下，应该建立合适的知识产权法律体系来保护中药的创新。因此，中药的发展不仅要遵守市场经济规则，而且要遵守知识产权法。然而，由于中国人对现行知识产权保护的专利制度缺乏认识，大多数中药自主创新普遍不主动寻求知识产权保护。

15.2.1.1　*专利性需求*　Xiao(2007)指出，在现行的专利制度下，每项发明必须在创新性、创造性、产业适用性和可实施性等诸多方面都满足审查员的要求。每项发明在进行其他步骤之前，必须首先通过创新性测试，对于那些不符合创新性要求的发明将剥夺其专利权。在过去的几十年里，创新性的要求使许多中草药(产品)无法获得专利，因为它们有的是以传统配方为基础，有的与西药具有相同的药用价值，而且已向公众开放。实际上，还有一些干预措施由于缺乏创新性，因此也不能申请专利。这些情况包括：① 当所谓的医疗用途可根据相同的作用模式从现有技术中推断出时；② 当所谓的医疗用途可归因于与现有技术密切相关的药理学作用时。

15.2.1.2　*专利申请的复杂性*　在当前的实践中，西方从天然产物中发现药物的过程主要有以下目标：① 分离生物活性化合物为直接使用的药物；② 生产新的或已知结构的生物活性化合物作为半合成的先导化合物，以产生具有较高活性和(或)较低毒性的专利实体；③ 使用制剂作为药理学工具；④ 使用整株植物或部分作为草药(Fabricant 和 Farnsworth，2001)。在实践中，如果中草药发明不是纯化合物，那么在申请专利时就会比较复杂。第一个复杂性是经典著作使用名称的不同。许多植物有不同的名称，特别是它们来源不同的时候。中药发展缺乏统一性，不仅造成了混乱，也造成了发展的不一致性。第二个复杂性与原料有效活性成分的区分有关。第三个复杂性是，与化合物(可以被完全复制)不同，植物是活的有机体，即使是相同种类的植物也有不同的特征。第四个复杂性是植物中存在大量不纯物质。最后一个复杂性是证明中草药的药理学作用很困难。

15.2.2　原材料多变性

中药生产中的关键问题之一是原料的变化。由于原材料可能来自不同的地区、不同的气候条件、不同的收获时间，中药的质量受到较大影响，从而进一步影响了中药的安全性和有效性。Yan 和 Qu(2013)指出，中药的疗效取决于其成分的综合作用。不同批次中药化学成分的差异一直是实现疗效一致性的阻碍因素。然而，这些成分之间是否相关，是否存在组分间的相互作用对中药能否达到最佳疗效有较大影响。而且在实践中，很难了解各组分之间的相关性及其达到最佳治疗效果的相对比例。

15.2.2.1　*提取物的利用率*　Yan 和 Qu(2013)指出，分批混合工艺可以通过合理的配比，显著降低中药提取物的批次间差异，这被称为提取物的利用率(URE)。Yan 和 Qu(2013)提出了一种创新和实用的分批混合方法，通过使用最小批次提取物达到可接受的浓度限度，实现可接受的中药产品生产率。Yan 和 Qu(2013)指出，URE 受组分含量之间相关性的影响。在实践中，URE 随着目标物质数量的增加和含量的相对标准偏差而降低。对此可通过增加储罐数量来增加 URE。因此，为了达到可接受的 URE，最好在一次混合中使用完一定批次的提取物，以减少残留批次的数量。这些发现为设计批次混合工艺提供了参考标准。

15.2.2.2　*分批混合优化模型*　Yan 和 Qu(2013)提出了一个批次混合优化模型，以减少原材料的变异，并提高正在开发的中药的质量。现将其方法简述如下：假设有 t(目标)混合物中含有含量受控的组分，设 s 为储罐的数量，即可以储存的提取液的最大批次数量。另外，$x=(x_1, x_2, \cdots, x_s)$ 为用于混合的各储存批次提取液的量，$u=(u_1, u_2, \cdots, u_s)$ 为每批提取液的存放量。定义 $a_k=(a_{1k}, a_{2k}, \cdots, a_{tk})$，为存储第 k 批提取物中成分的含量。对于未知成分，可采用某些分析方法得到色谱指纹图谱上的峰面积等检测值。因此，有 $A=(a_1, a_2, \cdots,$

a_s)，$t \times s$ 矩阵，其由存储的批量提取物中的组分的内容组成。现在，设 b 是每批中所需的混合物量，(L_i，U_i) 是第 i 个组分的最小和最大含量限制。Yan 和 Qu(2013)提出要最大化

$$\max \sum_{i=1}^{s} x_i^2 \tag{15-1}$$

即每个批次使用量的平方和最大化。因此，本研究中的优化模型是在以下约束条件下使式(15-1)的值最大化。

$$\sum_{i=1}^{s} x_i = b \tag{15-2}$$

其中式(15-2)确定后续工艺所需的混合量。假设混合物中组分的含量是提取物含量的加权平均值，其中权重是每批用于混合的量

$$\min L \leqslant \frac{A \cdot x'}{b} \leqslant \max U \tag{15-3}$$

式中：$\max U = (\max U_1, \max U_2, \cdots, \max U_t)$，为混合物中组分的最大含量限制；$\min L = (\min L_1, \min L_2, \cdots, \min L_t)$，为混合物中组分的最小含量限制。式(15-3)确保内容在其限制范围内，并且

$$0 \leqslant x' \leqslant u' \tag{15-4}$$

其中式(15-4)为可用于混合的各批次的最大量。请注意，上述优化模型可以通过平方编程算法进行求解。在中药生产中，批次混合可以使用从以往煎煮、浓缩和纯化等工艺中获得的提取物进行。首先将制备的提取液储存在储罐中，然后根据优化模型计算分批混合比，并为后续工艺制备混合物。

15.2.2.3 评述 分批混合工艺通过将中药提取液在精心设计的 URE 中混合，来显著降低不同批次间中药提取物质量的变化。本书提出的批次混合方法采用最小批次数的提取液来满足含量限度，这在工业生产中更为实用。通过模拟研究了影响 URE 的重要因素，为设计间歇混合工艺提供了参考。研究结果表明，分批混合是提高中药批次间质量一致性的有效方法，有助于提高中药质量一致性。

15.2.3 组分间的相互作用

与大多数西药不同，中药通常由许多成分组成，其药理学活性可能是定量的，也可能不是定量的。此外，除了这些成分可能存在的组分间(药物间)相互作用外，达到最佳治疗效果的组分的相对比例(比值)也是未知。因此，为达到最佳疗效而确定组分相对比例的研究成为中药开发成功的关键。为了研究这些组件的主要影响和相互作用，下面简要介绍一些常用的设计。

15.2.3.1 析因设计 完全析因设计是由每个因素一个水平的所有可能的不同组合组成的设计。如果第 k 个因子 X_k 有 l_k 个级别，则相应的全因子设计被称为通用 l_1，l_2，…，l_k 因子设计。例如，当对于所有 i，$l_i=2$(或 3)时，一般因子设计被称为 2^K(或 3^K)因子设计。2^K(或 3^K)因子设计表示两个级别(或三个级别)的完全析因设计。实际上，析因设计是用表示每个因素水平的数组(或运行)来表示的。例如，对于典型的 24 析因设计，阵列的排列按以下标准顺序给出(表 15-1)：设计矩阵的第一列由连续的负号(—)和正号(+)组成，第二列为连续的成对(—)和

(+)号,第三列为 4 个(−)号后接 4 个(+)号,以此类推。一般来说,第 K 个列由 2 个 $K-1$(−)符号组成,后跟 2 个 $K-1$(+)符号。在这个 24 因子设计中,分两个层次有四个因素,共 $N=2^4=16$ 次运行。每个因子的两个水平通常用(+)和(−)表示(有时用 1 和−1 表示)。如果一个变量是连续变量,则(+)和(−)表示高水平和低水平。如果一个变量是定性的,两个水平可能表示两个不同的类型或变量的存在和不存在。每行代表来自每个因素的一个水平的不同组合。完全析因设计不仅提供了主效应的估计值,还提供了具有最大精密度的交互作用的估计值。使用对比系数表和(或)Yate 算法可以容易地获得主效应和相互作用效应(Myers, 1976; Hicks, 1982)。

表 15-1 一个完整的 24 因子设计

运行	设计矩阵					运行	设计矩阵				
	X_1	X_2	X_3	X_4	Y		X_1	X_2	X_3	X_4	Y
1	−	−	−	−	Y_1	9	−	−	−	+	Y_9
2	+	−	−	−	Y_2	10	+	−	−	+	Y_{10}
3	−	+	−	−	Y_3	11	−	+	−	+	Y_{11}
4	+	+	−	−	Y_4	12	+	+	−	+	Y_{12}
5	−	−	+	−	Y_5	13	−	−	+	+	Y_{13}
6	+	−	+	−	Y_6	14	+	−	+	+	Y_{14}
7	−	+	+	−	Y_7	15	−	+	+	+	Y_{15}
8	+	+	+	−	Y_8	16	+	+	+	+	Y_{16}

15.2.3.2 部分因子设计 部分因子设计是由全因子试验的一小部分组成的设计。例如,2^K 因子设计的 $(1/2)^P$ 分数称为 2^{K-P} 分数阶乘设计。当 $P=1$ 时全因子设计减少为半因子设计。对于完整的 2^4 析因设计,共 16 个效应,包括总平均值、4 个主效应、6 个两因素交互作用、4 个三因素交互作用、1 个四因素交互作用。完整 2^4 析因设计包含 16 个观察结果,提供了这 16 个效应的独立估计值。然而,如果只考虑一半的分数(即只有 8 个可用的观察结果),由于受到现有资源的限制,不可能获得 16 个独立的估计数。对于 2^{4-1} 部分析因设计,8 个观察结果不能单独提供 16 个效应的独立估计值,而是针对某些混淆效应,例如主效应和三因素相互作用的总和相互混淆。然而,在实践中,三因素或更高因素的相互作用通常可以忽略不计(表 15-2)。在这种情况下,部分因子设计在估计主要影响时很有用。在实践中,当有许多因素要研究时,部分因子设计是有用的,因为即使在两个层次上,也几乎不可能执行一个完整的析因设计。

表 15-2 2^{4-1} 部分因子设计

运行	设计矩阵					运行	设计矩阵				
	X_1	X_2	X_3	$X_4=X_1X_2X_3$	Y		X_1	X_2	X_3	$X_4=X_1X_2X_3$	Y
1	−	−	−	−	Y_1	5	−	−	+	+	Y_5
2	+	−	−	+	Y_2	6	+	−	+	−	Y_6
3	−	+	−	+	Y_3	7	−	+	+	−	Y_7
4	+	+	−	−	Y_4	8	+	+	+	+	Y_8

15.2.3.3 中心复合设计 中心复合设计是指在 k 个因子和 n 个中心点的每个因子上增加一个 $\pm\alpha$ 水平的全因子设计或分数因子设计。中心组合设计由 1 个中心点、立方体上的 8 个点（2^3 阶乘排列）和 6 个星点组成。应该指出的是，如果一个中心复合设计中的 $K=2, \alpha=1, n=1$，则该设计简化为一个 3^2 的析因设计（表 15 - 3）。对于完整的 2^K 因子设计，虽然设计提供了对 2^K-1 效应的独立估计，但除非重复一些运行，否则它不会给出实验误差的估计。与完整的 2^K 因子设计不同，中心复合设计提供了实验误差的估计。中心复合设计通常基于中心点处的 n 个观察来估计实验误差。

表 15 - 3 $K=3$ 和 $n=1$ 的中心复合设计

运行	X_1	X_2	X_3	运行	X_1	X_2	X_3
1	−1	−1	−1	9	0	0	0
2	1	−1	−1	10	a	0	0
3	−1	1	−1	11	$-a$	0	0
4	1	1	−1	12	0	a	0
5	−1	−1	1	13	0	$-a$	0
6	1	−1	1	14	0	0	a
7	−1	1	1	15	0	0	$-a$
8	1	1	1				

15.2.3.4 评述 除了析因设计、部分因子设计和中心复合设计外，其他设计如经典的 Plackett 和 Burman 设计（Plackett 和 Burman，1946）和随机区组设计中的析因或部分因子也很有用。

15.2.4 动物研究

如前所述，中医药在治疗危重和危及生命的疾病方面有着悠久而辉煌的历史。如今世界上许多地方都在积极地采用中药来治疗疾病。因为中药往往由多种成分组成，所以毫无疑问，含有许多成分的中药成功地抑制了人类不同类型的疾病。

然而，目前对于中药是否需要动物实验，尤其是那些已经应用了几千年的药物，还存在着巨大的争议。大多数中医师建议，最好把重点药品放在临床发展上，不应该为了获得中药精确的药理学特征方面的证据而回到动物实验中。他们认为从临床试验开始关注中药的安全性和有效性会更好，并建议在安全性和有效性得到证实后再进行机制和活性成分的研究。

为了开发西药，通常会利用动物研究（模型）来筛选可以进入人体试验的药物。动物模型可以为制药科学家提供药物如何在生命系统中发挥作用的论点，并评价不同剂量下药物的毒性（假设该动物模型可预测人类模型）。尽管在新药进入临床试验之前，使用那些患病的动物研究来筛选新药一直存在争议，但在不同治疗领域，某些动物研究仍然是制药行业进行药物筛选的良好标准，例如，皮下移植瘤的癌症药物筛选。尽管临床前试验中使用的动物研究确实提供了有价值的信息（如果它们可以预测人类模型），但其中一个问题是人和动物之间存在明显的生理学和遗传学差异，这表明动物患病模型与人类患病模型不同。

15.2.5 临床试验中的匹配安慰剂

近年来,随机对照试验(randomized controlled trials, RCT)已被公认为是临床试验中评价实验化合物安全性和有效性的金标准。随机对照试验的重要组成部分之一是设盲。临床试验的最终目标是实现双盲设计,以避免由于对治疗任务的了解而导致的任何可能的操作偏倚。Qi 等(2008)对近年来中药设盲临床试验中使用的匹配安慰剂的有效性和相关专利进行了全面综述。该综述是基于万方数据库进行的,万方数据库收录了 1999—2005 年的 827 篇中国医学和药学期刊以及 598 篇使用匹配安慰剂的临床试验相关的全文文献。从 598 篇文章中手动提取了共计 77 项使用匹配安慰剂进行中药治疗的设盲临床试验。在回顾了 77 篇文献后,发现近一半的临床试验没有关注试验药物和匹配安慰剂的物理性质量以及在物理性质量方面是否具有可比性。其余的临床试验提供的关于匹配安慰剂的信息非常有限。因此,随机对照试验设盲的完整性值得怀疑。不幸的是,在 598 篇文章中,只有 2 篇专门验证了试验药物和匹配安慰剂之间的可比性。在此综述的基础上,Qi 等(2008)得出结论,在与试验药物相比时,中医药研究人员通常忽略了相匹配的安慰剂的质量,这可能导致临床试验中的实质性偏倚。因此,Qi 等(2008)强调,为了减少随机对照中药试验中可能产生的偏倚,必须制定和仔细评估匹配安慰剂的质量标准。

正如 Qi 等(2008)指出,目前在中医药领域的随机对照试验报道相对较少,其中大多数试验在安慰剂制备和验证等方法学方面质量有待提高。Fai 等(2011)也指出,在许多中药的临床试验中,要使一个质量匹配的安慰剂达到设盲的目的是非常困难的。理想情况下,试验药物的特征和匹配的安慰剂在颜色、外观、气味和味道上应相同。质量匹配的安慰剂应与试验药物在物理形态、感官知觉、包装和标签方面相同,且应无药物活性。为此,Fai 等(2011)开发了一种安慰剂胶囊,以匹配草药的物理形态、化学性质、外观、包装和标签。且经过试验评估,开发的安慰剂胶囊在发挥安慰剂作用方面令人满意。因此,Fai 等(2011)得出结论,可以为随机对照试验所涉及的中药创建匹配的安慰剂。此外,Fai 等(2011)还讨论了获得已开发的匹配安慰剂专利的方法。

需要注意的是,匹配安慰剂的准备工作对保持试验设盲的完整性极其重要,这样是为了避免因为准备不足而引起的任何可能的操作上的偏倚。对于涉及中药的临床试验,由于胶囊的口服剂型可以去除草药药物的强烈气味和味道,因此通常会被用于制备匹配的安慰剂。但是,有一个棘手的问题需要引起注意,那就是如果患者或临床医师打破了这个胶囊,那么他们可能就泄露了治疗任务,也就破坏了设盲的完整性。因此,有必要制定一个标准的操作规程以防止患者和临床医师破坏胶囊。

15.2.6 研究终点的校准

与西药不同,用于评估中药安全性和有效性的主要研究终点通常是由经验丰富的中医师通过定量工具或四诊程序(如第 1 章所述)进行评估。然而定量工具的评估在许多方面受到了质疑,主要体现在以下几个方面:首先,它可能无法获取纳入该类疾病研究患者的真实健康状况(如通过提出错误的问题)。其次,可能无法检测到试验中测试性治疗的效果。例如,考虑使用可能评分为 0(完全健康)~100(最差的疾病状态)的定量工具。假设评分可分为以下几类健康状况:健康(0~25)、轻度疾病(26~50)、中度疾病(51~75)和重度疾病(76~100)。在这种情况下，评分为25分的患者(健康)和评分为26分的患者(轻度疾病)之间存在显著差异，尽管他们仅相差1分。另外，评分为26分的患者和评分为50分的患者尽管相差24分，但均被视为患有轻度疾病。因此，有经验的中医师以定量工具为基础的评估不仅主观，而且缺乏有效性。因此，评估的可靠性是一个问题，特别是当有证据表明评价者间存在较大差异的时候。

因此，尽管定量工具是由中医团体开发的，且被认为是评估研究中药安全性和有效性的金标准，但由于定量工具以及其对评估结果的解释缺乏有效性和可靠性(或将评估转化为公认的临床终点)，它可能不被西医师所接受。在实际工作中，由于医学理论、认识和实践的根本差异，西医师很难从概念上去理解由中医师主观定量工具所检测到的差异的临床意义。

因此，对于中药现代化而言，主观定量方法能否准确、可靠地评价中药的安全性和有效性，是中医发展中关注的问题。在实践中，建议进行临床试验以校准针对生命事件或通常用于评估西药的公认临床终点的主观定量评估。临床试验应分为两组：一组包括通过主观定量工具诊断的患有研究疾病的受试者，另一组包括通过西医诊断或检测程序诊断的受试者。每名受试者治疗后将由中医师使用定量仪器进行评估，并由西医师根据公认和广泛接受的研究终点进行评估(Hsiao等，2009)。

15.2.7 包装说明书

中药发展过程中经常被问及的一个问题是，开发的中药仅供中医师或西医师使用，还是两者兼用。该问题的答案对包装说明书的编写都会有影响。如上一节所述，中国式研究终点与西方式研究终点之间的转换尚不明确。因此，很难从概念上确定观察到的治疗效应(基于中国式研究终点)具有临床相关性或重要性。

如果中药预期供西医师使用，则必须按照美国FDA的IND/NDA等西药审批途径开发。如果中药是供中医师使用，则应按照CFDA(中国食品药品监督管理总局)的监管要求等中医审批路径开发。在这种情况下，说明书的编写与西药有很大的不同。如果中药预期由中医师和西医师使用，则上一节中讨论的中国研究终点和西方研究终点之间的校准至关重要。

15.2.8 从基于经验的临床实践过渡到循证临床实践

如前所述，中医药已经实践了几千年，许多常用的中药被公认为是安全有效的。然而，这些中药的安全性和有效性的证据并没有被记录下来进行科学评估。与循证临床数据不同，基于经验的临床信息遭到了批评，因其缺乏科学有效性和可靠性来评估中药(目前正在使用或正在开发)的安全性和有效性。例如，中国患者很可能只报告成功病例，而那些失败的患者(可能是由于严重不良事件或缺乏疗效)很可能寻求替代方案，然后失访。因此，基于经验的临床信息不仅是主观的，而且是偏倚的(由于选择偏倚)和误导性的。

在临床实践中，如何从基于经验的临床实践中收集相关的重要临床数据是临床科学工作者对中药发展特别感兴趣的问题。因此，从基于经验的临床实践到基于证据的临床实践的过渡需要仔细的沟通和规划。这一转变对于实现中药现代化的最终目标至关重要。

15.2.9 处方与膳食补充剂

在美国，中药开发过程中最有争议的问题之一是中药作为合法的膳食补充剂存在于市场上，而它是被作为药物开发的。众所周知，一旦得到监管机构的批准，中药将成为处方药。也就是说,中药(以膳食补充剂的形式)需要退出市场。这可能给那些多年使用中药作为膳食补充剂的受试者带来问题。

15.3　监管方面的常见问题

以下是来自FDA《植物药品产品指南》(FDA，2014)的一些精选问答列表。

(1) 在美国,作为膳食补充剂合法上市的植物药品产品的临床研究是否需要IND(研究性新药申请)?

FDA回复: 这取决于研究植物药品产品的目的。如果对已经合法上市的植物膳食补充剂进行膳食补充剂使用研究,例如对身体结构和(或)功能的影响,则不需要IND(2000年1月6日《膳食补充剂结构和功能声明的最终规则》,65 FR 1000)。尽管法律上并不要求进行此类研究,但CDER鼓励申办方提交一份IND。如果您对如何设计此类研究有疑问,FDA将愿意审查并提供有关方案的建议。您可以致电301-827-2250或发送电子邮件至botanicalteam@cder.fda.gov联系CDER的植物审查团队。如果在目标研究中研究植物制剂对疾病的作用(即治愈、治疗、缓解、预防或诊断疾病,包括其相关症状),则该制剂被认为是一种新药,需要在IND范围内进行研究(见第312.2节)。

作者评论: 在此,遇到了一个有争议的问题。假设在美国,某种中药(植物产品)也是一种作为膳食补充剂合法上市的产品。在这种情况下,对公众能够获得这样一种尚在研究中的药物产品是存在争议的。而且,在获得监管机构批准(即成为处方药产品)后,该药物将成为普通公众无法获得的产品。

(2) 已上市膳食补充剂仅出于研究目的的临床研究是否需要IND?

FDA回复: 这取决于使用情况。如果目的是研究产品对身体结构和(或)功能的作用,则不需要IND;如果研究是要评估对疾病的作用,则需要IND。

(3) 植物学研究在什么情况下不需要IND?

FDA回复: 当在美国使用一种未上市的植物制剂用于膳食补充剂科学研究时,不需要IND。此外,在国外进行的临床研究不需要IND。不过,任何一种研究的IND也会被FDA接收。在不存在IND的情况下,出于临床研究目的出口的试验用新药必须符合第312.110(b)(2)节中规定的要求,除非该新药已根据法案(21 U.S.C. 382)第802节获得批准或授权出口。

(4) 先前未在IND下研究的植物制剂申办方是否可提交其Ⅲ期研究的IND?

FDA回复: 是的。从不含IND的Ⅰ期和Ⅱ期研究中收集的临床数据,如果设计和实施充分,可用于支持涉及相同原料药的Ⅲ期研究。理想情况下,拟定Ⅲ期研究中使用的植物药产品的处方(剂型)与Ⅰ期和Ⅱ期研究以及临床前(非临床)研究中使用的产品相同。如果产品不同,可能需要进行附加研究。

作者评论: FDA似乎接受从以前的研究中收集的临床数据,而不是在一个IND下,但前提是研究设计和实施充分。尽管通过收集更多相关的临床数据来支持一项Ⅲ期研究是一个好办法,但存在以下潜在风险:① 偏倚的选择;② 研究期间变异性;③ 治疗与研究间可能的相互作用。因此,建议对不属于IND的既往研究中收集的临床数据进行荟萃分析,以总结这些研究的异同点,从而对这些相关数据进行系统综述,以确定这些临床数据是否相关,以及是否可用于支持拟定的Ⅲ期研究。

(5) 对于植物药品的 NDA(新药申请)批准,所有研究必须在 IND 下进行吗?

FDA 回复: 不是。FDA 未要求所有 NDA 的研究都在 IND 下进行。临床研究无须在 IND 下进行(例如在国外进行)。如果研究按照药物临床试验质量管理规范进行了充分的设计和实施,则这些研究(无 IND)生成的临床数据可用于支持 NDA。尽管法律并没有在所有情况下要求 IND,但鼓励申办方走 IND 程序。符合 IND 要求将有助于确保实施充分的药品开发项目,从而使材料不仅符合临床试验各阶段的质量标准,而且符合最终上市的质量标准。这也将有助于确保临床试验设计效果良好,使生成的数据具有说服力。

作者评论: FDA 可以接受没有 IND 的临床数据以支持 NDA,前提是这些研究是在国外进行的,且按照良好的临床实践进行了充分的设计和实施。由于在国外(尤其是中国)收集的大多数临床数据的设计不充分,不符合 FDA 标准的药物临床试验质量管理规范。那么这些研究的数据质量和完整性会受到严重质疑,其中一些数据可能会被接受,而另一些则不会。如果能够制定一套针对国外临床数据的验收标准,以避免主观判断和关于这些相关临床数据验收的不必要争论,是非常有意义的。

(6)《植物药品产品指南》中描述的监管方法变更似乎仅涉及 IND 的应用,这些变更将如何应用于植物药的 NDA 要求?

FDA 回复: 为促进植物药的临床开发,FDA 决定首先侧重于 IND 指南,尤其是早期临床研究阶段。植物药上市批准所需的安全性和有效性标准与相同适应证的常规化学药所需标准相同。然而,植物药的质量标准可能与纯化学药物不同。植物药产品指南包含为植物药建立适当质量标准的建议。

(7) 一些植物制剂的给药方式是非口服的,例如静脉、外用和吸入产品。指南中如何考虑这些非口服制剂?

FDA 回复: 本指南适用于所有植物产品的剂型。所有注射、外用、吸入或其他非口服给药的植物药产品均被视为药物,而非膳食补充剂,并且必须在 IND 下进行各种用途的研究[见法案第 201(ff)条]。就像纯化学药物一样,质量检测的类型因剂型而异。例如,要求所有注射剂无菌且无热源[211.165(b),211.167 和 314.50(d)(1)(ii)(b)];口服片剂则不然。此外,膳食补充剂是经口摄入的,经口给予植物膳食补充剂的人体经验可能不适用于通过其他途径给予的相同植物产品。

(8) 在 IND 要求和机构的监管审查方面,商业开发计划和学术研究项目之间是否存在差异?

FDA 回复: 不是。在评价 IND 中提出的人体研究的安全性和质量性时,该机构对商业和学术申办方采用相同的标准。

(9) 众所周知从植物制剂中开发新药,知识产权是一个难题。FDA 如何保护申办者提交资料的机密性?未经申办方事先许可,FDA 可发布何种 IND/NDA 数据?

FDA 回复: IND 信息一般不公开(见第 312.130 和 314.430 节)。一旦 NDA 获得批准,FDA 可发布某些安全性和有效性信息[第 314.430(e)节]。NDA 或药物主文件(DMF)中提供的生产信息(包括与生产商和供应商相关的信息)被视为专有信息,不得发布[21 U.S.C. 331(j),21 CFR 20.61]。

(10) FDA 如何确保新的植物药品指南在不同的新药审评部门得到一致的实施?

FDA 回复: FDA 将向所有部门的审评员提供如何实施指南的培训指导。

(11) 新指南的主要前提之一是,由于许多植物药产品已被大量人群长期使用,推测其安全性足以在临床试验中进行研究，而无须首先进行常规的非临床研究。申办方应提交什么样的文件来证明申办方产品的既往人类经验？

FDA 回复：该机构认为，人类以前对植物产品的经验记录可以有许多不同的形式和来源，其中一些可能不符合现代科学试验的质量标准。鼓励申办方提供尽可能多的数据，植物药 IND 的审评小组一般会接受所有可获得的信息供监管考虑。FDA 将逐例评估所提交数据的质量。需要强调的是，在审查植物药时，该机构并没有降低或提高适用于纯化学药物上市批准的安全性和有效性标准。出于人体试验的初步安全性考虑，本指南仅建议使用不同类型的数据（如使用大量无对照人体数据代替动物研究）。

(12) 在许多情况下，植物疗法是高度个体化的，为每个患者量身定制的多种植物成分的相对含量不同。如果相似患者正在接受相同适应证的治疗，申办方是否必须针对每次成分变化提交单独的 IND？

FDA 回复：研究可以考虑个体化治疗。如果在一项临床试验中研究多个制剂，则可将其纳入一个 IND 中。重要的是，IND 提供了使用多种制剂的原理和用于分配患者接受不同治疗方案的标准。

(13) 许多有治疗潜力的药用植物毒性很大。新指南是否涉及这类植物的研究？

FDA 回复：本指南在涉及已知安全性问题的植物药品章节中讨论了该问题（如第Ⅵ.A 部分）。关于植物性药物的安全性问题的著名例子包括含有马兜铃酸的草药制剂相关的肾毒性和含有吡咯里西啶生物碱的紫草产品的肝毒性。其他例子包括与育亨宾有关的心血管和中枢神经系统作用以及与石蚕属植物有关的肝毒性。在这种情况下，FDA 将评价研究药物用于其预期用途的已知风险和潜在收益。当研究药物的潜在收益超过其在预期患者人群中的风险时，允许在 IND 下进行临床试验（见第 312.42 节）。例如，FDA 在研究治疗晚期癌症患者时，可以接受相对较高水平的药物毒性研究。但是，其他非临床研究可能适用于充分表征毒性（如能否确定预期不会产生毒性的剂量），而且在临床试验期间额外监测是适当的。此外，FDA 可能会在健康志愿者中开展人体研究（如生物利用度、临床药理学）。

(14) 人们担心，如果一种植物药正在进行 IND 研究或在 NDA 中被批准为新药，其作为膳食补充剂的后续地位可能会受到损害。这是真的吗？

FDA 回复：不是，在 NDA 批准之前已经上市的产品通常不是这样的。对于在 IND 批准之前上市的产品，通常也是不正确的，因为该 IND 的实质性临床研究已经启动，并且此类研究已经公开[见法案第 201(ff)(3)节]。

作者评论：如果在 NDA 下进行研究的植物与市场上的膳食补充剂相同，那么 FDA 对这个问题的回答有些令人困惑。因此必须区分批准的植物制剂和具有相同成分的膳食补充剂。另请参见作者对本常见问题中第一个问题的评论。

(15) 对于不熟悉新药开发和监管流程的申办方，FDA 对其最初的步骤有何建议？

FDA 回复：申办方应首先查阅指南。如果有关于指南文件的问题或关于植物药 IND 提交的其他问题，请咨询申办产品治疗类别的相应 CDER 审评部门。CDER 也会与申办方召开 IND 前会议。

作者评论：目前的指南与单一活性成分的化学药品指南类似。需要注意的是，大多数植物药物产品由多种成分组成。因此，不能直接应用一些单一活性成分的化学药品指南。例如，对于确定药品有效期（或保质期）的稳定性试验，如何确定多种成分的植物药品的有效期并不明确。

(16) 该指南指出，提交源自野生植物的药物的NDA属于特殊情况，需要根据第25.21节提交环境评估(EA)。私有土地上的植物是否被认为是野生的?

FDA回复: 是的。从原始环境中获得的植物无论是公有的还是私有的土地都被认为是野生的。而那些诸如在种植园、农场或温室等控制环境中集体生长的植物则被认为是栽培植物，换言之，两者在生存范围上有区别。

作者评论: 是否应该根据与测量相关的可变性来判断野生性，原料(来源)的多样性对植物产品的发展影响很大。

(17) 出于决定EA需求的目的，市售粗提取物制成的药物与从野生植物中提取的药物是相同的吗?

FDA回复: 是的。如果提交NDA的药物来自从野生植物中提取的粗提取物或中间体，根据第25.21条要求进行EA。无论提取液或中间体是否为市售产品，均应如此。至于从野生植物中提取的粗提物或中间体制成的药物的IND，FDA将根据具体情况决定是否需要EA。

作者评论: 个案通常没有标准，而是基于评审者的偏好。因此，建议制定一项客观的准则或指导意见，以便申办方在没有任何论据的情况下予以遵守。

(18) 对植物原料(起始原料)GMP的合规和检验是什么?

FDA回复: 应对用于生产植物药物的植物原料进行质量评估。适当原料的使用和药物生产商控制来源的能力取决于适当的质量标准(检测、分析方法和验收标准)。除制定质量标准外，生产商还可通过应用FDA植物指南中概述的原则以及遵循良好农业和草药来源材料收集规范(如欧洲药品评价局HMPWP/31/99)，实现对起始物料进行充分的质量控制。在加工工厂接收到起始物料后，原料药生产商负责在使用前确定这些原材料的适用性。这可通过检查和(或)检测确保符合验收标准并记录起始物料加工的质量控制来实现。在对原料药生产商进行现行药品生产质量管理规范(CGMP)检查时，FDA将在收到起始物料后对其进行检查和检验。

作者评论: 除了起始(原料的)质量和一致性外，还应考虑过程中材料和最终产品的质量和一致性。因为植物药品通常由多种成分组成。其中一些成分的药理活性通常未知，其相对关系(比例)不明确。换言之，质量保证和控制的适当(可接受)质量标准可能不可用。因此，建议开展研究，以确立各组分的参比标准品(质量标准)。因为没有完善的质量标准，将无法进行《美国药典》中所述的含量均匀度试验、崩解试验、溶出度试验和稳定性试验。

(19) 就与IND申办方和NDA申请人的会议而言，FDA是否会给予植物药物产品与其他药物相同的优先级?

FDA回复: 是的，FDA对待植物药物和纯化学药物的标准相同。

作者评论: 由于目前对植物药产品的监管提交并不是太多，主要关注的问题之一是FDA是否有足够的人力(如医学和统计学审查人员)来熟悉植物药产品，以满足在不久的将来提交量将大幅增长的需要。需要收集更多数据以确认FDA的回复。

15.4 近期进展情况

15.4.1 诊断检查表的制定

15.4.1.1 对中医诊断程序的评价 正如第1章所指出的，中医对某些疾病的诊断程序包括四大技术，即望诊、闻诊、问诊、切诊。对中医诊断程序的主要评价之一是主观性。诊断的准确性和可靠性依赖于进行诊断的中医师的经验。这些基于经验的诊断程序被认为是主观的，在严格的临床研究中并不科学有效。此外，中医师之间的差异性可能相对较高，这肯定会对评价中药的安全性和有效性产生负面影响。这些都是中医药现代化的障碍。因此，在中医临床研究中需要寻找客观的诊断程序。

15.4.1.2　客观的诊断清单　在一般性的前提下，以银屑病为例进行探讨。银屑病是一种具有遗传基础的慢性炎症性皮肤病。其病因不明确，这给诊断带来困难。现代中医诊断银屑病是由于邪风侵入，或气血积聚，由情绪不安引起。也可能是由于功能失调或其他器官和能量通道受损造成的(Jiang 等，2012)。Yang 等(2013)指出，常规性局部治疗、口服药物以及生活方式和环境方面的改善，可以缓解病变和身体损伤或失调。中医治疗是基于“证”的组合而不是仅靠疾病定义(Lu 等，2004；Xu 和 Jiao，2005)。因此，对于同一疾病，存在与不同气候和地域相关的多种证候。因此，建立一个共识性的中医症状和体征清单，以协助识别和区分银屑病，这对于中医临床实践和科学研究是非常有意义的。

出于例证目的，考虑 Yang 等(2013)提供的开发银屑病中医体征和症状诊断检查表的示例。如 Yang 等(2013)所述，通过实行三轮德尔菲法研究，按照中国公认的银屑病专家所达成的共识来编制一份诊断清单。德尔菲法试图评估专家共识的一致性程度(共识制定)，并解决医疗卫生相关研究中的分歧(共识制定)。德尔菲技术可以分三步进行。首先，基于匿名自填问卷征求一批专家的意见，消除同行压力的影响。然后，采用反馈系统，让受访者将自己的意见与整个小组的统计摘要进行比较。最后，重复此过程，直至意见稳定。因此，使用德尔菲法，专家可以无地域限制地参与，无须面对面会议而独立和保密地提出他们的意见，并且在评估过程的后续阶段，可以根据前几轮结果的系统反馈来完善评估结果。

德尔菲研究一开始就组建了甄选委员会，该委员会由中医皮肤病学会在银屑病研究方面的 4 位关键意见专家组成：2 位来自北京(代表中国北方)，2 位来自云南省(代表中国南方)。甄选委员会负责制定专题小组和甄选报告，初始检查表来自文献综述。检查表中的每个项目都有以下评分之一：① 非常同意；② 不同意；③ 中立；④ 同意；⑤ 强烈反对。项目涉及皮损颜色、特征、形态、相关因素、体质表现、舌苔、脉象、生活环境 8 个领域。

然后分三轮进行调查，从专家小组中获得共识，专家小组由 16 名银屑病专家组成，这些专家选自北京和云南省。要求专家对每个项目进行评分。如果专家认为适当，可增加其他项目。在每轮中，计算每个项目的平均值和标准差。平均分低于 3 的项目从检查表中删除。然后将这些删除的项目和新添加的项目发送给专家，在下一轮进行重新评估。重复该过程，直至最后一轮。最终运行时，开发了包含 8 个领域 96 个项目的清单，用于将银屑病与中医体征和症状分类(表 15-4)。使用组内相关系数(ICC)对所制定的检查表进行验证，以检验其一致性和专家间的一致性。

表 15-4　银屑病体征和症状清单

领　域	体征和症状
皮损颜色	全红色、红色、石榴石色、粉红色、深色
皮肤病变类型	丘疹、鳞屑、硬皮、脓疱、龟裂、红斑
皮损形态	散在、滴状、骨性、斑块、地图形、全身性病变、环状、厚、色素沉着、色素脱失、粗糙表面、有浸润、鳞屑薄、鳞屑厚、鳞屑易剥脱、干

（续表）

领 域	体 征 和 症 状
相关因素	诱发因素：过劳、抑郁、激动 加重因素：吸烟、饮酒、热水、刺激、药物、感染、经期、产后 偏嗜食物：厚腻、辛辣、生冷 粪便：大便量少、便秘 精神刺激：胸闷、焦虑、易怒 瘙痒程度：重度、中度、轻度、无 瘙痒频率：持续、间歇 发热：发热、五心烦热 尿：小便短赤 肌肉和关节：疼痛、屈伸不利 口腔：口干欲饮、口干不欲饮、口苦、口臭、口黏 睡眠：失眠、多梦 面色：潮红 指甲表现：指(趾)甲无光泽 月经：月经量少、色暗、有血块 咽喉：咽痛、咽部发红、扁桃体化脓
舌质及舌苔	舌质：淡白、红、红绛、紫暗或舌有瘀点、薄嫩、裂纹舌 舌苔：苔白、苔黄、苔腻、苔滑、糙苔、少苔、剥脱苔、舌下络脉曲张伴青紫色
脉象	滑脉、数脉、弦脉、沉脉、细脉、缓脉
生活环境	潮湿、干燥、炎热、寒冷

来源：改编自 Yang，X 等，中药，8，10，表 2，2013。

15.4.1.3 **评述** 从专家共识中制定检查表对中医药研究和现代化具有重要影响。首先，它进一步使研究和临床实践标准化，在体征和症状标准列表的基础上，可统一某些疾病患者(如银屑病患者)的诊断和治疗。此外，中医师在临床实践中的差异可以最小化。最重要的是，诊断量表的开发有助于将基于经验(主观)的研究转向基于证据(客观)的研究，以实现中医现代化的最终目标。

15.4.2 评估健康情况的统一方法

近年来，随着越来越多的创新药物产品专利到期，寻找治疗心血管疾病和癌症等危重和(或)危及生命的疾病的新药成为许多制药公司和政府研究机构(如美国 NIH)的关注重心。这促进了对有前景的中医药的研究。中医认为，一个健康受试者体内的所有器官都应该达到脏腑的整体动态平衡或和谐，以保持健康。一旦心脏、肝脏或肾脏等特定部位的整体平衡被打破，一些体征和症状将反映这些部位的失衡。在开出含有灵活剂量中药的处方来解决问题之前，一位有经验的中医师通常会先评估造成整体失衡的原因。这种方法有时被称为个性化(或独立)医学方法。在实际操作中，中医把望、闻、问、切作为主要的诊断步骤。由于缺乏参考标准和预期的医师间较大差异性，这些主观的和基于经验的诊断程序的科学有效性受到了质疑。

Cheng 和 Chow(2014)在脏腑整体动态平衡的概念下，基于从给定受试者收集的多项指数，提出了一种开发用于疾病诊断的综合健康指数的统一方法。脏腑间的动态平衡可定义如下：依据检测的生物等效性或生物相似性的概念，如果给定指标的 95%置信度完全在某些平衡限值内，如(δ_L，δ_U)，则认为受试者各器官之间存在动态平衡。如果不能排除无效力的假设，就认为存在疾病的信号。在实践中，以某些预先规定的特定疾病的疾病状态为参考标准[这些标准是根据与特定器官(或疾病)相关的指数制定的]，这些疾病信号可被分类用于诊断特定疾病。

15.4.3 为传统中药架起桥梁

就像 Wang 等(2005)提出的，系统生物学概念的引入，使人们能够在研究多种生化成分的基础上从整体角度研究生命系统。这为研究天然产物带来了一个独特且新颖的机遇。在对其生物活性的研究中，通过必要的简化获得单一活性成分已成功地发现了新的药物，但同时失去了各成分之间的协同作用。

系统生物学，特别是代谢组学，会是最终的研究方法(如苯酚是最简单的酚类)。它为研究复杂混合物(如用于中医的混合物)在复杂生物系统中的作用提供了可能性，从而省去了分子药理学的研究。这种方法被认为有可能彻底改变天然产物的研究，并推动以科学为基础的中药的发展。

15.5 结语

随着越来越多的创新药物产品即将专利到期，寻找治疗危重和(或)危及生命的疾病的新药成为 NIH 等众多制药公司和研究组织关注的重心。这促进了对有前景的中药的研究，尤其是用于治疗心血管、糖尿病和癌症等危重和(或)危及生命疾病的中药。中药的开发为危重或危及生命疾病的患者提供了治疗的选择，并有望治愈疾病。开发有前景的中药也将促进对个性化药物的研究，因为它将受试者内差异最小化，以达到最佳治疗效果。联合中药(关注降低毒性)开发新的治疗方法(关注疗效)已成为许多制药公司和临床研究组织未来治疗危重或危及生命疾病的临床研究方向。

西药的药物、临床研究和开发过程已经确立，但这是一个漫长且昂贵的过程。为了确保制剂的有效性、安全性、质量、稳定性和重现性，这种冗长且昂贵的工艺是必要的。对于以西方方式进行的中药药学、临床研究和开发，可考虑直接将该成熟工艺应用于研究中的中药。然而，由于中医和西医之间的一些根本性差异，这个过程可能不可行。

因此，FDA 对中药监管的审查和审批流程相似但不同。FDA 植物药物产品指南草案是中药现代化发展的里程碑。由于西药与中药的根本区别，在评价、审查和批准过程中，出现了一些实际的(有争议)问题。这些问题中一些相关统计方法的评估包括：① 原材料、过程中产品和最终产品的质量与一致性的统计方法有关；② 单个组分定量评估的分析方法开发和验证；③ 单个组分的质量标准或质量标准的制定；④ 中药生产工艺的验证和 QA/QC；⑤ 药物有效期确定的稳定性试验；⑥ 随机对照临床试验中的问题(如匹配安慰剂的制备、研究终点的校准和结果的解释)。其中许多问题仍未解决。为了解决这些问题，需要进行更多的方法学研究。

阐明中药西化与中药现代化的区别，是植物药产品或中药发展的关键问题之一。对于中药西化，尽管西药和中药之间存在基础差异，但在药物开发的关键阶段遵循法规要求，包括药物发现、配方、实验室开发、动物研究、临床开发、生产工艺验证和质量控制、监管提交、审查和流程。对于中医现代化，建议修改规范要求，以便解释西医和中医的根本区别。换言之，仍然应该能够看到，中医是否真的能适应用西方的临床试验的标准改进的监管要求。

在实践中认识到，对于危重和(或)危及生命的疾病，西药往往比中药更早达到治疗效果。中药对慢性病或非危及生命的疾病患者是有用的。在许多情况下，中药已被证明可以有效地减少毒性或改善危重和(或)危及生命疾病患者的安全性。作为中医药研究和开发的一种策略，建议：① 与成熟的西药联合使用，以改善其安全性特征和(或)尽可能增强治疗效果；② 应考虑将中药作为对现有治疗无效的患者的二线或三线治疗。不过，由于① 监管要求的缺乏或矛盾；② 对中医药的医学理论缺乏了解；③ 多种成分不公开的保密性；④ 对中药多种成分的药理活性缺乏了解，一些申办方更有兴趣关注中药作为膳食补充剂的发展。

由于中药由多个成分组成，这些成分可能来自不同产地，批准后最终产品的质量一致性既是对申办方的挑战，也是监管机构的关注点。因此，在使用被批准的中药之前，必须进行一些批准后检测，如含量均匀性、质量差异和(或)溶解性检测以及(生产)工艺验证，以保证药品质量。

参考文献

[1] Aarons, L. (1991). Population pharmacokinetics: Theory and practice. *British Journal of Clinical Pharmacology*, 32, 669–670.

[2] Abdel-Rahman, A., Anyangwe, N., Carlacci, L. et al. (2011). The safety and regulation of natural products used as foods and food ingredients. *Toxicological Sciences*, 123, 333–348.

[3] Abdi, H. (2007a). Singular Value Decomposition (SVD) and Generalized Singular Value Decomposition (GSVD). In: *Encyclopedia of Measurement and Statistics*, Ed. Salkind, N.J. Sage Publications, Thousand Oaks, CA, 907–912.

[4] Abdi, H. (2007b). Eigen-decomposition: Eigenvalues and eigenvectors. In: *Encyclopedia of Measurement and Statistics*, Ed. Salkind, N.J. Sage Publications, Thousand Oaks, CA, 304–308.

[5] Abdi, H. and Williams, L. (2010). Principal component analysis. *WILEs Computational Statistics*, 2, 433–459.

[6] Abeni, D., Picardi, A., Pasquini, P., Melchi, C.F. and Chren, M.M. (2002). Further evidence of the validity and reliability of the Skindex-29. *Dermatology*, 204, 43–49.

[7] Abuaisha, B.B., Boulton, A.J. and Costanzi, J.B. (1998). Acupuncture for the treatment of chronic painful peripheral diabetic neuropathy: A long-term study. *Diabetes Research and Clinical Practice*, 39, 115–121.

[8] AI (1989). Die junge Generation wendet sich den Naturheilmitteln zu. *Allensbacher Berichte*, Nr. 17.

[9] Al-Banna, M.K., Kelman, A.W. and Whiting, B. (1990). Experimental design and efficient parameter estimation in population pharmacokinetics. *Journal of Pharmacokinetics and Biopharmaceutics*, 18, 347–360.

[10] Balant, L.P. (1991). Is there a need for more precise definitions of bioavailability? *European Journal of Clinical Pharmacology*, 40, 123–126.

[11] Bartholomew, D.J. (1981). Posterior analysis of the factor model. *British Journal of Mathematical and Statistical Psychology*, 34, 93–99.

[12] Bartlett, M.S. (1954). A note on the multiplying factors for various χ^2 approximations. *Journal of Royal Statistical Society, Serious. B*, 16, 296–298.

[13] Beal, S.L. and Sheiner, L.B. (1980). The NONMEM system. *American Statistician*, 34, 118–119.

[14] Beal, S.L. and Sheiner, L.B. (1982). Estimating population pharmacokinetics. *Critical Reviews in Biomedical Engineering*, 8, 195–222.

[15] Beal, S.L. and Sheiner, L.B. (1989). *NONMEM, User's Guide, NONMEM Project Group*. University of California San Francisco, San Francisco.

[16] Berger, R.L. (1982). Multiparameter hypothesis testing and acceptance sampling. *Technometrics*, 24, 295–300.

[17] Bergner, M., Bobbitt, R.A., Carter, W.B. and Gilson, B.S. (1981). The sickness impact profile: Development and final revision of a health status measure. *Medical Care*, 19, 787–805.

[18] Bergum, J.S. (1990). Constructing acceptance limits for multiple stage tests. *Drug Development and Industrial Pharmacy*, 16, 2153–2166.

[19] Boon, H.S., Olatunde, F. and Zick, S.M. (2007). Trends in complementary/alternative medicine use by breast cancer survivors: Comparing survey data from 1998 and 2005. *BMC Womens Health*, 30, 4.
[20] Box, G.E.P. and Draper, N.R. (1987). *Empirical Model-Building and Response Surface*. Wiley, Hoboken, NJ.
[21] Burt, T. (2011). Microdosing and phase 0. Presented at Duke Clinical Research Unit, Duke University Medical Center, Durham, NC, September 15.
[22] Carter, W.H. and Wampler, G.L. (1986). Review of the application of response surface methodology in the combination therapy of cancer. *Cancer Treatment Reports*, 70, 133–140.
[23] Carter, W.H., Wampler, G.L., Stablein, D.M. and Campbell, E.D. (1982). Drug activity and therapeutic synergism in cancer treatment. *Cancer Research*, 42, 2963–2971.
[24] Chen, M.L. (1995). Individual bioequivalence. Invited presentation at International Workshop: Statistical and Regulatory Issues on the Assessment of Bioequivalence, Dusseldorf, Germany, October 19–20.
[25] Chen, M.L. (1997). Individual bioequivalence—A regulatory update. *Journal Biopharmaceutical Statistics*, 7, 5–11.
[26] Chen, D.C., Gong, D.Q. and Zhai, Y. (1994). Diabetes acupuncture research. *Journal of Traditional Chinese Medicine*, 14, 163–166.
[27] Chen, K. (2002). Personal communication. Victoria, B.C., September, 2002.
[28] Chen, K.W., Li, G. and Chow, S.C. (1997). A note on sample size determination for bioequivalence studies with higher-order crossover designs. *Journal of Pharmacokinetics and Biopharmaceutics*, 25, 753–765.
[29] Chen, M.L., Lesko, L. and Williams, R.L. (2001). Measures of exposure versus measures of rate and extent of absorption. *Clinical Pharmacokinetics*, 40, 565–572.
[30] Cheng, B. and Chow, S.C. (2015). A unified approach for assessment of traditional Chinese medicine clinical trials. Unpublished manuscript.
[31] Chew, V. (1966). Confidence, prediction, and tolerance regions for the multivariate normal distribution. *Journal of American Statistics Association*, 61, 605–617.
[32] Chow, S.C. (1992). Statistical Design and Analysis of Stability Studies. Presented at the 48th Conference on Applied Statistics, Atlantic City, NJ.
[33] Chow, S.C. (1997a). Good statistics practice in drug development and regulatory approval process. *Drug Information Journal*, 31, 1157–1166.
[34] Chow, S.C. (1997b). Pharmaceutical validation and process controls in drug development. *Drug Information Journal*, 31, 1195–1201.
[35] Chow, S.C. (1999). Individual bioequivalence—A review of the FDA draft guidance. *Drug Informational Journal*, 33, 435–444.
[36] Chow, S.C. (2007). Statistical Design and Analysis of Stability Studies. Chapman and Hall/CRC Press, Taylor & Francis, New York, New York.
[37] Chow, S.C. and Chang, M. (2006). *Adaptive Design Methods in Clinical Trials*. Chapman and Hall/CRC Press, Taylor & Francis, New York.
[38] Chow, S.C. and Ki, F. (1994). On statistical characteristics of quality of life assessment. *Journal of Biopharmaceutical Statistics*, 4, 1–17.
[39] Chow, S.C. and Ki, F. (1996). Statistical issues in quality of life assessment. *Journal of Biopharmaceutical Statistics*, 6, 37–48.
[40] Chow, S.C. and Ki, F. (1997). Statistical comparison between dissolution profiles of drug products. *Journal of Biopharmaceutical Statistics*, 7, 241–258.
[41] Chow, S.C. and Liu, J.P. (1994). Recent statistical development in bioequivalence trials—A review of FDA guidance. *Drug Information Journal*, 28, 851–864.

[42] Chow, S.C. and Liu, J.P. (1995). *Statistical Design and Analysis in Pharmaceutical Science: Validation, Process Control, and Stability*. Marcel Dekker, Inc., New York.
[43] Chow, S.C. and Liu, J.P. (1997). Meta analysis for bioequivalence review. *Journal of Biopharmaceutical Statistics*, 7, 97–111.
[44] Chow, S.C. and Liu, J.P. (1998). *Design and Analysis of Animal Studies in Pharmaceutical Development*. Marcel Dekker, Inc., New York.
[45] Chow, S.C. and Liu, J.P. (2000). *Design and Analysis of Clinical Trials*. John Wiley & Sons, New York.
[46] Chow, S.C. and Liu, J.P. (2004). *Design and Analysis of Clinical Trials*, 2nd Edition. John Wiley & Sons, New York.
[47] Chow, S.C. and Liu, J.P. (2008). *Design and Analysis of Bioavailability and Bioequivalence Studies*, 3rd Edition. Chapman and Hall/CRC Press, Taylor & Francis, New York.
[48] Chow, S.C. and Liu, J.P. (2013). *Design and Analysis of Clinical Trials*, 3rd Edition. John Wiley & Sons, New York.
[49] Chow, S.C. and Shao, J. (1989). Test for batch-to-batch variation in stability analysis. *Statistics in Medicine*, 8, 883–890.
[50] Chow, S.C. and Shao, J. (1990). An alternative approach for the assessment of bioequivalence between two formulations of a drug. *Biometrical Journal*, 32, 969–976.
[51] Chow, S.C. and Shao, J. (1991). Estimating drug shelf-life with random batches. *Biometrics*, 47, 1071–1079.
[52] Chow, S.C. and Shao, J. (2002). *Statistics in Drug Research—Methodologies and Recent Development*. Marcel Dekker, Inc., New York.
[53] Chow, S.C. and Shao, J. (2003). Stability analysis with discrete responses. *Journal of Biopharmaceutical Statistics*, 13, 451–462.
[54] Chow, S.C. and Shao, J. (2007). Stability analysis for drugs with multiple ingredients. *Statistics in Medicine*, 26, 1512–1517.
[55] Chow, S.C. and Tse, S.K. (1990). Outlier detection in bioavailability/bioequivalence studies. *Statistics in Medicine*, 9, 549–558.
[56] Chow, S.C. and Tse, S.K. (1991). On the estimation of total variability in assay validation. *Statistics in Medicine*, 10, 1543–1553.
[57] Chow, S.C., Shao, J. and Wang, H. (2002a). Probability lower bounds for USP/NF tests. *Journal of Biopharmaceutical Statistics*, 12, 79–92.
[58] Chow, S.C., Shao, J. and Wang, H. (2002b). *Sample Size Calculation in Clinical Research*. Marcel Dekker, Inc., New York.
[59] Chow, S.C., Shao, J. and Wang, H. (2002c). Individual bioequivalence testing under 2x3 designs. *Statistics in Medicine*, 21, 629–648.
[60] Chow, S.C., Shao, J. and Wang, H. (2003). Statistical tests for population bioequivalence. *Statistica Sinica*, 13, 539–554.
[61] Chow, S.C., Chang, M. and Pong, A. (2005). Statistical consideration of adaptive methods in clinical development. *Journal of Biopharmaceutical Statistics*, 15, 575–591.
[62] Chow, S.C., Pong, A. and Chang, Y.W. (2006). On traditional Chinese medicine clinical trials. *Drug Information Journal*, 40, 395–406.
[63] Chow, S.C., Endrenyi, L., Lachenbruch, P.A., Yang, L.Y. and Chi, E. (2011). Scientific factors for assessing biosimilarly and drug interchangeability of follow-on biologics. *Biosimilars*, 1, 13–26.
[64] Church, J.D. and Harris, B. (1970). The estimation of reliability from stress-strength relationships. *Technometrics*, 12, 49–54.

[65] Coste, J., Fermanian, J. and Venot, A. (1995). Methodological and statistical problems in the construction of composite measurement scales: A survey of six medical and epidemiological journals. *Statistics in Medicine*, 14, 331–345.
[66] Covington, M.B. (2001). Traditional Chinese medicine in the treatment of diabetes. *Diabetes Spectrum*, 14, 154–159.
[67] Cui, Y., Song, X.L., Reynolds, M., Chuang, K. and Xie, M.L. (2012). Interdependence of drug substance physical properties and corresponding quality control strategy. *Journal of Pharmaceutical Sciences*, 101, 312–321.
[68] Davidian, M. and Gallant, A.R. (1993). The nonlinear mixed effects model with a smooth random effects density. *Biometika*, 80, 475–488.
[69] Davidian, M. (2003). What's in between dose and response? Lecture notes. Myrto Lefkopoulou Lecture.
[70] Davidian, M. and Giltinan, D.M. (1995). *Nonlinear Models for Repeated Measurement Data*. Chapman and Hall, London.
[71] Davit, B.M., Conner, D.P., Fabian-Fritsch, B. et al. (2008). Highly variable drugs: Observations from bioequivalence data submitted to the FDA for new generic drug applications. *The AAPS Journal*, 10, 148–156.
[72] Dempster, A.P., Laird, N.M. and Rubin, D.B. (1977). Maximum likelihood from incomplete data via EM algorithm. *Journal of the Royal Statistical Society, Series B*, 39, 1–38.
[73] de lemos, M. (2002). Herbal supplement PC-Spes for prostate cancer. *Ann. Pharmacother.*, 36, 921–926.
[74] DOH (2004a). *Draft Guidance for IND of Traditional Chinese Medicine*. Department of Health, Taipei, Taiwan.
[75] DOH (2004b). *Draft Guidance for NDA of Traditional Chinese Medicine*. Department of Health, Taipei, Taiwan.
[76] Draper, N.R. and Smith, H. (1980). *Applied Regression Analysis*. Wiley, New York.
[77] Duchesne, C. and Macgregor, J.F. (2004). Establishing multivariate specification regions for incoming materials. *Journal of Quality Technology*, 36, 78–94.
[78] Dziuban, C.D. and Harris, C.W. (1973). On the extraction of components and the applicability of factor analytic techniques. *American Educational Research Journal*, 10, 93–99.
[79] EC (1975a). Council Directive 75/318/EEC of 20 May 1975 on the approximation of the laws of Member States relating to analytical, pharmacotoxicological and clinical standards and protocols in respect of the testing of proprietary medicinal products. *Official Journal of the European Communities*, June 1975.
[80] EC (1975b). Council Directive 75/319/EEC of 20 May 1975 on the approximation of provisions laid down by law, regulation or administrative action relating to proprietary medicinal products. *Official Journal of the European Communities*, June 1975.
[81] EC (1989). Quality of herbal remedies. In: *The Rules governing Medicinal Products in the European Community, Vol. III. Guidelines on the Quality, Safety and Efficacy of Medicinal Products for Human Use*. Office for Official Publications of the European Communities, Luxembourg.
[82] EC (1991). Commission Directive 91/507/EEC of 19 July 1991 modifying the Annex to Council Directive 75/318/EEC on the approximation of the laws of Member States relating to analytical, pharmacotoxicological and clinical standards and protocols in respect of the testing of medicinal products. *Official Journal of the European Communities*, 270/32 of 26 September 1991.

[83] EC (1993). Council Directive 93/39/EEC of 14 June 1993 amending Directives 65/65/EEC, 75/318/EEC and 75/319/EEC in respect of medicinal products. *Official Journal of the European Communities*, 214 of 24 August 1993.
[84] Edler, L. (1998). List of PK-PD software packages. http://dkfz-heidelberg.de/biostatistics/pkpd/pkcompl/html, Heidelberg, Germany.
[85] EMA (2010). Concept paper on similar biological medicinal products containing recombinant follicle stimulation hormone. A/CHMP/BMWP/94899/2010. London.
[86] Endrenyi, L., Fritsch, S. and Yan, W. (1991). (Cmax)/AIIC is a clearer measure than (Cmax) for adsorption rates in investigations of bioequivalence. *International Journal of Clinical Pharmacology, Theraphy and Toxicology*, 29, 394–399.
[87] Enis, P. and Geisser, S. (1971). Estimation of the Probability that Y<X. *Journal of American Statistical Association*, 66, 162–168.
[88] Eriksson, L., Johansson, E., Kettaneh-Wold, N. and Wold, S. (2001). *Multi- and Megavariate Data Analysis: Principles and Applications*. Umetrics, Umea, Sweden.
[89] Ernst, E. (2009). Complementary and alternative medicine (CAM) and cancer: The kind face of complementary medicine. *International Journal of Surgery, 7,* 499–500.
[90] ESCOP (1990). Bieldermann, BJ. Phytopharmaceuticals—The growing European market? Presentation at the ESCOP Symposium "European Harmony in Phytotherapy," Institut für Medizinische Statistik, October 20.
[91] Ette, E.L., Sun, H. and Ludden, T.M. (1994). Design of population pharmacokinetic studies. *Proceedings of the Biopharmaceutical Section of the American Statistical Association*, Alexandria, VA, pp. 487–492.
[92] Everitt, B.S. (1984). *An Introduction to Latent Variable Models*. Chapman and Hall, New York.
[93] Fabricant, D.S. and Farnsworth, N.R. (2001). The value of plants used in traditional medicine for drug discovery. *Environmental Health Perspectives*, 109, 69–75.
[94] Fai, C.K., Qi, G.D., Wei, D.A. and Chung, L.P. (2011). Placebo preparation for the proper clinical trial of herbal medicine—Requirements, verification and quality control. *Recent Pat Inflamm Allergy Drug Discov*, 5, 169–174.
[95] FDA (1987). *Guideline for Submitting Documentation for the Stability of Human Drugs and Biologics*. Center for Drugs and Biologics, Office of Drug Research and Review, Food and Drug Administration, Rockville, MD.
[96] FDA (1988). *Guideline for the Format and Content of the Clinical and Statistical Sections of New Drug Applications*. The United States Food and Drug Administration, Rockville, MD.
[97] FDA (1991). *Guidance for Conjugated Estrogen Tablets*—In Vivo *Bioequivalence and* In Vitro *Drug Release*. Center for Drug Evaluation and Research, Food and Drug Administration, Rockville, MD.
[98] FDA (1992). *Guidance on Statistical Procedures for Bioequivalence Using a Standard Two-treatment Crossover Design*. Division of Bioequivalence, Office of Generic Drugs, Centre for Drug Evaluation and Research, U.S. Food and Drug Administration, Rockville, MD.
[99] FDA (1995). *Guidance for Industry—Immediate Release Solid Oral Dosage Forms Scale-up and Postapproval Changes* (SUPAC)*: Chemistry, Manufacturing, and Controls, In Vitro Dissolution Testing and In Vivo Bioequivalence Documentation*. Division of Bioequivalence, Office of Generic Drugs, Food and Drug Administration, Rockville, MD.

[100] FDA (1998). *Guidance for Industry: Stability Testing of Drug Substances and Drug Products (draft guidance).* The United States Food and Drug Administration, Rockville, MD.

[101] FDA (2000). *Guidance for Industry: Analytical Procedures and Methods Validation (draft guidance).* The United States Food and Drug Administration, Rockville, MD.

[102] FDA (1999). *Guidance for Industry—Population Pharmacokinetics.* Center for Drug Research and Evaluation, the United States Food and Drug Administration, Rockville, MD.

[103] FDA (2001a). *Guidance for Industry on Statistical Approaches to Establishing Bioequivalence.* Center for Drug Evaluation and Research, Food and Drug Administration, Rockville, MD.

[104] FDA (2001b). *Guidance for Industry—Bioanalytical Method Validation.* The United States Food and Drug Administration, Rockville, MD.

[105] FDA (2003a). *Guidance on Bioavailability and Bioequivalence Studies for Orally Administrated Drug Products—General Considerations.* Center for Drug Evaluation and Research, the US Food and Drug Administration, Rockville, MD.

[106] FDA (2003b). *Guidance on Bioavailability and Bioequivalence Studies for Nasal Aerosols and Nasal Sprays for Local Action.* Center for Drug Evaluation and Research, Food and Drug Administration, Rockville, MD.

[107] FDA (2003c). *Guidance for Industry—INDs for Phase 2 and Phase 3 Studies, Chemistry, Manufacturing, and Controls Information.* Center for Drug Evaluation and Research, Food and Drug Administration, Rockville, MD.

[108] FDA (2004). *Guidance for Industry—Botanical Drug Products.* The United States Food and Drug Administration, Rockville, MD.

[109] FDA (2010). *Draft Guidance for Industry—Adaptive Design Clinical Trials for Drugs and Biologics.* The United State Food and Drug Administration, Rockville, MD.

[110] Feeny, D.H. and Torrance, G.W. (1989). Incorporating utility-based quality-of-life assessment measures in clinical trials. *Medical Care,* 27, S198–S204.

[111] Feller, W. (1968). *An Introduction to Probability and Its Applications,* Vol. I, 3rd Edition. John Wiley & Sons, New York.

[112] Finlay, A.Y. and Khan, G.K. (1994). Dermatology Life Quality Index (DLQI): A simple practical measure for routine clinical use. *Clinical and Experimental Dermatology,* 19, 210–216.

[113] Fuchs, C. and Kenett, R.S. (1987). Multivariate tolerance regions and F-tests. *Journal of Quality Technology,* 19, 122–131.

[114] Garcia-Munoz, S. (2009). Establishing multivariate specifications for incoming materials using data from multiple scales. *Chemometrics and Intelligent Laboratory Systems,* 98, 51–57.

[115] Gibson, J.M. and Overall, J.E. (1989). The superiority of a drug combination over each of its components. *Statistics in Medicine,* 8, 1479–1484.

[116] Gill, J.L. (1988). Repeated measurements, split-plot trend analysis versus of first differences. *Biometrics,* 44, 289–297.

[117] Gong, X.C., Yan, B.J. and Qu, H.B. (2010). Correlations of three important technological parameters in first ethanol precipitation of Danshen. *China Journal of Chinese Materia Medica,* 35, 3274–3277.

[118] Gong, X.C., Wang, S.S. and Qu, H.B. (2011). Comparison of two separation technologies applied in the manufacture of botanical injections: Second ethanol precipitation and solvent extraction. *Industrial & Engineering Chemistry Research,* 50, 7542–7548.

[119] Gould, S.J. (1981). The real error of Cybil Burt: Factor analysis and the reification of intelligence. In: *The Mismeasure of Man*. Ed. Gould S.J. W.W. Norton and Company Inc., New York, 234–320.
[120] Guilford, J.P. (1954). *Psychometric Methods*, 2nd Edition. McGraw-Hill, New York.
[121] Guttman, I. (1970). Construction of β-content tolerance regions at confidence level γ for large samples from the k-variate normal distribution. *Annals of Mathematical Statistics*, 41, 376–400.
[122] Guyatt, G.H., Veldhuyen Van Zanten, S.J.O., Feeny, D.H. and Patric, D.L. (1989). Measuring quality of life in clinical trials: A taxonomy and review. *Canadian Medical Association Journal*, 140, 1441–1448.
[123] Haidar, S.H., Davit, B.M., Chen, M.L. et al. (2008a). Bioequivalence approaches for highly variable drugs and drug products. *Pharmaceutical Research*, 25, 237–241.
[124] Haidar, S.H., Makhlouf, F., Schuirmann, D.J., Hyslop, T., Davit, B., Conner, D. and Yu, L.X. (2008b). Evaluation of a scaling approach for the bioequivalence of highly variable drugs. *The AAPS Journal*, 10, 450–454.
[125] Hall, I.J. and Sheldon, D.D. (1979). Improved bivariate normal tolerance regions with some applications. *Journal of Quality Technology*, 11, 13–19.
[126] Hamza, M.A., White, P.F., Craig, W.F. et al. (2000). Percutaneous electrical nerve stimulation: A novel analgesic therapy for diabetic neuropathic pain. *Diabetes Care*, 23, 365–370.
[127] Hashimoto, Y. and Sheiner, L.B. (1991). Designs for population pharmacodynamics: Value of pharmacokinetic data and population analysis. *Journal of Pharmacokinetics and Biopharmaceutics*, 19, 333–353.
[128] Hauschke, D., Steinijans, V.W., Diletti, E. and Durke, M. (1992). Sample size determination for bioequivalence assessment using a multiplicative model. *Journal of Pharmacokinetics and Biopharmaceutics*, 20, 557–561.
[129] He, P., Deng, K., Liu, Z., Liu, D., Liu, J.S. and Geng, Z. (2012). Discovering herbal functional groups of traditional Chinese medicine. *Statistics in Medicine*, 31, 636–642.
[130] Hendrickson, A.E. and White, P.O. (1964). Promax: A quick method for rotation to orthogonal oblique structure. *British Journal of Statistical Psychology*, 17, 65–70.
[131] Henley, A.J., Festa, A., D'Agostino, R.B. et al. (2004). Metabolic and inflammation variable clusters and prediction of type 2 diabetes: Factor analysis using directly measured insulin sensitivity. *Diabetes*, 53, 1773–1781.
[132] Hicks, C. (1982). *Fundamental Concepts in the Design of Experiments*, 3rd Edition. CBS College Publishing, New York.
[133] Hollenberg, N.K., Testa, M. and Williams, G.H. (1991). Quality of life as a therapeutic endpoint—An analysis of therapeutic trials in hypertension. *Drug Safety*, 6, 83–93.
[134] Hsiao, J.I.H. (2007). Patent protection for Chinese herbal medicine product invention in Taiwan. *The Journal of World Intellectual Property*, 10, 1–21.
[135] Hsiao, C.F., Tsou, H.H., Pong, A., Liu, J.P., Lin, C.H., Chang, Y.J. and Chow, S.C. (2009). Statistical validation of traditional Chinese diagnostic procedure. *Drug Information Journal*, 43, 83–95.
[136] Hu, J. and Liu, B. (2012). The basic theory, diagnostic, and therapeutic system of traditional Chinese medicine and the challenges they bring to statistics. *Statistics in Medicine*, 31, 602–605.
[137] Huang, B. and Wang, Y. (1993). *Thousand Formulas and Thousand Herbs of Traditional Chinese Medicine*, Vol. 2. Heilongjiang Education Press, Harbin, China.

[138] Huang, H.X. and Qu, H.B. (2011). In-line monitoring of alcohol precipitation by near-infrared spectroscopy in conjunction with multivariate batch modeling. *Analytica Chimica Acta*, 707, 47–56.

[139] Hubert, M., Rousseeuw, P.J. and Verdonck, T. (2009). Robust PCA for skewed data and its outlier map. *Computational Statistics & Data Analysis*, 53, 2264–2274.

[140] Hung, H.M.J. (1992). On identifying a positive dose-response surface for combination agents. *Statistics in Medicine*, 11, 703–711.

[141] Hung, H.M.J. (1993). Two-stage tests for studying monotherapy and combination therapy in two-by-two factorial trials. *Statistics in Medicine*, 12, 645–660.

[142] Hung, H.M.J. (1996). Global tests for combination drug studies in factorial trials. *Statistics in Medicine*, 15, 233–247.

[143] Hung, H.M.J. (2000). Evaluation of a combination drug with multiple doses in unbalanced factorial design clinical trials. *Statistics in Medicine*, 19, 2079–2087.

[144] Hung, H.M.J. (2010). Combination drug clinical trial. In: *Encyclopedia of Biopharmaceutical Statistics*, Ed. Chow, S.C. Informa Healthcare, Taylor & Francis, London, 324–326.

[145] Hung, H.M.J., Ng, T.H., Chi, G.Y.H. and Lipicky, R.J. (1989). Testing for the existence of a dose combination beating its components. In *Proceedings of Biopharmaceutical Section of the American Statistical Association*, Alexandria, VA, pp. 53–59.

[146] Hung, H.M.J., Ng, T.H., Chi, G.Y.H. and Lipicky, R.J. (1990). Response surface and factorial designs for combination antihypertensive drugs. *Drug Information Journal*, 24, 371–378.

[147] Hung, H.M.J., Chi, G.Y.H. and Lipicky, R.J. (1993). Testing for the existence of a desirable dose combination. *Biometrics*, 49, 85–94.

[148] Hung, H.M.J., Chi, G.Y.H. and Lipicky, R.J. (1994). On some statistical methods for analysis of combination drug studies. *Communications in Statistics—Theory and Methods, A*, 23, 361–376.

[149] Huo, Y. (1985). Treatment of myodystrophy with Chinese herbs. *Tianjin Journal of Traditional Chinese Medicine*, 6.

[150] Hyslop, T., Hsuan, F. and Holder, K.J. (2000). A small-sample confidence interval approach to assess individual bioequivalence. *Statistics in Medicine*, 19, 2885–2897.

[151] ICH (1993). Stability testing of new drug substances and products. *Tripartite International Conference on Harmonization Guideline Q1A*, Geneva, Switzerland.

[152] ICH (1996). Validation of analytical procedures: Methodology. *Tripartite International Conference on Harmonization Guideline*, Geneva, Switzerland.

[153] ICH (1997). E5 Guideline on ethnic factors in the acceptability of foreign data. *The U.S. Federal Register*, 83, 31790–31796.

[154] ICH (1998). E9 Guideline for statistical principles for clinical trials. *Tripartite International Conference on Harmonization Guideline*, Geneva, Switzerland. Available at http://www/ich.org/LOB/media/MEDIA485.pdf.

[155] ICH Q1A (1993). *Stability Testing of New Drug Substances and Products.* Tripartite International Conference on Harmonization Guideline Q1A, Geneva.

[156] ICH Q1D (2003). *Guidance for Industry: Q1D Bracketing and Matrixing Designs for Stability Testing of New Drug Substances and Products.* Center for Drug Evaluation and Research and Center for Biologics Evaluation and Research, Food and Drug Administration, Rockville, MD.

[157] ICH Q1E (2004). *Evaluation of Stability Data.* Tripartite International Conference on Harmonization Guideline Q1E, Geneva.

[158] ICH (2009). Tripartite International Conference on Harmonization Guideline Guidance on nonclinical safety studies for the conduct of human clinical trials and marketing authorization for pharmaceuticals, Geneva, Switzerland.
[159] Ikawa, T. and Imayama, S. (1983). The effect of Toukiinnshi (Tsumura) for pruritis. *Journal of Pharmaceutical Sciences*, 9, 653–657.
[160] Inagi, I. (2003). Jumihaidokutou. *Kanpo-Igaku*, 27, 180–183.
[161] Jelliffe, R.W., Gomis, P. and Schumitzky, A. (1990). A population model of gentamicin made with a new nonparametric EM algorithm. Technical Report 90–94, University of Southern California, Los Angeles.
[162] Jiang, M., Zhang, C., Zheng, G. et al. (2012). Traditional Chinese medicine Zheng in the era of evidence-based medicine: A literature analysis. *Evidence-Based Complementary and Alternative Medicine*, 2012, 409568. doi:10.1155/2012/409568.
[163] John, S. (1963). A tolerance region for multivariate normal distributions. *Sankhya, Series A*, 25, 363–368.
[164] Johnson, N.L. and Kotz, S. (1970). *Continuous Univariate Distributions—1*. John Wiley & Sons, New York.
[165] Johnson, R.A. and Wichern, D.W. (1992). *Applied Multivariate Statistical Analysis*, 5th Edition. Prentice Hall, Englewood Cliffs, NJ.
[166] Johnson, N.E., Wade, J.R. and Karlson, M.O. (1996). Comparison of some practical sampling strategies for population pharmacokinetic studies. *Journal of Pharmacokinetics and Biopharmaceutics*, 24, 245–272.
[167] Jones, B. and Kenward, M.G. (1989). *Design and Analysis of Cross-over Trials*. Chapman and Hall, London, 140–188.
[168] Johnson, R.A. and Wichern, D.W. (1998). *Applied Multivariate Statistical Analysis*, 3rd ed. Prentice Hall, Upper Saddle River, NJ.
[169] Ju, H.L. and Chow, S.C. (1995). On stability designs in drug shelf-life estimation. *Journal of Biopharmaceutical Statistics*, 5, 201–214.
[170] Kaiser, H.F. (1958). The varimax criterion for analytic rotation in factor analysis. *Psychometrika*, 23, 187–200.
[171] Kaiser, H.F. (1959). Computer program for varimax rotation in factor analysis. *Educational and Psychological Measurement*, 27, 155–162.
[172] Kaiser, H.F. (1960). The application of electronic computers to factor analysis. *Educational and Psychological Measurement*, 20, 141–151.
[173] Kang, Y. (1985). Case reports of flaccid complexes: Successful treatment of two cases of progressive spinal myoatrophy. *American College of Traditional Chinese Medicine*, 4, 59–63.
[174] Kaplan, R.M., Bush, J.W. and Berry, C.C. (1976). Health status: Types of validity and index of well-being. *Health Services Research*, 4, 478–507.
[175] Karlsson, M.O. and Sheiner, L.B. (1993). The importance of modeling interoccasion cariability in population pharmacokinetic analyses. *Journal of Pharmacokinetics and Biopharmaceutical*, 21, 735–750.
[176] Ki, F.Y.C. and Chow, S.C. (1994). Analysis of quality of life with parallel questionnaires. *Drug Information Journal*, 28, 69–80.
[177] Ki, F.Y.C. and Chow, S.C. (1995). Statistical justification for the use of composite scores in quality of life assessment. *Drug Information Journal*, 29, 715–727.
[178] Kimura, T., Yoshiike, T., Tsuboi, R. et al. (1985). Clinical effect of Jumihaidokuto (Tsumura) on eczema. *Juntendo Medical Journal*, 31, 584–587.
[179] Ko, F.S., Tsou, H.H., Liu, J.P. and Hsiao, C.F. (2010). Sample size determination for a specific region in a multi-regional trial. *Journal of Biopharmaceutical Statistics*, 20, 870–875.

[180] Kondoh, A., Ohta, Y., Yamamoto, K., Iwashita, K., Umezawa, Y., Matsuyama, T., Ozawa, A. and Shinohara, Y. (2005). Feasibility of modified DLQI-based questionnaires for evaluation of clinical efficacy of herbal medicine in chronic skin disease. *Tokai Journal of Experimental and Clinical Medicine*, 30 (2), 97–102.

[181] Koon, W.S., Lo, M.W., Marsden, J.E. and Ross, S.D. (1999). The genesis trajectory and heteroclinic connections. *AAS/AIAA Astrodynamics Specialist Conference, Girdwood, Alaska, 1999*, AAS99-451.

[182] Krishnamoorthy, K. and Mathew, T. (1999). Comparison of approximation methods for computing tolerance factors for a multivariate normal population. *Technometrics*, 41, 234–249.

[183] Krishnamoorthy, K. and Yu, J. (2004). Modified Nel and van der Merwe test for the multivariate Behrens-Fisher problem. *Statistics and Probability Letters*, 66, 161–169.

[184] Krishnamoorthy, K. and Mondal, S. (2006). Improved tolerance factors for multivariate normal distributions. *Communications in Statistics-Simulation and Computation*, 35, 461–478.

[185] Laden, F., Neas, L.M., Dockery, D.W. and Schwartz, J. (2000). Association of fine particulate matter from different sources with daily mortality in six US cities. *Environmental Health Perspectives*, 108, 941–947.

[186] Lai, Y.H. and Hsiao, C.F. (2013). Using a tolerance region approach as a statistical quality control process for traditional Chinese medicine. *The 3rd International Conference on Applied Mathematics and Pharmaceutical Sciences*, Singapore, April 29–30, 346–349.

[187] Lao, L., Huang, Y., Feng, C., Berman, B.M. and Tan, M.T. (2012). Evaluating traditional Chinese medicine using modern clinical trial design and statistical methodology: Application to a randomized controlled acupuncture trial. *Statistics in Medicine*, 31, 619–627.

[188] Laska, E.M. and Meisner, M.J. (1989). Testing whether an identified treatment is best. *Biometrics*, 45, 1139–1151.

[189] Laska, E.M. and Meisner, M.J.C. (1990). Hypothesis testing for combination treatment. In Statistical Issue in Drug Research and Development, edited by Peace, K.L. Dekker, New York, pp. 276–284.

[190] Laska, E.M., Tang, D.I. and Meisner, M.J. (1992). Testing hypotheses about an identified treatment when there are multiple endpoints. *Journal of American Statistical Association*, 87, 825–831.

[191] Laska, E.M., Meisner, M.J. and Tang, D.I. (1997). Classification of the effectiveness of combination treatments. *Statistics in Medicine*, 16, 2211–2288.

[192] Lehmann, E.L. (1952). Testing multiparameter hypotheses. *Annals of Mathematical Statistics*, 23, 541–552.

[193] Lehmann, E.L. (1986). *Testing Statistical Hypotheses*, 2nd Edition. Wiley, New York.

[194] Li, G. (1986). Discussion about myasthenia gravis and the spleen-kidney theory, *Journal of Traditional Chinese Medicine*, 6 (1), 48–51.

[195] Li, Y., Yi, D., Zhang, H. and Qin, Y. (2012). Syndrome evaluation in traditional Chinese medicine using second-order latent variable model. *Statistics in Medicine*, 31, 672–680.

[196] Li, X., Yang, G., Li, X. et al. (2013). Traditional Chinese medicine in cancer care: A review of controlled clinical studies published in Chinese. *PLoS One*, 8 (4), e60338. doi:10.1371/journal.pone.0060338.

[197] Lin, T. (1983). Treatment of amyotrophic lateral sclerosis with a series of proved formulas, *Guangxi Journal of Traditional Chinese Medicine*, 6 (2), 22–23.

[198] Lin, M., Chu, C.C., Chang, S.L. et al. (2001). The origin of Minnan and Hakka, the so-called "Taiwanese," inferred by HLA study. *Tissue Antigen*, 57, 192–199.
[199] Lindsey, J.K. (1993). *Models for Repeated Measurements*. Oxford Science Publications, Oxford, UK.
[200] Lindstrom, M.J. and Bates, D.M. (1990). Nonlinear mixed effects models for repeated measures data. *Biometrics*, 46, 673–687.
[201] Liu, J.P. (1995). Use of repeated crossover designs in assessing bioequivalence. *Statistics in Medicine*, 14, 1067–1078.
[202] Liu, J.P. and Weng, C.S. (1991). Detection of outlying data in bioavailability/bioequivalence studies. *Statistics in Medicine*, 10, 1375–1389.
[203] Liu, J.P. and Chow, S.C. (1992). On power calculation of Schuirmann's two one-sided tests procedure in bioequivalence. *Journal of Pharmacokinetics and Biopharmaceutics*, 20, 101–104.
[204] Liu, J.P. and Weng, C.S. (1994). Estimation of log-transformation in assessing bioequivalence. *Communication is Statistics–Theory and Methods*, 23, 421–434.
[205] Liu, J.P. and Weng, C.S. (1995). Bias of two one-sided tests procedures in assessment of bioequivalence. *Statistics in Medicine*, 14, 853–861.
[206] Liu, J.P. and Chow, S.C. (1996). Statistical issues on FDA conjugated estrogen tablets guideline. *Drug Information Journal*, 30 (4), 881–889.
[207] Liu, J.P. and Chow, S.C. (1997). Some thoughts on individual bioequivalence. *Journal of Biopharmaceutical Statistics*, 7, 41–48.
[208] Liu, W. and Gong, C. (2015). Acupuncture: Ancient therapeutics for stroke. http://www/acufinder.com/Acupuncture+Information/Detail/Acupuncture+Ancient+Therapeutics+for+Stroke.
[209] Liu, J., Li, X., Liu, J., Ma, L., Li, X. and Fønnebø, V. (2011). Traditional Chinese medicine in cancer care: A review of case reports published in Chinese literature. *Forsch Komplementmed*, 18, 257–263.
[210] Liu, B., Zhou, X., Wang, Y. et al. (2012). Data processing and analysis in real-world traditional Chinese medicine clinical data: Challenges and approaches. *Statistics in Medicine*, 31, 653–660.
[211] Lu, X. and Wang, Y. (1990). Thirty-five cases of multiple sclerosis treated by traditional Chinese medical principles using differential diagnosis. *Chinese Journal of Integrated Traditional and Western Medicine*, 10 (3), 174–175.
[212] Lu, X., Li, Z. and Wang, H. (1995). Research on the prevention of multiple sclerosis relapse with traditional Chinese medicine. *Journal of Traditional Chinese Medicine*, 36 (7).
[213] Lu, A.P., Jia, H.W., Xiao, C. and Lu, Q.P. (2004). Theory of traditional Chinese medicine and therapeutic method of diseases [in Chinese]. *World J Gastroenterol*, 10, 1854–1856.
[214] Lu, Q., Chow, S.C. and Tse, S.K. (2007). Statistical quality control process for traditional Chinese medicine with multiple correlative components. *Journal of Biopharmaceutical Statistics*, 17, 791–808.
[215] Lyden, P., Lu, M., Jackson, C., Marler, J., Kothari, R., Brott, T. and Zivin, J. (1999). NINDS tPA Stroke Trial Investigators. Underlying structure of the National Institutes of Health Stroke Scale: Results of a factor analysis. *Stroke*, 30, 2347–2354.
[216] Mahoney, F. and Barthel, D. (1965). Functional evaluation: The Barthel Index. *Maryland State Medical Journal*, 14, 61–65.
[217] Mallet, A. (1986). A maximum likelihood estimation method for random coefficient regression models. *Biometrika*, 73, 645–656.

[218] Mao, L.Q. (1984). The treatment of diabetes by acupuncture. *Journal of Chinese Medicine*, 15, 3–5.

[219] MAPP (2004). *CDER/FDA Manual of Policies and Procedures (MAPP): Review of Botanical Drug Products*. Center for Drug Evaluation and Research, Food and Drug Administration, Rockville, MD, June, 2004.

[220] Mazzo, D.J. (1998). *International Stability Testing*. Interpharm Press, Buffalo Grove, IL.

[221] Mellon, J.I. (1991). Design and Analysis Aspects of Drug Stability Studies When the Product is Stored at Several Temperatures. Presented at the 12th Annual Midwest Statistical Workshop, Muncie, IN.

[222] MOPH (1984). *Drug Administration Law of the People's Republic of China*, Beijing, China, September 20.

[223] MOPH (1992). The approval of new pharmaceuticals (concerning the revision and the additional regulations on the sections on Chinese Traditional Medicine). Implemented on 1 September 1992. Ministry of Health of the People's Republic of China.

[224] MOPH (2002). *Guidance for Drug Registration*. Ministry of Public Health, Beijing, China.

[225] Morrison, D.F. (1976). *Multivariate Statistical Methods*, 2nd Edition. McGraw-Hill Book Company, New York.

[226] Müller, P. and Rosner, G.L. (1997). A Bayesian population model with hierarchical mixture priors applied to blood count data. *Journal of American Statistical Association*, 92, 1279–1292.

[227] Muteki, K. and MacGregor, J.F. (2008). Optimal purchasing of raw materials: A data-driven approach. *AIChE Journal*, 54, 1554–1559.

[228] Murphy, J.R. and Weisman, D. (1990). Using random slopes for estimating shelf-life. *Proceedings of the Biopharmaceutical Section of the American Statistical Association*, Alexandria, VA, pp. 196–203.

[229] Murphy, J.R. (1996). Uniform matrix stability study designs. *Journal of Biopharmaceutical Statistics*, 6, 477–494.

[230] Myers, R.H. (1976). *Response Surface Methodology*. Allyn and Bacon, Boston.

[231] NCCLS (2001). *User Demonstration of Performance for Precision and Accuracy*. Approved Guidance, NCCLS document EP15-A, National Committee for Clinical Laboratory Standards, Wayne, PA.

[232] Nedelman, J.R. (2005). On some disadvantages of the population approach. *The AAPS journal*, 7, E374–E382.

[233] Nel, D.G. and van der Merwe, C.A. (1986). A solution to the multivariate Behrens-Fisher problem. *Communication in Statistics—Theory and Methods*, 15, 3719–3735.

[234] Nordbrock, E. (1992). Statistical comparison of stability designs. *Journal of Biopharma ceutical Statistics*, 2, 91–113.

[235] Nordbrock, E. (1994). Design and analysis of stability studies. *Proceedings of the Biopharmaceutical Section of the American Statistical Association*, Alexandria, VA, pp. 291–294.

[236] Nordbrock, E. (2000). Stability matrix design. In *Encyclopedia of Biopharmaceutical Statistics*, S. Chow, Ed. Marcel Dekker, New York, pp. 487–492.

[237] Olschewski, M. and Schumacher, M. (1990). Statistical analysis of quality of life data in cancer clinical trials. *Statistics in Medicine*, 9, 749–763.

[238] Patel, H.I. (1991). Comparison of treatments in a combination therapy trial. *Journal of Biopharmaceutical Statistics*, 1, 171–183.

[239] Patel, H.I. (1994). Dose-response in pharmacokinetics. *Communications in Statistics, Theory and Methods*, 23, 451–465.

[240] PDR (1998). *Physicians' Desk Reference for Herbal Medicines.* Medical Economics Company, Montvale, NJ.
[241] Peabody, F. (1927). The care of the patient. *JAMA*, 88, 877.
[242] Peace, K.E. (1990). Response surface methodology in the development of antianginal drugs. In: *Statistical Issues in Drug Research and Development*, Ed. Peace, K. Dekker, New York, 285–301.
[243] Phillips, K.F. (1990). Power of the two one-sided tests procedure in bioequivalence. *Journal of Pharmacokinetics and Biopharmaceutics*, 18, 137–144.
[244] Phillips, J.A., Cairns, V. and Koch, G.G. (1992). The analysis of a multiple-dose, combination-drug clinical trial using response surface methodology. *Journal of Biopharmaceutical Statistics*, 2, 49–67.
[245] Ping, S., Zhou, X.H., Lao, L. and Li, X. (2012). Issues of design and statistical analysis in controlled clinical acupuncture trials: An analysis of English-language reports from Western journals. *Statistics in Medicine*, 31, 606–618.
[246] Pinheiro, J.C. and Bates, D.M. (1995). Approximations to the log likehood function in the nonlinear mixed effects model. *Journal of computational and Graphical Statistics*, 4, 12–35.
[247] Pinheiro, J.C. and Bates, D.M. (2000). *Mixed Effects Models in S and S-Plus*. Springer, New York.
[248] Plackett, R.L. and Burman, J.P. (1946). The design of optimum multifactorial experiments. *Biometrika*, 33, 305–325.
[249] Pong, A. and Raghavarao, D. (2000). Comparison of bracketing and matrixing designs for a two-year stability study. *Journal of Biopharmaceutical Statistics*, 10, 217–228.
[250] Pong, A. and Raghavarao, D. (2001). Shelf-life estimation for drug products with two components. *Proceedings of the Biopharmaceutical Section of the American Statistical Association*, Alexandria, VA.
[251] Pong, A. and Raghavarao, D. (2002). Comparing distributions of drug shelf lives for two components in stability analysis for different designs. *Journal of Biopharmaceutical Statistics*, 12, 277–293.
[252] Pong, A. and Chow, S.C. (2010). *Adaptive Design in Pharmaceutical Research and Development*. Taylor & Francis, New York.
[253] Purich, E. (1980). Bioavailability/bioequivalence regulations: An FDA perspective. In: *Drug Absorption and Disposition: Statistical Considerations*, Ed. Albert, K.S. American Pharmaceutical Association, Academy of Pharmaceutical Sciences, Washington, DC, 115–137.
[254] Qi, G.D., We, D.A., Chung, L.P. and Fai, C.K. (2008). Placebos used in clinical trials for Chinese herbal medicine. *Recent Patents on Inflammation & Allergy Drug Discovery*, 2, 123–127.
[255] Qiu, C. (1986). Strychnos used in treating myasthenia gravis. *Zhejiang Journal of Traditional Chinese Medicine*, 21 (1).
[256] Quan, H., Zhao, P.L., Zhang, J., Roessner, M. and Aizawa, K. (2009). Sample size considerations for Japanese patients based on MHLW guidance. *Pharmaceutical Statistics*, 9, 100–112.
[257] Racine-Poon, A. (1985). A Bayesian approach to nonlinear random effects models. *Biometrics*, 41, 1015–1023.
[258] Racine-Poon, A. and Smith, A.M.F. (1990). Population models, In: *Statistical Methodology in Pharmaceutical Sciences*, Berry, D.A. (Ed.), Dekker, New York, pp. 139–162.
[259] Roy, A. and Ette, E.I. (2005). A pragmatic approach to the design of population pharmacokinetic studies. *The AAPS Journal*, 7, E408–E419.

[260] Ruberg, S.J. and Hsu, J.C. (1992). Multiple comparison procedures for pooling batches in stability studies. *Proceedings of the Biopharmaceutical Section of the American Statistical Association*, Alexandria, VA, pp. 205–209.

[261] Sammel, M.D. and Ryan, L.M. (1996). Latent variable models with fixed effects. *Biometrics*, 52, 650–663.

[262] Sammel, M.D. and Ryan, L.M. (2002). Effects of covariance misspecification in a latent variable model for multiple outcomes. *Statistica Sinica*, 12 (4), 1207–1222.

[263] Sammel, M.D., Ratcliffe, S.J. and Leiby, B.E. (2010). Factor analysis. In *Encyclopedia of Biopharmaceutical Statistics*, 3rd Edition, Ed. Chow, S.C. Taylor and Francis, New York.

[264] Sarkar, S.K., Snapinn, S.M. and Wang, W. (1993). On improving the min test for the analysis of combination drug trials. *Proceedings of the Biopharmaceutical Section of the American Statistical Association*, 212–217.

[265] Satoh, S., Nomura, K., Hashimoto, I. et al. (1995). The effect of Toukiinshi for senile pruritis. *Kanpo-Igaku*, 19, 153–155.

[266] Schuirmann, D.J. (1987). A comparison of the two one-sided tests procedure and the power approach for assessing the equivalence of average bioavailability. *Journal of Pharmacokinetics and Biopharmaceutics*, 15, 657–680.

[267] Schumitzky, A. (1990). Nonparametric EM algorithms for estimating prior distributions. Technical Reports, University of Southern California, Los Angeles, California, 90–92.

[268] Schwabe, U. and Paffrath, D. (1995). Arzneiverordnungs-Report 1995. Gustav Fischer Verlag, Stuttgart.

[269] Searle, S.R., Casella, G. and McCulloch, C.E. (1992). *Variance Components*. Wiley, New York.

[270] Serfling, R. (1980). *Approximation Theorems of mathematical Statistics*. John Wiley & Sons, New York.

[271] SFDA (2012). State drug standards (No. WS3-B-3766-98-2011). State Food and Drug Administration of China, Beijing, China. *Drug Stand China*, 13, 298–300.

[272] Shao, J. and Chow, S.C. (1994). Statistical inference in stability analysis. *Biometrics*, 50, 753–763.

[273] Shao, J. and Chen, L. (1997). Prediction bounds for random shelf-lives. *Statistics in Medicine*, 16, 1167–1173.

[274] Shao, J. and Chow, S.C. (2001a). Two-phase shelf life estimation. *Statistics in Medicine*, 20, 1239–1248.

[275] Shao, J. and Chow, S.C. (2001b). Drug shelf life estimation. *Statistica Sinica*, 11, 737–745.

[276] Sheiner, L.B. (1997). Learning vs confirming in clinical drug development. *Clinical Pharmacology and Therapeutics*, 61, 275–291.

[277] Sheiner, L.B. and Beal, S.L. (1983). Evaluation of methods for estimating population pharmacokinetic parameters, III. Monoexponential model and routine clinical data. *Journal of Pharmacokinetics and Biopharmaceutics*, 11, 303–319.

[278] Sheiner, L.B., Rosenberg, B. and Melmon, K.L. (1972). Modelling of individual pharmacokinetics for computer-aided drug dosage. *Computer and Biomedical Research*, 5, 441–459.

[279] Sheiner, L.B., Rosenberg, B. and Marathe, V.V. (1977). Estimation of population characteristics of pharmacokinetic parameters from routine clinical data. *Journal of Pharmacokinetics and Biopharmaceutics*, 5, 445–479.

[280] Shi, Z.X., Lei, Y., Chen, H., Liu, H.X. and Wang, Z.T. (2004). Optimal approach in treating and controlling hypertension. *Chinese Journal of Integrative Medicine*, 10, 2–9.
[281] Simon, L.J., Landis, J.R., Tomaszewski, J.E. and Nyberg, L.M. (1997). *The ICDB Study Group. The Interstitial Cystitis Data Base (ICDB) Study. Interstitial Cystitis.* Lippincott-Raven Press, Philadelphia, PA, 17–24.
[282] Siotani, M. (1964). Tolerance regions for a multivariate normal population. *Annals of the Institute of Statistical Mathematics*, 16, 135–153.
[283] Smith, N. (1992). FDA perspectives on quality of life studies. Presented at DIA Workshop, Hilton Head, SC.
[284] Snapinn, S.M. (1987). Evaluating the efficacy of a combination therapy. *Statistics in Medicine*, 6, 657–665.
[285] Snapinn, S.M. and Sarkar, S.K. (1995). A note on assessing the superiority of a combination drug with a specific alternative. *Proceedings of the Biopharmaceutical Section of the American Statistical Association*, 20–25.
[286] Song, X. (2011). New problems of intellectual property during innovation of traditional Chinese medicine. *World Science and Technology*, 13 (3), 466–469.
[287] Spearman, C. (1904). General intelligence objectively determined and measured. *American Journal of Psychology*, 15, 201–293.
[288] Steimer, J.L., Mallet, A., Golmard, J.F. and Boisvieux, J.F. (1984). Alternative approaches to estimation of population pharmacokinetic parameters; comparison with the nonlinear mixed effect model. *Drug Metabolism Reviews*, 15, 265–292.
[289] Steinhoff, B. (1993). New developments regarding phytomedicines in Germany. *British Journal of Phytotherapy*, 3, 190–193.
[290] Sun, Y., Chow, S.C., Li. G. and Chen, K.W. (1999). Assessing distributions of estimated drug shelf-lives in stability analysis. *Biometrics*, 55, 896–899.
[291] Sun, H., Ette, E.L. and Ludden, T.M. (1996). On the recording of sampling times and parameter estimation from repeated measures of pharmacokinetic data. *Journal of Pharmacokinetics and Biopharmaceutics*, 24, 637–650.
[292] Suykens, J.A.K. and Vandewalle, J. (1999). Least square support vector machine classifiers. *Neural Processing Letters*, 9, 293–300.
[293] Suzugamo, Y., Takahashi, N., Nakamura, M. et al. (2004). A psychometrical appraisal of Japanese DLQI and Skindex-29. *Japanese Journal of Dermatology*, 114, 658.
[294] Takane, Y. (2002). Relationships among various kinds of eigenvalue and singular value decompositions. In: *New Developments in Psychometrics*, Eds. Yanai, H., Okada, A., Shigemasu, K., Kano, Y. and Meulman, J. Springer Verlag, Tokyo, 45–56.
[295] Tandon, P.K. (1990). Applications of global statistics in analyzing quality of life. *Statistics in Medicine*, 9, 819–827.
[296] Testa, M.A. (1987). Interpreting quality of life clinical trial data for use in clinical practices of antihypertensive therapy. *Journal of Hypertension*, 5, S9–S13.
[297] Testa, M.A., Anderson, R.B., Nackley, J.F. and Hollenberg, N.K. (1993). Quality of life and antihypertensive therapy in men: A comparison of Captopril with Enalapril. *New England Journal of Medicine*, 328, 907–913.
[298] Tomaszewski, J.E., Landis, J.R., Russack, V. et al. (2001). The Interstitial Cystitis Database Group. Biopsy features are associated with primary symptoms in interstitial cystitis: Results from the Interstitial Cystitis Database study. *Urology*, 57 (Suppl 6A), 67–81.
[299] Torrance, G.W. (1976). Toward a utility theory foundation for health status index models. *Health Services Research*, 4, 349–369.

[300] Torrance, G.W. (1987). Utility approach to measuring health-related quality of life. *Journal of Chronic Diseases*, 40, 593–600.

[301] Torrance, G.W. and Feeny, D.H. (1989). Utilities and quality-adjusted life years. *International Journal of Technology Assessment in Health Care*, 5, 559–575.

[302] Tothfalusi, L., Endrenyi, L. and Arieta, A.G. (2009). Evaluation of bioequivalence for highly variable drugs with scaled average bioequivalence. *Clinical Pharmacokinetics*, 48, 725–743.

[303] Tse, S.K. and Chow, S.C. (1995). On model selection for standard curve in assay development. *Journal of Biopharmaceutical Statistics*, 5, 285–296.

[304] Tse, S.K., Chang, J.Y., Su, W.L., Chow, S.C., Hsiung, C. and Lu, Q.S. (2006). Statistical quality control process for traditional Chinese medicine. *Journal of Biopharmaceutical Statistics*, 16, 861–874.

[305] Tsong, Y. (1995). Statistical assessment of mean differences between two dissolution data sets. Presented at the 1995 Drug Information Association Dissolution Workshop, Rockville, MD.

[306] Uesaka, H. (2009). Sample size allocation to regions in multiregional trial. *Journal of Biopharmaceutical Statistics*, 19, 580–594.

[307] USP/NF (2000). *The United States Pharmacopeia XXIV and the National Formulary XIX*. The United States Pharmacopeial Convention, Inc., Rockville, MD.

[308] USP/NF (2012). *United States Pharmacopeia 35—National Formulary 30*. United States Pharmacopeia Convention, Rockville, MD.

[309] Velicer, W.F. and Jackson, D.N. (1990). Component analysis versus common factor analysis: Some issues in selecting an appropriate procedure. *Multivariate Behavioral Research*, 25, 1–28.

[310] Venditti, J.M., Humphreys, S.R., Mantel, N. and Goldin, A. (1956). Combined treatment of advanced leukemia (L1210) in mice with amethopterin and 6-mercaptopurine. *Journal of the National Cancer Institute*, 17, 631–658.

[311] Vickers, N.D. and Dharmanonda, S. (1996). Traditional Chinese medicine and multiple sclerosis: A patient guide. ITM, Portland, Oregon, 1996.

[312] Vonesh, E.F. (1996). A note on the use of Laplace's approximation for nonlinear mixed-effects models. *Biometrika*, 83, 447–452.

[313] Vonesh, E.F. and Chinchilli, V.M. (1997). *Linear and Nonlinear Models for the Analysis of Repeated Measurements*. Marcel Dekker, New York.

[314] Wagner, J.G. (1975). *Fundamentals of Clinical Pharmacokinetics*. Drug Intelligence Publications, Hamilton, IL.

[315] Wakefield, J. (1996). The Bayesian analysis of population pharmacokinetic models. *Journal of American Statistical Association*, 91, 62–75.

[316] Wald, A. (1942). Setting of Tolerance Limits when the sample is large. *Annals of Mathematical Statistics*, 13, 389–399.

[317] Wang, X. (1991). Traditional herbal medicines around the globe: Modern perspectives. China: Philosophical basis and combining old and new. *Proceedings of the 10th General Assembly of WFPMM*, Seoul, Korea, October 16–18. Swiss Pharma 1991; 13 (11a):68–72.

[318] Wang, L.Y. (2008). Clinical research of different syndromes of hypertension treated by acupuncture. *Journal of Acupuncture and Tuina Science*, 6, 230–231.

[319] Wang, J. and Endrenyi, L. (1992). A computationally efficient approach for the design of population pharmacokinetic studies. *Journal of Pharmacokinetics and Biopharmaceutics*, 20, 279–294.

[320] Wang, S.J. and Hung, H.M.J. (1997). Large sample tests for binary outcomes in fixed-dose combination drug studies. *Biometrics*, 53, 498–503.

[321] Wang, Z. and Zhou, X.H. (2012). Random effects models for assessing diagnostic accuracy of traditional Chinese doctors in absence of a gold standard. *Statistics in Medicine*, 31, 661–671.

[322] Wang, M., Robert-Jan, A.N., Lamers, R.A.N. et al. (2005). Metabolomics in the context of systems biology: Bridging traditional Chinese medicine and molecular pharmacology. *Phytotherapy Research*, 19, 173–182.

[323] Ware, J.E. (1987). Standards for validating health measures definition and content. *Journal of Chronic Diseases*, 40, 473–480.

[324] WHO (1996). Western Pacific Regional Office (WPRO). Communication with WHO Geneva, 16 April 1996.

[325] WHO (1998). *Regulatory Situation of Herbal Medicine: A Worldwide*. World Health Organization. Geneva, Switzerland.

[326] Williams, J.S. (1962). A confidence interval for variance components. *Biometrika*, 49, 278–281.

[327] Williams, G.H. (1987). Quality of life and its impact on hypertensive patients. *American Journal of Medicine*, 82, 98–105.

[328] Winkle, H.N. (2007). Implementing quality by design. PDA/FDA Joint Regulatory Conference—Evolution of the Global Regulatory Environment: A Practical Approach to Chang, Rockville, Maryland, September 24, 2007.

[329] Wolfinger, R. (1993). Covariance structure selection in general mixed models. *Communication in Statistics, B*, 22, 1079–2006.

[330] Woodcock, J. (2004). FDA's Critical Path Initiative. Available at http://www.fda.gov/oc/initiatives/criticalpath/woodcock0602/woodcock0602.html.

[331] Woodcock, J., Griffin, J., Behrman, R. et al. (2007). The FDA's assessment of follow-on protein products: A historical perspective. *Nat. Rev. Drug Discov.*, 6, 437–442.

[332] Wu, T., Zhan, S.Y. and Li, L.M. (2004). History of the development of epidemiology experimental study. *Chinese Journal of Epidemiology (Zhong Hua Liu Xing Bing Xue Za Zhi)*, 25, 633–636.

[333] Xie, W. (1985). Treatment of progressive amyotrophic lateral sclerosis with modified Jian Bu Fu Zian Wan. *Shanghai Journal of Traditional Chinese Medicine*, 11, 32.

[334] Xu, J.X. and Jiao, A.Q. (2005). The conception and syndromes of traditional Chinese medicine standardization research Chinese. *Zhong Guo Zhong Yi Ji Chu Yi Xue (Chin J Basic Med TCM)*, 11, 261–265.

[335] Xu, L., Deng, D.H., Jiang, J.H., Yu, R.Q., Wu, X.M. and Zhao, Y. (2011). Developing novel and general descriptors for traditional Chinese medicine (TCM) formulas: A case study of quantitative formula-activity relationship (QFAR) model for hypertension prescriptions. *Chemometrics and Intelligent laboratory Systems*, 109, 186–191.

[336] Yabe, T. (1985). The therapeutic experiences of Toukiinshi for pruritis. *Kanpo-Shinryo*, 4, 52–54.

[337] Yakazu, D. (1985a). The descendent schools: The medical philosophy of Li and Zhu in the Qin and Yuan Dynasties. *Bulletin of the Oriental Healing Arts Institute*, 10 (4), 141–146.

[338] Yakazu, D. (1985b). Myasthenia gravis. *Bulletin of the Oriental Healing Arts Institute*, 10 (6), 252–257.

[339] Yan, B.J. and Qu, H.B. (2013). An approach to maximize the batch mixing process for improving the quality consistency of the products made from traditional Chinese medicines. *Journal of Zhejiang University Science B*, 14, 1041–1048.

[340] Yan, B., Li, Y., Guo, Z. and Qu, H. (2014). Quality by design for herbal drugs: A feed-forward control strategy and an approach to define the acceptable ranges of critical quality attributes. *Phytochemical Analysis*, 25, 59–65.

[341] Yang, P. (2007). Update on US FDA regulations on Chinese traditional medicine. *Trends in Bio/Pharmaceutical Industry*, 2, 21–32.

[342] Yang, G.Y., Li, X., Li, X.L. et al. (2012). Traditional Chinese medicine in cancer care: A review of case series published in the Chinese literature. *Evidence-based Complementary and Alternative Medicine* 2012, 751046. Epub May 31, 2012.

[343] Yang, X., Chongsuvivatwong, V., McNeil, E., Ye, J., Quyang, X., Yang, E. and Sriplung, H. (2013). Developing a diagnostic checklist of traditional Chinese medicine symptoms and signs of psoriasis: A Delphi study. *Chinese Medicine*, 8, 10. Available at http://www.cmjournal.org/content/8/1/10.

[344] Yoder, L.H. (2005). Let's talk "cancer prevention." *Medsurg Nursing*, 14, 195–198.

[345] Zhang, X. (1998). Regulatory situation of herbal medicines—A worldwide review. Traditional Medicine Programme, World Health Organization, WHO/TRM/98.1.

[346] Zhang, L., Yan, B., Gong, X., Yu, L.X. and Qu, H. (2013). Application of quality by design to the process development of botanical drug products: A case study. *AAPS PharmSciTech*, 14, 277–286.

[347] Zhou, X.H., Chen, B., Xie, Y.M., Liu, T.H. and Liang, X. (2012a). Variable selection using the optimal ROC curve: An application to a traditional Chinese medicine study on osteoporosis disease. *Statistics in Medicine*, 31, 628–635.

[348] Zhou, X.H., Li, S.L., Tian, F. et al. (2012b). Building a disease risk model of osteoporosis based on traditional Chinese medicine symptoms and western medicine risk factors. *Statistics in Medicine*, 31, 643–652.

[349] Zwinderman, A.H. (1990). The measurement of change of quality in clinical trials. *Statistics in Medicine*, 9, 931–942.

